JN260775

パーキンソン病の診かた，治療の進めかた

水野美邦 著
順天堂大学名誉教授

中外医学社

はじめに

　中外医学社から「パーキンソン病」について単著で書かないかとの依頼が今から1年くらい前にあって，どうしようかと考えたが，第一線からしりぞいて時間も少しできたことだし，これまでやってきたパーキンソン病について理解したことをここでまとめておくのもよいのではないかと考えてお引き受けした次第である．パーキンソン病については患者さんも徐々に増加し，遺伝学，分子生物学方面で素晴らしい発展を遂げている領域であるが，自分が臨床家であることを考え，また現在も患者さんはあちこちで拝見していることを考え，まず臨床から書くことにした．後半は，パーキンソン病について全てを書きたいと思い，疫学，病理，生化学，発症機序，遺伝，遺伝性パーキンソン病，二次性パーキンソニズム，症候性パーキンソニズムについてまとめることとした．

　パーキンソン病の臨床では，四大症候の他，色々な姿勢障害や，開脚歩行がどのように鑑別に役立つかなどにも触れるようにした．臨床に続いては治療について述べたが，治療についても初期，中期，進行期でドパミン貯蔵顆粒がどの程度障害を受けているかによって，wearing off やジスキネジアが出方がことなるので，それを念頭においた治療の重要性を述べた．患者さんの ADL や Quality of Life が悪くなる一番の要因はやはり運動症状の悪化であるので，どれだけそれに対応できるかを書くことに腐心をした．

　パーキンソン病の臨床では，一昔前はパーキンソン病の運動症状についてまとめればよかったのであるが，今日多数の非運動症状が知られ，非運動症状も wearing off を起こすことがあり，また Quality of Life の障害となることがあってかなりのページをさくことにした．非運動症状は認知症から自律神経症状まで神経系に幅広く分布しており，どこから書くのがよいかと考えたが，末梢から中枢へさかのぼるように解説することにした．即ち，最初に自律神経症状について述べ，次第に感覚障害，睡眠・覚醒障害，感情障害，行動異常，精神障害と述べ，最後に認知症について解説することにした．こ

れは，丁度問題となっているパーキンソン病の進展様式とも合致する述べ方で，理解もしやすいのではないかと考える．

　パーキンソン病は life long の疾患である．神経質な人が多い．しかし，何が不自由であるかを常にきき，運動症状，非運動症状で直せるところを極力治し，非薬物療法も加えて日常生活を指導してゆくと，かなりの患者さんが，毎日を楽しく過ごすことができる．楽しくないまでも普通の人がエンジョイするような生活を送ることができる．この点で旅行などにゆける余裕のある人は積極的に行ったほうがよいのではないかと考えている．

　後半で疫学，病理，生化学については既に膨大な研究が報告されている．ここに紹介したのは，その一部，重要な点である．ここでは日本人の多くの研究者がよい研究をしている．発症機序，遺伝性パーキンソン病については，できるだけ最新の知識を紹介するようにした．ここでも本邦からの研究者の業績が光っている．

　最期に二次性パーキンソン病と症候性パーキンソニズムについて簡潔に述べたが，これらの疾患は，日常臨床で常に鑑別が必要な疾患である．従ってどのような点に注目すれば鑑別が可能であるかを述べるようにした．残念ながらパーキンソン病に比べるとこれらの疾患の大部分は原因も発症機序も十分わかっておらず，治療法も確立していない疾患が多い．早くこれらの疾患についても，パーキンソン病のような治療のガイドラインが確立することを祈ってやまない．

2012 年 4 月

水野美邦

目次

● 臨床編 ●

1. パーキンソン病とは ……………………………………………… 2
2. パーキンソン病の症候 …………………………………………… 8
   1. 初発症状 ……………………………………………………… 8
   2. 振戦 …………………………………………………………… 8
   3. 固縮 …………………………………………………………… 10
   4. 動作緩慢 ……………………………………………………… 10
   5. 歩行 …………………………………………………………… 12
   6. 2つの異なる動作の遂行障害 ……………………………… 13
   7. 姿勢反射障害 ………………………………………………… 14
   8. すくみ足 ……………………………………………………… 15
   9. 腰折れ，ピサ症候群，首下がり …………………………… 19
   10. Striatal hand, striatal foot ……………………………… 19
   11. Hoehn and Yahr 重症度と UPDRS（Unified Parkinson's Disease Rating Scale） ……………………… 19
3. パーキンソン病の診断・鑑別診断 ……………………………… 25
   1. 診断 …………………………………………………………… 25
   2. 鑑別診断 ……………………………………………………… 26
4. パーキンソン病の治療 …………………………………………… 30
   1. 初期の治療 …………………………………………………… 30
   2. いつ始めるか ………………………………………………… 34
   3. 最初に使う薬は？　維持量は？ …………………………… 38

4．日本神経学会パーキンソン病治療ガイドライン……………40
　　　5．進行期の治療…………………………………………………42
　　　6．Wearing off，ジスキネジアの発生…………………………42
　　　7．Wearing off の治療……………………………………………45
　　　8．Off period dystonia……………………………………………47
　　　9．オフ時のすくみ足……………………………………………48
　　10．オフ時の非運動症状・非運動症状の動揺…………………48
　　11．ノーオン・ディレイドオン…………………………………51
　　12．ジスキネジアの治療…………………………………………53
　　13．オン時のジストニアの治療…………………………………56
　　14．ダイフェイジックジスキネジア……………………………56

5．パーキンソン病の非運動症状とその治療……………………58
A．自律神経症状………………………………………………………58
　　　1．便秘……………………………………………………………58
　　　2．頻尿……………………………………………………………62
　　　3．排尿困難………………………………………………………66
　　　4．性機能障害……………………………………………………66
　　　5．起立性低血圧・低血圧………………………………………67
　　　6．発汗異常………………………………………………………70
　　　7．流涎……………………………………………………………71
B．感覚障害……………………………………………………………72
　　　1．嗅覚低下………………………………………………………72
　　　2．味覚低下………………………………………………………75
　　　3．痛み……………………………………………………………75
C．睡眠障害……………………………………………………………81
　　　1．入眠障害………………………………………………………81
　　　2．中途覚醒………………………………………………………82
　　　3．レム睡眠行動異常……………………………………………83
　　　4．ムズムズ脚症候群……………………………………………87

        5．睡眠時無呼吸……………………………………92
  D．覚醒障害………………………………………………94
        1．日中過度の眠気……………………………………94
        2．突然の入眠…………………………………………96
  E．感情障害………………………………………………98
        1．不安状態……………………………………………98
        2．うつ状態……………………………………………99
        3．アパシー…………………………………………111
        4．アネドニア………………………………………115
  F．疲労……………………………………………………119
  G．精神障害………………………………………………123
        1．幻覚………………………………………………123
        2．妄想と精神症……………………………………125
  H．Impulse control disorder と
     Dopamine dysregulation syndrome………………127
        1．Impulse control disorder………………………127
        2．Dopamine dysregulation syndrome……………128
        3．パーキンソン病の punding……………………129
  I．認知障害………………………………………………132
        1．パーキンソン病における認知症………………132
        2．レビー小体型認知症……………………………138

6．パーキンソン病の非薬物療法…………………………143
        1．手術療法…………………………………………143
        2．磁気刺激療法……………………………………145
        3．リハビリテーション・音楽療法………………146
        4．患者さんならびに配偶者へ伝えること………147

7．パーキンソン病における救急…………………………150
        1．イレウス…………………………………………150

2．パーキンソン病における悪性症候群……………………… 150
3．骨折・頭部外傷…………………………………………… 152
4．誤嚥・誤嚥性肺炎………………………………………… 152
5．急性精神症………………………………………………… 153

● **基礎編** ●

8．パーキンソン病の疫学……………………………………… 156

9．パーキンソン病の病因（環境因子）……………………… 159
1．環境因子…………………………………………………… 159
2．農薬・殺虫剤……………………………………………… 159
3．金属………………………………………………………… 160
4．喫煙とコーヒー…………………………………………… 160
5．薬物………………………………………………………… 161
6．血液成分…………………………………………………… 161

10．パーキンソン病の遺伝的素因……………………………… 164
1．外因性物質の代謝に関連する酵素遺伝子の多型………… 164
2．活性酸素の代謝に関連する酵素の遺伝子多型…………… 165
3．ミトコンドリア蛋白の遺伝子多型………………………… 166
4．カテコールアミン関連蛋白の遺伝子多型………………… 166
5．神経栄養因子蛋白の遺伝子多型…………………………… 167
6．家族性パーキンソン病の原因遺伝子多型………………… 167
7．Glucocerebrosidase 欠損症とパーキンソン病…………… 169
8．Genom-wide association study（GWAS）……………… 170

11. パーキンソン病の病理 ……………………………… 175

12. パーキンソン病の生化学 …………………………… 181
　　1．ドパミン，ノルアドレナリン，アドレナリン ……… 181
　　2．セロトニン ……………………………………………… 182
　　3．アセチルコリン ………………………………………… 183
　　4．GABA，グルタミン酸 ………………………………… 183
　　5．ペプタイド ……………………………………………… 184
　　6．サイトカイン …………………………………………… 185

13. パーキンソン病の発症機序 ………………………… 188

14. パーキンソン病の遺伝 ……………………………… 197

15. 遺伝性パーキンソン病 ……………………………… 199
　　1．PARK1/PARK4 ………………………………………… 199
　　2．PARK2 …………………………………………………… 202
　　3．PARK3 …………………………………………………… 208
　　4．PARK5 …………………………………………………… 209
　　5．PARK6 …………………………………………………… 210
　　6．PARK7 …………………………………………………… 212
　　7．PARK8 …………………………………………………… 213
　　8．PARK9（Kufor-Rakeb Syndrome）………………… 217
　　9．PARK10 ………………………………………………… 219
　　10．PARK11 ………………………………………………… 220
　　11．PARK12 ………………………………………………… 220
　　12．PARK13 ………………………………………………… 221
　　13．PARK14 ………………………………………………… 222
　　14．PARK15 ………………………………………………… 223

15. PARK16 ……………………………………………… 224
16. PARK17 ……………………………………………… 225
17. PARK18 ……………………………………………… 225
18. Perry 症候群 ………………………………………… 225
19. DYT3（Lubag dystonia）…………………………… 227
20. DYT12（Rapid Onset Dystonia-Parkinsonism）……… 228

● 応用編 ●

16．二次性パーキンソニズム ……………………………… 230
1．多系統萎縮症 ………………………………………… 230
2．進行性核上性麻痺 …………………………………… 236
3．大脳皮質基底核変性症 ……………………………… 245
4．淡蒼球ルイ体黒質萎縮症 …………………………… 249
5．17番染色体に連鎖する前頭側頭型認知症
　　パーキンソニズム：FTDP-17（*MAPT*）………… 250
6．17番染色体に連鎖する前頭側頭型認知症
　　パーキンソニズム：FTDP-17（*PRGN*）………… 253
7．Pick 病 ……………………………………………… 254
8．ユビキチン封入体を伴う前頭側頭型認知症
　　（FTLD-U）………………………………………… 257
9．Alzheimer 病 ………………………………………… 260
10．Huntington 病 ……………………………………… 261
11．Pantothenata-kinase-associated neurodegeneration
　　（PKAN）…………………………………………… 262
12．Neuroferritinopathy ………………………………… 265
13．Ceruloplasmin 欠損症 ……………………………… 267
14．Wilson 病 …………………………………………… 269
15．Fragile X-associated Tremor/Ataxia syndrome ……… 272

17. 症候性パーキンソニズム……274

1. 脳血管障害性パーキンソニズム……274
2. 正常圧水頭症……277
3. 薬物性パーキンソニズム……279
4. 中毒性パーキンソニズム……282
5. 脳炎後パーキンソニズム……288
6. Creutzfeldt-Jakob 病……289
7. 傍腫瘍性パーキンソニズム……290
8. 腫瘍性パーキンソニズム……291
9. 外傷後パーキンソニズム……291
10. 心因性パーキンソニズム……292

索引……295

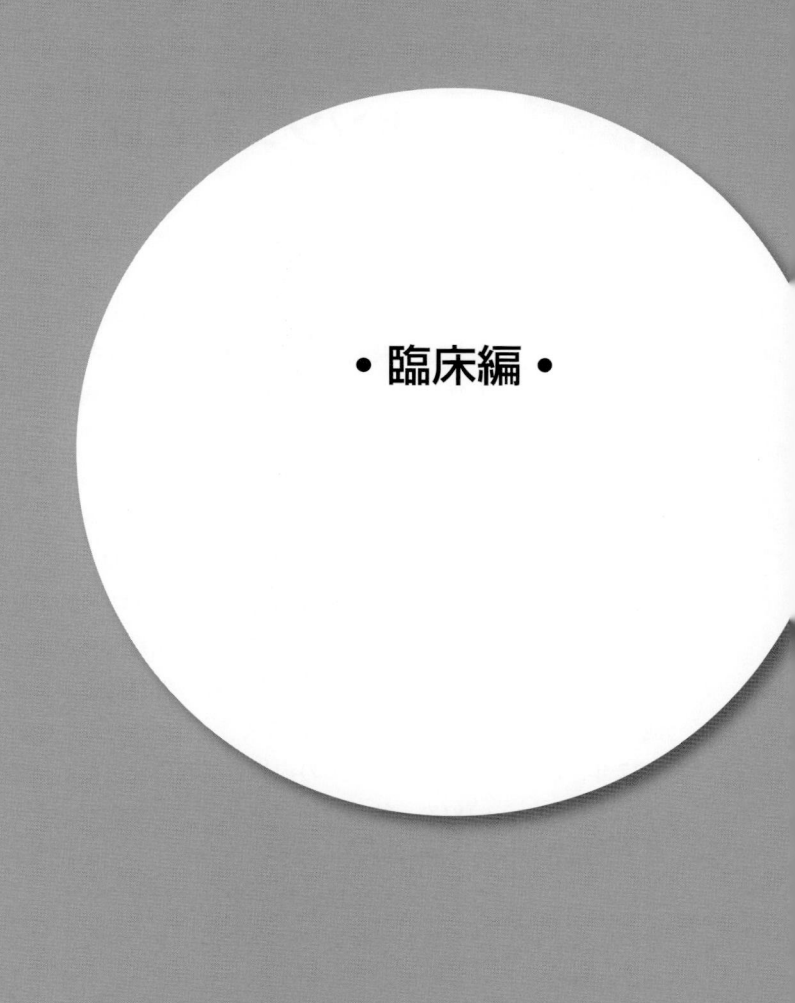

・臨床編・

1 パーキンソン病とは

　パーキンソン病とは，振戦，固縮，動作緩慢，姿勢反射障害（突進現象）を主症状とし，黒質ドパミン性神経細胞の変性を主病変とする変性疾患の一種である．今では多数の非運動障害を伴い，神経病理も末梢の自律神経から大脳皮質まで広範に及ぶことが知られており，これらは本書の中で解説するが，患者さんが日常生活で主に悩むのは運動症状である．

　パーキンソンとは，本症を初めて記載したロンドンの医師，James Parkinson のことである．彼は 1755 年 4 月 11 日ロンドンで生まれ，1824 年 12 月 21 日 69 歳で死亡するまで，実に多彩な活躍をしている．父はロンドンの外科医で彼も外科医としての教育を受け，外科医として開業したが，その他に地質学，古生物学にも造詣が深く，それぞれ著書を表している．彼は 1817 年，6 例の本症の患者さんの症状を克明に記して 1 冊の小冊子を発行したが（Parkinson 1817），彼自身がパーキンソン病と呼んだわけではない．この本の題名をみると振戦麻痺に関するエッセー（An Essay on Shaking Palsy）となっているが，本症では麻痺が現れるわけではない．それは，当時手足の異常といえば，脳血管障害や神経梅毒が多かったと思われるが，それらの疾患と区別すべき疾患として本症を記載したためであろうと考えられる．James Parkinson の著書には，四大症候のうち固縮以外の症状はすべて記載されており，さらに特有の前傾姿勢，小刻み歩行，腰折れ，小書症，よだれなど今日我々が観察する殆どの運動症状が記載されている（Parkinson 1817; 豊倉 他 1974）．

　彼は肖像画，写真を残していない．したがって彼がどのような風貌を示していたかはわからないが，今日インターネットで引くと図 1-1 の写真が出てくる．これは本物の彼の写真ではないという人が海外では多い．彼は，ロンドンの Hoxston Square にオフィスを持って開業していたが，その最初の建

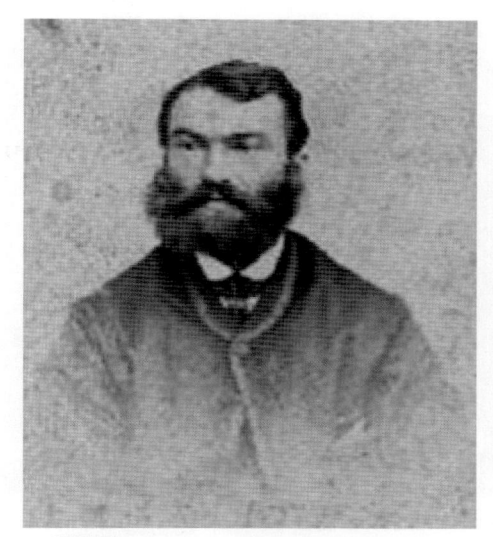

図 1-1 James Parkinson の肖像画としてインターネットに掲載されている図

James Parkinson は写真・肖像画の部類は残していないので，この肖像画についても本物ではないとの意見もある．

物の写真は図 1-2 のとおりである．この建物は現在建て替えられて，そこに James Parkinson がここで診療を行っていたというパネルがその建物に張られている（図 1-3）．James Parkinson はチューリップを愛し，それが現在パーキンソン病の国際的患者団体のシンボルフラワーとなっている．

　さて本症をパーキンソン病と呼ぶことを提唱したのは，フランスの神経学者 Jean Martin Charcot である（図 1-4）．彼は 1825 年パリの生まれで，1848 年 Salpêtrière 病院のインターンとなり，1853 年には外来のチーフに任命されている．1860 年には教授となり，1866 年から 1878 年まで有名な火曜講義を行っている（図 1-5）．彼の弟子には，Pierre Marie, Joseph Jules Babinski, Desiré-Magloire Bourneville, Gilles de la Tourette, Sigmund Freud などがおり，彼が教授になったことで，Salpêtrière 病院は神経学のメッカとなった．

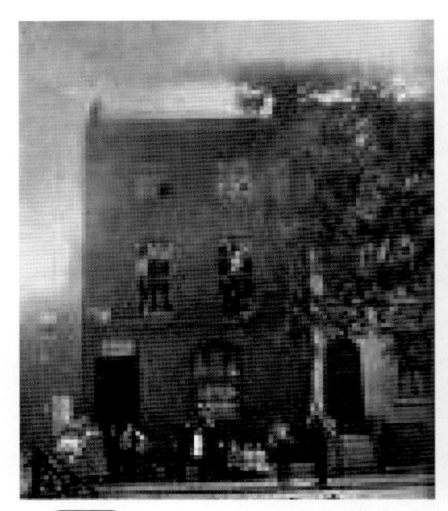

図 1-2 James Parkinson が開業していた London Hoxton Square にあった建物
（豊倉康夫，萬年　徹，高須俊明，他．パーキンソン病の原著と全訳．東京：三共株式会社；1974. p. 1-159. より転載）

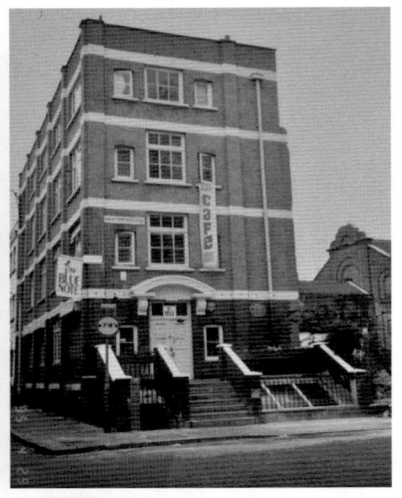

図 1-3 James Parkinson が開業していた場所に現在建っている建物
James Parkinson が開業していた建物は建て替えられ，そこに James Parkinson がここで診療を行っていたというパネルが飾られている．

彼は 1888 年 6 月 12 日の講義の中で，振戦のない本症の患者を供覧し，筋力を調べ麻痺がないことを確認，これからは，本症を振戦麻痺とは呼ばず，パーキンソン病と呼ぶことを提唱している（Charcot 1892; Goetz 1986）．彼が活躍していた時代は 19 世紀後半で，James Parkinson が An Essay on Shaking Palsy を出版してから，既に半世紀過ぎており，既に彼の著書は極めて手に入りにくい超希少本になっていた（現在残っているのは，5 冊とも 7 冊ともいわれる）．フランスにはもちろん 1 冊もなく，Charcot は，マンチェスターの図書館から借用して本書を読み，その素晴らしさを絶賛している．Charcot はまた Parkinson の記載しなかった固縮を記載しており（Charcot 1892），ここに四大症候が全て揃ったことになる．彼の弟子の一人，Leopold

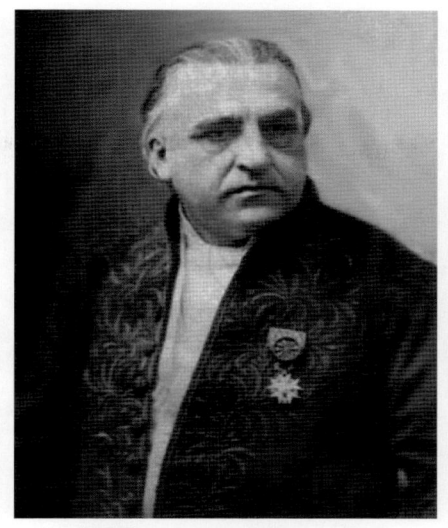

図 1-4 Jean Martin Charcot (1825-1893) の肖像画

　Ordenstain は，ベラドンナアルカロイド（アトロピン）が，本症の治療に有効であることを記載しており（Goetz and Bonduelle 1995; Lehmann et al. 2007），後年のトリヘキシフェニディル（アーテン）の発見に繋がった（Doshay and Constable 1949; Corbin 1949）．トリヘキシフェニディルは，L-ドーパの導入までの間，パーキンソン病に最も有効な薬物であり，現在でも L-ドーパ，ドパミンアゴニストに次いで有効な薬物になっている．

　さてパーキンソン病の責任病巣は，黒質緻密層の神経細胞脱落であるが，これを初めて記載したのは，1919 年フランスの Trétiakoff である．彼はこの論文をパリ大学への学位論文として提出したので，極めて入手困難な文献になっている（Trétiakoff 1919）．彼は黒質の残存ニューロンに Lewy 小体があることを記載している（Lees et al. 2008），これはパーキンソン病の組織病理で極めて特徴的な所見である．これを初めて記載したのは，1912 年 Lewy であるが（Lewy 1912），彼はパーキンソン病の剖検例についてこの小体を記載しているが，まだ黒質が責任病巣とは気づいていない．彼はこの小体を，無

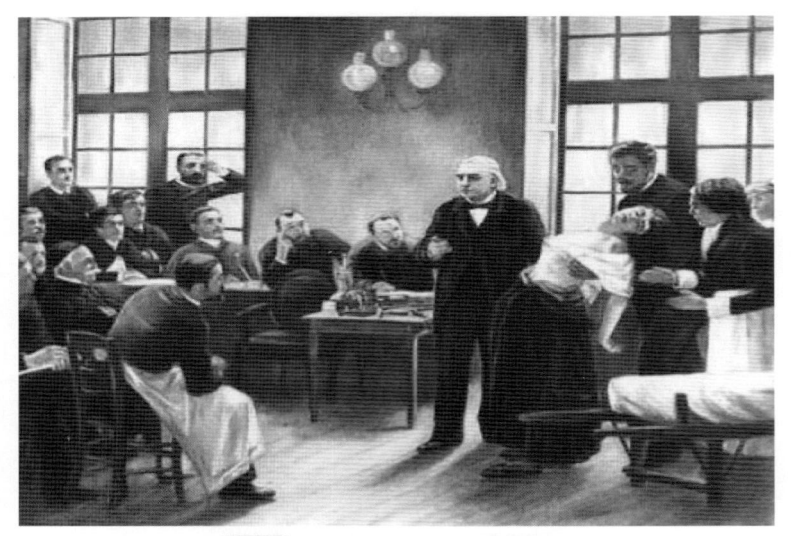

図 1-5 Charcot の火曜講義の風景
ヒステリーの患者が紹介されている．

名質，迷走神経背側運動核に記載している．その後の大きな発見は，Hornykiewicz らによる線条体ドパミンの著明な低下であるが（Ehringer and Hornykiewicz 1960），この報告は 1960 年で，Tretiakoff の黒質障害の発見から実に 40 年を要した．しかし，ここに今日我々がパーキンソン病の基本的障害として理解している全てがほぼ整ったことになる．

●参考文献

Charcot JM. Leçon sur les désordres du system nervoeux. 1892. p. 155-7.
Corbin KB. Trihexyphenidyl. Evaluation of the new agent in the treatment of Parkisonism. JAMA. 1949; 141: 377-82.
Doshay LJ, Constable K. Artane therapy for parkinsonism. JAMA. 1949: 140: 1317-22.
Ehringer H, Hornykiewicz O. Verteilung von Noradrenalin und Dopamin (3-Hydroxytyramin) im Gehirn des Menschen und ihr Verhalten bei Erkrankungen des Extrapyramidalen systems. Klin Wschr. 1960; 38: 1236-9.

Goetz CG. Charcot on Parkinson's Disease. Mov Disord. 1986; 1: 27-32.

Goetz CG, Bonduelle M. Charcot as therapeutic interventionist and treating neurologist. Neurology. 1995; 45: 2102-6.

Lees AJ, Selikhova M, Andrade LA, et al. The black stuff and Konstantin Nikolaevich Tretiakoff. Mov Disord. 2008; 23: 777-83.

Lehmann HC, Hartung HP, Kieseier BC. Leopold Ordenstein: on paralysis agitans and multiple sclerosis. Mult Scler. 2007; 13; 1195-9.

Lewy FH. Paralysis agitans. Ⅰ. Pathologische Anatomie. in Handbuch der Neurologie, herausgegeben von Lewndowsky. 3ter Band. Spezielle Pathologie Ⅱ. Berlin: J Springer; 1912. p. 920-33.

Parkinson J. An Essay on the Shaking Palsy. London: Sherwood, Neely, and Jones; 1817. p. 1-66.

Trétiakoff C. Contribution à l'étude de l'anatomie pathologique du locus niger. Thesis. University of Paris. 1919.

豊倉康夫, 萬年 徹, 高須俊明, 他. パーキンソン病の原著と全訳. 東京: 三共株式会社; 1974. p. 1-159.

2 パーキンソン病の症候

1．初発症状

　パーキンソン病の発症年齢は，55歳から70歳が多いが，20歳から80歳までの発症が知られている．初発症状は，約50％の患者が振戦で始まる．振戦は一側の上肢に始まることが多いが，下肢で始まる症例もある．一側の上肢で始まった場合，同側の下肢，反対側の上肢，反対側の下肢へと広がる場合が多いが，必ずしも全肢に広がるわけではない．下肢に始まった場合は，同側の上肢，反対側の下肢，反対側の上肢へと進む．振戦は全パーキンソン病症例の経過中70～80％に見られる．約30％の症例は下肢の歩行障害で発症する．これも一側に始まり反対側に進行する．すり足歩行となることが多い．残り20％は手の動作緩慢に関連した症状で発症する．これもどちらか一側に始まり，他側へと進展する．右手で始まった場合は，字が小さくなったかどうかを聞くとよいが，左手で始まった場合は，ボタンのかけ方とかネクタイが結びにくくなったとか，多少工夫を加えないと聞き出せないことがある．稀に前傾姿勢とか小声で発症する場合がある．

　初診時には必ず便秘，嗅覚低下，入眠障害，中途覚醒，レム睡眠行動異常，夜間の頻尿などの有無，いつからかを聞いておくとよい．これらの非運動症状は高頻度にパーキンソン病に合併し，今ではパーキンソン病の症状の一部と考えられるようになっている．これらの症状については，本書の中で解説する．

2．振戦（Tremor）

　パーキンソン病の振戦は，安静時振戦で毎秒5～6サイクルの比較的遅い振戦である．両手を前方拳上して姿勢をとったり，随意運動を行うと振戦は

表 2-1 パーキンソン病の Re-Emergent Tremor

	Absent	Present	Latency (sec)	P^*
PD	6	12	9.37+/−10.66	<0.0005
ET	19	1	1.29	
ET-PA	2	5	6.57+/−8.23	<0.005

P: compared with ET

Frequency of re-emergent tremor in PD=5.5 Hz=same as rest tremor
(Jankovic et al. JNNP. 1999; 67: 646-50)

減弱または消失する．しかし，稀に姿勢をとると，瞬時振戦は消失するが，平均 10 秒程度の潜時で振戦が再現し，次第に強くなることがある．このような振戦があると，上肢でコップを持つなどの随意運動を行うと，振戦は更に強くなり，随意運動が著しく障害されることがある．このような振戦は re-emergent tremor と呼ばれ，まず基礎疾患はパーキンソン病であると考えてよい（Jankovic et al. 1999）．Jankovic らは，本態性振戦とパーキンソン病での re-emergent tremor を比較し，本態性振戦では姿勢をとったとき，潜時なしにすぐ姿勢振戦が現れるのに対し，パーキンソン病の re-emergent tremor では，姿勢をとったとき平均 10 秒の潜時があって，再び振戦が現れると述べている．彼らの論文でもう 1 つ興味のある点は，パーキンソン病，本態性振戦のほかに本態性振戦/パーキンソニズムというグループがある点である．このグループは本態性振戦様の症状が長く続いた（年余に及ぶ）後，パーキンソン症状の出てきたグループである．このグループも re-emergent tremor を示し，潜時の平均は約 6 秒とパーキンソン病よりは短い（表 2-1）．筆者はこのグループもパーキンソン病として始まったのではないかと考えている．典型的な本態性振戦は頸と両上肢の姿勢振戦であるが，時にパーキンソン病の振戦のような左右差のある上肢の安静時/姿勢時振戦を示すことがある．このような振戦も他のパーキンソン病を示す症状がなければ，本態性振戦と診断されることがあるが，年余を経てパーキンソン症状がでてくれば，最初からパーキンソン病として発症していたのではないかと考える．もちろん両者が合併したとの考えも否定はできない．

3．固縮（Rigidity）

　固縮は筋を受動的に伸展した時に検者が受ける抵抗である．即ち筋伸張反射の亢進の一型である．もう1つのタイプの筋伸張反射亢進の痙縮との違いは，筋を伸展している間ほぼ一様の抵抗があることである．痙縮では，最初に強い抵抗があるが，筋をある程度伸展すると抵抗がすっとぬける（折りたたみナイフ現象といわれる）．固縮も左右差があり，初発の側に強い．パーキンソン病の固縮は抵抗がガクガクガクと断続的になるのが特徴で，歯車様固縮と呼ばれる．歯車現象のない鉛管様固縮の場合もある．歯車現象は振戦のリズムがでているという考えがあり，上肢の固縮は多く歯車様であるが，下肢の固縮は鉛管様のことが少なくない．固縮は頸部・体幹にも出現し，頸部の固縮は歯車様のことが少なくない．四肢の固縮と頸部・体幹の固縮は障害される経路が違うのではないかと感じるが，その理由は，四肢の固縮は抗パーキンソン病薬でよくとれるが，頸部・体幹の固縮は改善はするが残ることが多いことにある．

　固縮の見方は，最初手首を伸展・屈曲して検者の受ける抵抗を見る．手首から見る理由は，肘関節の屈曲で見ると，上腕の筋肉を随意的にリラックスできない人がいて，それを固縮と見誤ることがあるからである．特に高齢で認知症のある人は上腕の筋肉のリラックスが困難なことがある．下肢でも大腿部の筋肉はリラックスさせることが難しい場合がある．下肢の固縮も殆ど座位で診察すると思うので，随意的に力が入っている状態を固縮と見誤らないことが大切である．そのため下肢では足首の屈曲でまず見るのがよい．頸部の固縮も座位で見るときは充分リラックスしているかどうかの注意が必要である．

4．動作緩慢（Bradykinesia）

　動作緩慢は bradykinesia と訳される．随意運動の開始に時間がかかり，開始された動作もゆっくりとしか行えない現象をいう．随意運動全てにわたって現れ，手足の日常動作，歩行がゆっくりとしか行えなくなる．また我々は一人で座っているときも，辺りを見回したり，足を組んだりなどの自然の動

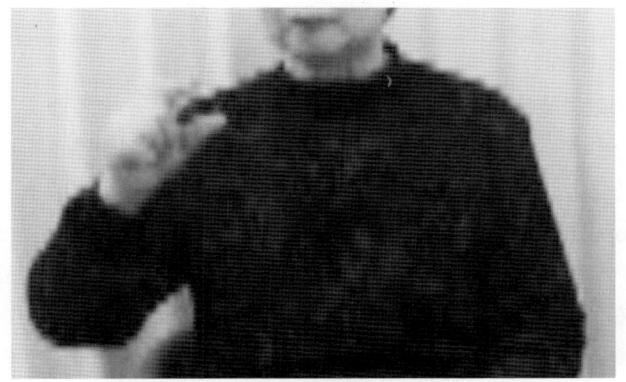

図 2-1 動作緩慢の見かたの1つ（自験例）
指タップを行うと動作緩慢のある人では，振幅は小さくなり，指タップのスピードも落ちる．手にすくみ現象がでて5サイクルくらいの自己のリズムに陥ることもある．

作があるが，パーキンソン病ではこれが少なくなり，じっと座っている．このような症状は無動（akinesia）あるいは hypokinesia と呼ばれる．動作緩慢・無動に起因する症状は多彩である．例えば，瞬きが少なくなり，目の自然な動きも少なくなって，じっと1カ所を見つめている症状は reptile stare と呼ばれるが，外眼筋に現れた無動である．また表情が少なくなり能面の様な顔貌になるのは仮面様顔貌（masked face）と呼ばれるが，顔面筋に現れた無動である．声が小さくなる現象は構音筋に現れた動作緩慢である．よだれが外にこぼれ落ちる流涎（drooling）は，咀嚼・嚥下筋に現れた無動である．唾液の量が増えたわけではない．正常では唾液は無意識に嚥下している．パーキンソン病ではこの無意識の嚥下ができなくなるために外にこぼれる．書字は最初は比較的大きくかけても，間もなく小さくなり始めだんだん小さくなるのが特徴である（小書症, micrographia）．これは書字に現れた動作緩慢であるが，だんだん小さくなるのはパーキンソン病の疲労の現れと考える人もいる．動作緩慢の診察では，指タップと回内回外運動を行うとよい．片側ずつ行う．どちらもできるだけ大きく，また速く行うように命ずる．パーキンソン病では指タップを見ると，大きさが小さく，また速度も遅くなる（図 2-1）．

5. 歩行 (Gait)

　歩行は開始に時間がかかり，すり足となり，歩幅も小さくなる．これは歩行に現れた動作緩慢である．歩き始めるとだんだん歩幅が小さくなり，前傾姿勢が強くなり，何かにつかまってやっと立ち止まる現象は festination，あるいは propulsion と呼ばれる．動作緩慢に姿勢反射障害が加わった現象と考えられる．歩行の診察においては，通常歩行の他，継ぎ足歩行（tandem gait）を是非みるようにしたい．パーキンソン病では，合併症がない限り，Ⅲ度までの患者であれば，大抵継ぎ足歩行が可能である（Abdo et al. 2006）．継ぎ足歩行ができないときは，Ⅳ度以上のパーキンソン病か，多系統萎縮症，進行性核上性麻痺，正常圧水頭症，脳血管性パーキンソニズム，慢性硬膜下血腫など，二次性・症候性パーキンソニズムを疑う（図 2-2）．

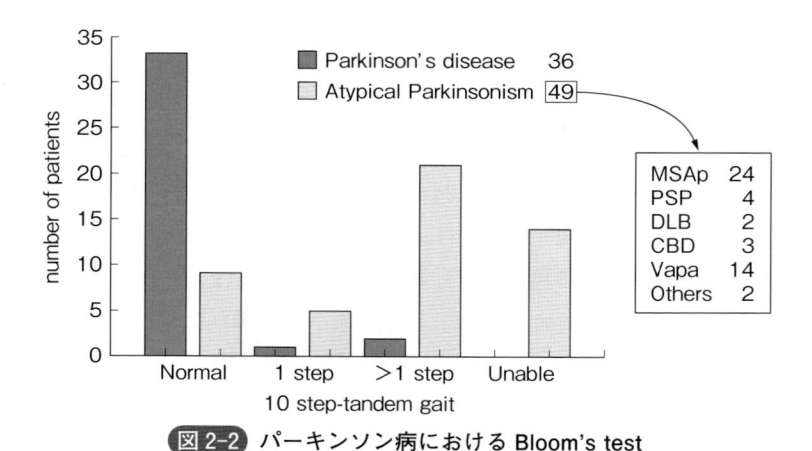

図 2-2 パーキンソン病における Bloom's test

10 歩を継ぎ足歩行で歩かせる．パーキンソン病では 36 例中 33 例が 1 歩も横にそれることなく，継ぎ足歩行ができるのに対し，二次性・症候性パーキンソニズムでは正常に継ぎ足歩行ができる人が少ない．

MSAp: multiple system atrophy (parkinsonian type), PSP: progressive supranuclear palsy, DLB: dementia with Lewy bodies, CBD: corticobasal ganglionic degeneration, Vapa: vascular parkinsonism

(Abdo WF, et al. J Neurol Neurosurg Psychiatry. 2006; 77: 1367-9 より引用)

6．2つの異なる動作の遂行障害
　　（Disturbance of two simultaneous acts）

　さらにパーキンソン病によく見られ，日常生活動作障害の一因となる症状に，2つの異なる動作の遂行障害がある．これはSchwabらによって示された障害であるが（Schwab et al. 1954），右手で三角形を描き，左手で血圧計のマンシェットを何回も押す動作を命じる．それぞれの動作を別々に行う時は上手にできても，両者を同時に行うように命ずると，三角形を書いているときは，左手でのマンシェットを押す動作が中断し，マンシェットを押すように努力すると，右手の三角形を描く動作が中断してしまう現象である（図2-3）．日常生活で2つの異なる動作をしている場面は多い．例えば歩きながら何かを考える，お盆に味噌汁を載せてテーブルに運ぶ，箸をおきながらテーブルから立ち上がる，などである．何かを考えながら歩くと，すり足歩行と

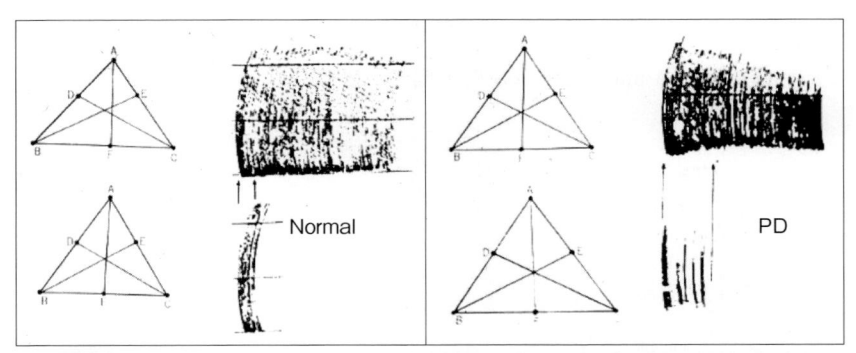

図 2-3　パーキンソン病における2つの異なる動作を同時に行うことの障害
左図の上は正常対照患者で，右手で三角形を左手で血圧計のマンシェットを押している．左図の下はこの動作を同時に行ったところでであるが，どちらの手の運動も障害なく行われている．右はパーキンソン病患者であるが，右上のごとく2つの動作を別々に行った場合はできるが，右下のごとく両者を同時に行うと，右手で三角形を書いている間は左の手は動かず，マンシェットを膨らます画像に中断がおきる．片方ずつやった場合でも，左手の動作はだんだん小さくなり動作緩慢が現れている．この小さくなる現象を疲労ととらえる人もある．
(Schwab RS, et al. Arch Neurol Psychiat. 1954; 72: 591-8 より引用)

なる．味噌汁の乗ったお盆を持ちながら歩いてもすり足となる．箸をおきながらテーブルから立ち上がろうとすると，立ち上がれず椅子に尻餅をついてしまうなどである．

7. 姿勢反射障害（Loss of righting reflex）

パーキンソン病の4大症候の1つである．これはわずかな外力が加わった場合，姿勢を立て直すことの障害である．最初に現れるのは後方突進現象である．患者の後ろに立ち，「これから後ろに引きますが，転びそうになったら足を後ろに踏み出してかまいません」と説明し，患者の両肩に検者の手をおいて，患者が一歩を後ろに踏み出す程度の力でひく．この時何歩まで後ろに足を出してよいかが問題となるが，筆者は2歩まではよいと考えている．3歩またはそれ以上後ろに足を踏み出せば後方突進陽性となるが，一人で立ち直ることができればUPDRS-MDSのスコアで2/4，支えないと後ろに転んでしまうようであれば3/4と判定する．また足を一歩も後ろに出せず，支えないと人形のように後ろにドーンと倒れてしまう場合もある．後方突進陽性であれば，Hoehn and Yahr 重症度Ⅲ度またはそれ以上である．

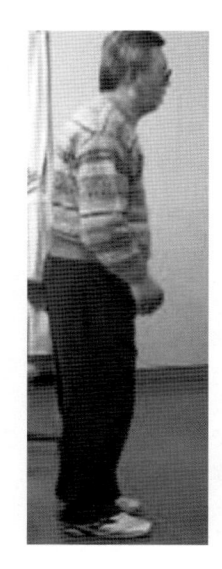

図 2-4 パーキンソン病における前屈姿勢（自験例）
胸椎上部を見ると軽度であるが前方に屈曲している．前屈姿勢の有無は必ず胸椎上部の前屈の有無で判定する．

歩行に関連して，姿勢が前かがみになる（前屈姿勢 stooped posture）（図2-4）．Stooped posture の有無は胸椎上部の前屈の有無でみる．胸椎下部または腰椎での前屈は camptocormia である．また頸椎での前屈は dropped head となる．Stooped posture の原因はよくわかっていないが，姿勢保持反射障害のため，直立に立つと後ろに倒れそうになるので，代償性に前傾になっているのではないかとの考えがある．また歩行時上肢の腕ふりがなくなるのはどうしてなのかよくわからない．無動の現れとみることもできるが，パーキンソン病にはもう1つ自動運動の障害という随意運動障害があるのではないかとの考えもできる．歩行中の腕の振りは，無意識に行う自動運動の一種である．このような見方をするとまばたきが少なくなるのも自動運動の障害との見方もできる．

8．すくみ足（Freezing of gait）

すくみ足は歩行開始時，曲がり角，部屋などへの入り口，狭い場所，方向転換時などにおきる．一歩を出そうとすると足がプルプルと細かくふるえ前に出せず，上体のみ前屈がだんだん強くなり前方に転倒してしまう．曲がり角などでおきると，突然足が地べたにすいついたようになって歩行が止まり，更に足を出そうとすると，プルプルと震え足を出せず，上体のみ前方への屈曲が強くなって倒れてしまう．あるいは小走りに前方に歩き出すも自分では止まれず，物につかまってやっと止まるか，つかまるものがなければ地べたに転んでしまう．すくみ足は家庭における転倒の最も大きな原因である．すくみ足の約80％は，wearing off のある患者のオフ時に出現するが，約20％は薬に関係なくおきる．オフ時に出現するすくみ足に関しては wearing off の治療をすればよいが，薬に関係なくでるすくみ足に関しては床に歩幅に合わせて黒いテープを張り，それを跨ぐようにして足を出す練習しかない．これは L-ドーパへの反応が悪く，病変が黒質以外の場所に進展したために生じると考えられているが，すくみ足の責任病巣は不明で，橋腕核付近の低頻度刺激で改善するとの報告から（Ferraye et al. 2010），橋腕核への進展を考えるものと線条体より上方への病変の広がりを考えるものがある．

9. 腰折れ（Camptocormia），ピサ症候群（Pisa syndrome），首下がり（Ante-collis）

　原因は不明であるが，パーキンソン病に時にみられる姿勢異常に，腰折れ，ピサ症候群，首下がりがある．これらの現象は体幹筋に現れたジストニアの一種であるという考えが有力である．それは，仰臥位に寝るとこれらの症状はとれるからである．座位や起立位をとるとだんだんこれらの姿勢異常が強くなる．一部の症例では体幹筋の筋炎が原因との考えがある．体幹筋のバイオプシーをして，筋炎様の変化が見られ，ステロイドで改善したとの報告があるが，体幹筋の筋炎様の変化は，姿勢異常に二次的な変化で，病因的価値は乏しいとの意見があり，実際ステロイドに反応する例は少ない．このような姿勢異常は時にドパミンアゴニストの使用が誘因になることがあり，ドパミンアゴニスト使用中に現れた場合は，一時減量・中止して改善するかどう

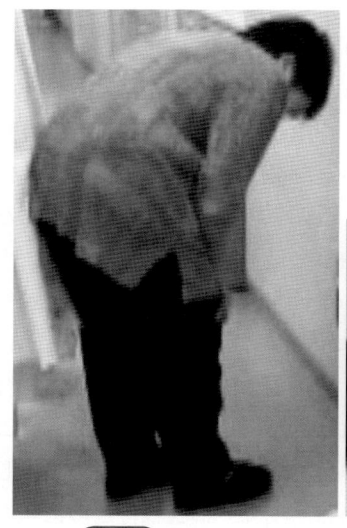

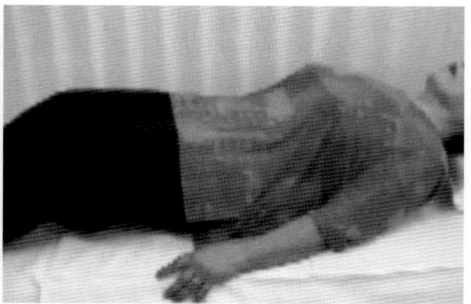

図 2-5　パーキンソン病患者に見られた camptocormia（自験例）
この方の場合主に腰髄で前屈している．症例によっては下部胸椎で前屈していることもある．仰臥位では腰の前屈は見られず拘縮ではないことがわかる．

かを見たほうがよい．姿勢異常に改善がなく，パーキンソン症状が悪化した場合は再開する．

　腰折れは，胸椎下部ないし腰椎部で，体幹が前屈する現象である（図2-5）．前傾姿勢は胸椎上部で前に曲がっている．腰折れと診断するときはどこで曲がっているかを注意深くみる必要がある．ジストニアを示唆する所見は，仰向けに寝ると腰折れは消失することである．座位・立位・歩行で出現するため，骨の異常ではなく，体幹筋のジストニアであろうとの考えである．腰折れは抗パーキンソン病薬に抵抗性であるが，治療薬が不十分の場合，改善が頭打ちになるまでは増量してみる必要がある．腰折れは多系統萎縮症でもみられることがあるが，稀で大部分の症例はパーキンソン病である．ただし，本邦では長く農業に従事していた人でパーキンソン症状なしに腰折れのみを呈する人がかなりおられる．

　ピサ症候群は，体幹が右，あるいは左に傾く現象である．仰臥位ではなく，

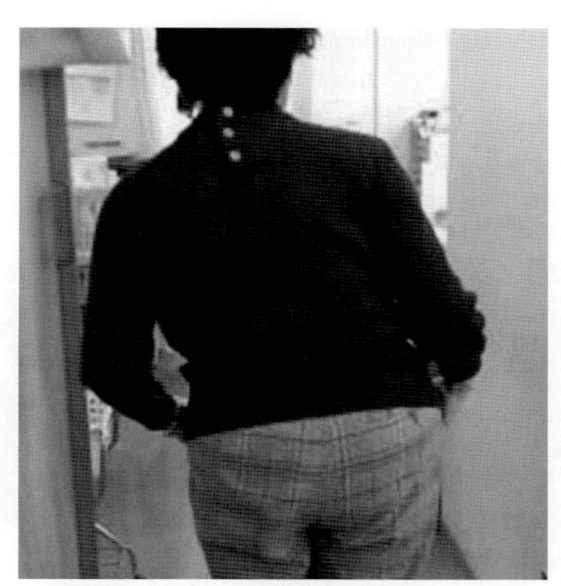

図2-6 パーキンソン病患者にみられた Pisa 症候群（自験例）
体幹が左の方に曲がっている．

座位・随意運動・歩行で増強するのでジストニアの一種と考えられている（図2-6）．これは多系統萎縮症でもパーキンソン病でもみられるが，パーキンソン病の方が程度が強い印象をもっている．パーキンソン病は左右差が顕著なことがその原因ではないかと思うが，曲がる方向は初発の側に曲がる人が多いが，反対側に曲がる人もあり，症状の左右差のみで説明できない部分がある．ピサ症候群は抗パーキンソン病薬に抵抗性であるが，ドパミンアゴニストの使用で急速に始まった場合は，アゴニストを中止すべきである．アゴニストを中止しても変化がなく，かえってパーキンソン症状が強くなる場合はアゴニストを再開する．

首下がりは，首が前に倒れ，ひどい場合は顎が胸についてしまう現象である（図2-7）．これも仰臥位では消え，座位・歩行で増強するので，ジストニアの一種ではないかと考えられているが，首下がりの人は肩甲拳筋（musculus levator scaplae）が厚く肥大していることが多いので，これが首下がりを起こすとの考えもある．また座位にて首を受動的に後屈させると，胸鎖乳突筋（musculus sternocleitomastoideus）が強く収縮するので，この筋の伸張反射亢進のため，前屈しているのではないかとの考えもある．首下がりは，パーキンソン病に比べると多系統萎縮症に多い．特に顎が胸につくような高度の首下がりは大部分多系統萎縮症である．首下がりは抗パーキンソン病薬

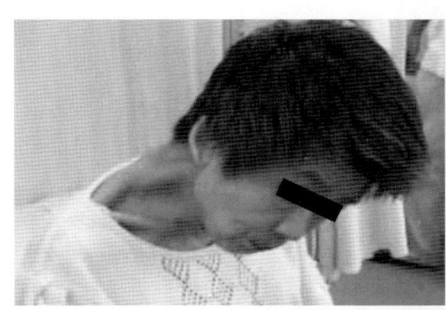

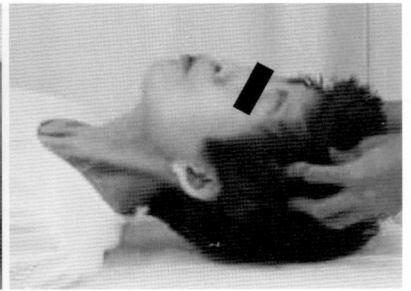

図 2-7 多系統萎縮症患者に見られた ante-collis（自験例）
座位で肩甲拳筋の筋腹が張っているのがわかる．仰臥位をとると ante-collis は消え，胸鎖乳突筋が張っているのがわかる．Ante-collis はパーキンソン病でも見られるが，多系統萎縮症患者の方が多い．

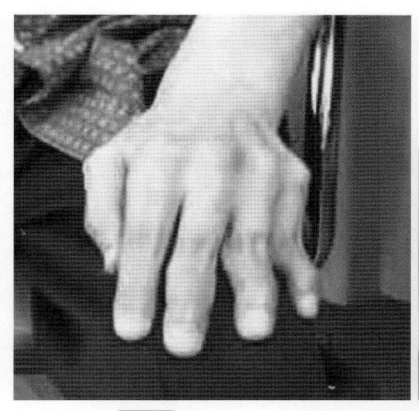

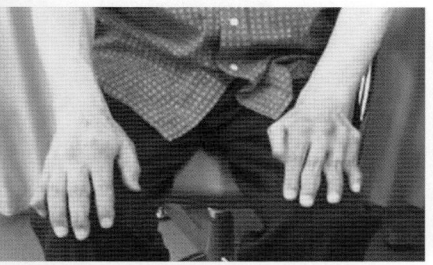

図 2-8 パーキンソン病患者に見られた striatal hand（自験例）
右手にはこの異常は見られないが，左手には striatal hand が見られる．中手近位指節関節で屈曲，近位指節間関節で過伸展，遠位指節間関節で屈曲を示す．本症例は左手の振戦で発症．

に抵抗性であるが，一応十分量の抗パーキンソン病薬を使用してみることが大切である．ドパミンアゴニストの使用を契機として急に発症することがあり，この場合はドパミンアゴニストを中止する．

10. Striatal hand, striatal foot

その他の姿勢異常としては，進行した症例に時にみられる striatal hand と striatal foot がある．Striatal hand とは，遠位指節間関節で屈曲，近位指節間関節で過伸展，中手近位指節関節で屈曲を示す手の姿勢異常である（図 2-8）．Striatal foot とは，拇趾が伸展，その他の 4 趾が屈曲する異常姿位である（図 2-9）．原因はジストニアとの考えもあるが，固定した異常姿位であるのでジストニアとは異なる機序があるかも知れない．

11. Hoehn and Yahr 重症度と
UPDRS（Unified Parkinson's Disease Rating Scale）

Hoehn and Yahr 重症度は，主に下肢の重症度を中心にまとめたものであるが，わかりやすいので広く使用されている．表 2-2 に示したが，I 度は一

20　臨床編

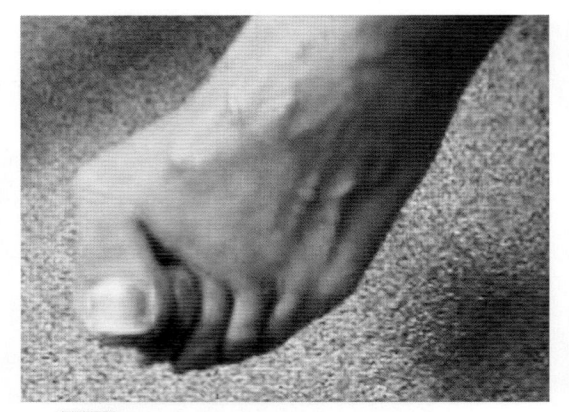

図 2-9 進行性核上性麻痺の患者に見られた striatal foot（自験例）
拇趾は伸展，それ以外の4趾は屈曲を示す．

表 2-2 Hoehn and Yahr 重症度

Stage I	症状は一側性で機能的障害はあっても軽微
Stage II	両側性の障害があるが姿勢保持の障害はない．日常生活，職業は多少の障害はあるが行いうる
Stage III	姿勢保持反射に障害が見られ（突進現象陽性），活動は制限されるが，自力での日常生活が可能
Stage IV	重篤な機能障害を有し，自力のみでの生活は困難となるが，支えられずに歩くことはどうにか可能
Stage V	立つことが不可能となり，介護なしにはベッド，車椅子での生活を余儀なくされる

側性のパーキンソン病，II度は両側性だがまだ後方突進のでない状態，III度は後方突進があるが，まだ日常生活動作は一人でできる状態，IV度は一人でどうにか歩けるが，歩行ならびに日常生活動作にあたって介助が必要な状態，V度は車椅子か歩行不能に至った状態である．

　UPDRSはパーキンソン病の症候をできるだけ客観的に評価し，薬物の効果判定などに利用しようというものである．Part I，II，III，IVよりなり（Fahn and Elton 1987），Part I は非運動症状の，Part II は患者さんが自分

表 2-3 UPDRS 日本語版（0 は正常，4 は最大の障害）

Part Ⅰ．精神機能，行動および気分	評価	
1．知的機能障害	0 1 2 3 4	
2．思考障害（痴呆または薬物の副作用による）	0 1 2 3 4	
3．抑うつ状態	0 1 2 3 4	
4．意欲，自発性	0 1 2 3 4	
Part Ⅱ．日常動作	評価	
症状の日内変動がない場合は，「On 時」のカラムに記入する→	On 時	Off 時
5．会話	0 1 2 3 4	0 1 2 3 4
6．流涎	0 1 2 3 4	0 1 2 3 4
7．嚥下	0 1 2 3 4	0 1 2 3 4
8．書字	0 1 2 3 4	0 1 2 3 4
9．食事と食器の扱い	0 1 2 3 4	0 1 2 3 4
10．着衣	0 1 2 3 4	0 1 2 3 4
11．入浴・トイレ	0 1 2 3 4	0 1 2 3 4
12．寝返りおよびふとん直し	0 1 2 3 4	0 1 2 3 4
13．転倒（すくみによらない）	0 1 2 3 4	0 1 2 3 4
14．歩行中のすくみ	0 1 2 3 4	0 1 2 3 4
15．歩行	0 1 2 3 4	0 1 2 3 4
16．ふるえ	0 1 2 3 4	0 1 2 3 4
17．パーキンソニズムに関連した感覚症状	0 1 2 3 4	0 1 2 3 4
Part Ⅲ．運動能力検査（通常は On 時の評価のみを行う）	評価	
	On 時	Off 時
18．言語	0 1 2 3 4	0 1 2 3 4
19．顔の表情	0 1 2 3 4	0 1 2 3 4

表 2-3 つづき

20. 安静時振戦	顔面	0 1 2 3 4	0 1 2 3 4
	左手	0 1 2 3 4	0 1 2 3 4
	右手	0 1 2 3 4	0 1 2 3 4
	左足	0 1 2 3 4	0 1 2 3 4
	右足	0 1 2 3 4	0 1 2 3 4
21. 手の動作時振戦または姿勢振戦	左	0 1 2 3 4	0 1 2 3 4
	右	0 1 2 3 4	0 1 2 3 4
22. 固縮（安静座位で検査．歯車現象の有無は無視）	頚部	0 1 2 3 4	0 1 2 3 4
	左上肢	0 1 2 3 4	0 1 2 3 4
	右上肢	0 1 2 3 4	0 1 2 3 4
	左下肢	0 1 2 3 4	0 1 2 3 4
	右下肢	0 1 2 3 4	0 1 2 3 4
23. 指タップ（母指と示指をできるだけ大きな振幅で素早くタッピングを行う）	左	0 1 2 3 4	0 1 2 3 4
	右	0 1 2 3 4	0 1 2 3 4
24. 手の運動（できるだけ大きくかつ素早く手の開閉運動を繰り返す．片手ずつ行う）	左	0 1 2 3 4	0 1 2 3 4
	右	0 1 2 3 4	0 1 2 3 4
25. 手の回内回外運動（空中にてできるだけ早く両側同時に行う）	左	0 1 2 3 4	0 1 2 3 4
	右	0 1 2 3 4	0 1 2 3 4
26. 下肢の敏捷性（下肢全体を上げてかかとで床をタップする．踵は 7.5 cm 以上上げる）	左	0 1 2 3 4	0 1 2 3 4
	右	0 1 2 3 4	0 1 2 3 4
27. 椅子からの立ち上がり（診察用の椅子から腕を組んだまま立ち上がる）		0 1 2 3 4	0 1 2 3 4
28. 姿勢		0 1 2 3 4	0 1 2 3 4
29. 歩行		0 1 2 3 4	0 1 2 3 4
30. 姿勢の安定性（後方突進現象）		0 1 2 3 4	0 1 2 3 4
31. 動作緩慢と運動減少		0 1 2 3 4	0 1 2 3 4

2．パーキンソン病の症候

表 2-3 つづき

Part Ⅳ．治療の合併症	評価
A．ジスキネジア	
32．ジスキネジアの出現時間（起きている時間の何％ジスキネジアが起きているかを病歴から聴取する）	0 1 2 3 4
33．ジスキネジアに起因する障害（病歴ならびに診察室での所見を総合的に判断）	0 1 2 3 4
34．痛みを伴うジスキネジア：（どの位痛むか）	0 1 2 3 4
35．早朝のジストニア：（病歴より）	0 1
B．症状の日内変動	
36．服用時間から予想できるオフ期間の有無	0 1
37．服用時間から予想できないオフ期間の有無	0 1
38．数秒間の中に突然起きるオフ期間の有無	0 1
39．起きている時間の何％がオフ期間か	0 1 2 3 4
C．その他の合併症状	
40．食欲低下，吐き気，嘔吐の有無	0 1
41．不眠，睡眠などの睡眠障害の有無	0 1
42．起立性低血圧による立ち眩み・失神の有無	0 1

でつける日常生活動作の評価（wearing off のある患者ではオン時とオフ時につける），Part Ⅲは医師のつける運動症状の評価，Part Ⅳは症状の日内変動などの評価となっている（表 2-3）．日本語訳に対しては varidation が行われている（折笠他 2000）．現在 Movement Disorder Society の改定になる MDS UPDRS ができており，日本語訳も行われて，間もなく使用開始となると予想されるが，現在のところ論文などはまだ古い UPDRS を使用している．

　外来での初診時，処方を変更する場合，転院時，入院時，退院時など節目ごとに UPDRS の記録をとっておくとよい．

● 参考文献

Abdo WF, Borm GF, Munneke M, et al. Ten steps to identify atypical parkinsonism. J Neurol Neurosurg Psychiatry. 2006; 77: 1367-9.

Fahn S, Elton RL, Members of the UPDRS development Committee. Unified Parkinson's disease rating scale. In: Recent Development in Parkinson's Disease. Vol Ⅱ. Fahn S, Marsden CD, Calne DC, Goldstein, editors. Florham Park, New Jersy: Macmillan Healthcare Information; 1987. p. 153-63, 293-305.

Ferraye MU, Debû B, Fraix V, et al. Effects of pedunculopontine nucleus area stimulation on gait disorders in Parkinson's disease. Brain. 2010; 133: 205-14.

Jankovic J, Schwartz KS, Ondo W. Re-emergent tremor of Parkinson's disease. J Neurol Neurosurg Psychiatry. 1999; 67: 646-50.

Schwab RS, Chafez ME, Walker S. Control of two simultaneous voluntary motor acts in normals and in parkinsonism. Arch Neurol Psychiat. 1954; 72: 591-8.

折笠秀樹, 久野貞子, 長谷川一子, 他. 日本語版 unified Parkinson's disease rating scale (UPDRS) の信頼性評価. 神経治療. 2000; 17: 577-91.

3 パーキンソン病の診断・鑑別診断

1. 診断

　パーキンソン病の患者は，最初に症状がでてから，大体1年以内に医師を受診する．そのころは症状がまだ軽く，ふるえがないと異常なしと診断されることもある．安静時振戦は，初期には50％の患者に見られる，右手あるいは左手に限局する安静時振戦は，パーキンソン病を強く示唆する．稀に一側の下肢振戦で始まることもある．パーキンソン病の振戦は，出たり引っ込んだりするのが特徴で，上肢の振戦は歩行時に最もでやすい．座位では計算などの緊張を与えると誘発されることがある．上肢の位置を動かしたり，上肢を前方挙上すると振戦は減弱・消失する．稀に姿勢をとると平均10秒くらいの潜時の後次第に増強する振戦をみることがある（re-emergent tremor）．Re-emergent tremor はもしあれば，パーキンソン病を強く示唆する．

　振戦がない場合，指タップと回内回外運動で左右差のある動作緩慢がないかどうかを見る．右手からの発症であれば書字が書き始めるとだんだん小さくなることがある（小書症）．約20％の患者は，上肢の動作緩慢で発症する．残り30％は，歩行障害で発症する．歩行障害の左右差は，上肢に比べると軽度であるが，患者さんに「どちらから発症しましたか」と聞くと，大抵右，あるいは左と答えられる．診察ではつま先から足を出すすり足歩行になっていないかに注意する．次いで姿勢と後方突進を見るが，姿勢は前傾姿勢をとっていても，後方突進はまだ出ていないことが多い．

　非運動症状を聞くことも大切である．便秘と嗅覚低下は大抵運動症状の発症前からある．何時ごろからか聞くことは大切であるが，はっきりとは答えられないことが多い．便秘は排便が2日に1回より少なくなったのがいつごろからか聞く．嗅覚は，男の人であれば，コーヒーや煙草の臭いがわかるか

どうかを聞く．女の人であれば，ご飯や煮つけの料理の匂い，香水の香りがわかるかどうかを聞く．レム睡眠行動異常の有無は，夜中に悪夢にうなされることはないか，大声を上げることはないか，手足を動かすことはないか，ベットから落ちることはないかなどを配偶者から聞く．本人はこれらを意識していない．時に配偶者をなぐったり，蹴っ飛ばしたりして怪我を負わすことがある．レム睡眠行動異常は，運動症状に先行してみられることが多いが，運動症状が出たあとでみられることもある．抗パーキンソン病薬がまだ何も入っていない時期に華々しくみられることがある．レム睡眠行動異常は，多系統萎縮症でも見られるが，後者ではどちらかというと発症初期に多いといわれる．次には入眠困難の有無，中途覚醒の有無，夜間の排尿回数などを聞き，もしあれば適切な治療を合わせて行う．また抗精神病薬など薬物性パーキンソニズムの原因となる薬物服用の有無をチェックすることも大切である．特にチアプリド，スルピリド，メトクロプラミドなどは，D2ドパミン受容体遮断薬であるが，そのことを知らずに胃腸薬，抗不安薬，抗うつ薬などとして処方されていることがあるのに注意する．薬物性パーキンソニズムの場合，左右差はあまりなく，動作緩慢，すり足歩行が主で，固縮は軽度，振戦はあることとないことがある．

　パーキンソン病の診断では，脳 MRI に異常がないことを示す必要がある．また心筋の MIBG scintigraphy での心筋アイソトープ取り込みの低下はパーキンソン病の診断に大変有用で（図 3-1），初診時には行ったほうがよいが，初期の患者さんでは，正常範囲にとどまることが 50% 近くある．この場合，3 年以上間を開けて再検する．

　診察は，初診時は頭のてっぺんからつま先まで完全に行う．診察では特に失行症状のないこと，眼球運動が正常であること，腱反射亢進のないこと，Babinski 徴候が陰性であること，感覚低下のないことなどを確認することが大切である．

2．鑑別診断

　左右差のあるパーキンソン症状，非運動症状の存在があれば，大部分パーキンソン病であるが，鑑別診断は重要な部分である．パーキンソン病の鑑別

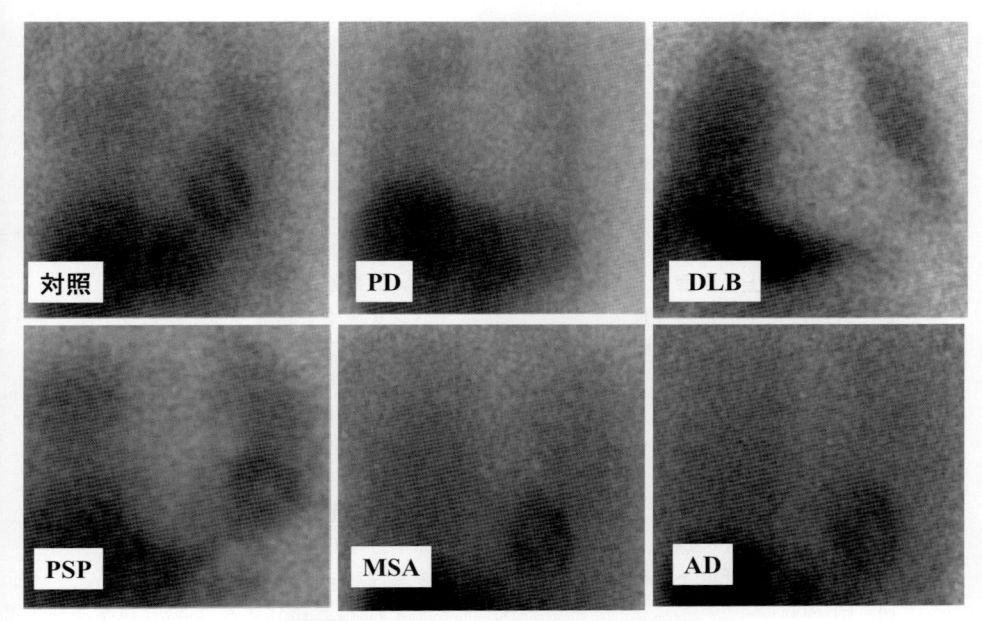

図 3-1 心筋 MIBG シンチグラム（自験例）
パーキンソン病とレビー小体型認知症では MIBG の取り込みが著明に低下しているが，他の二次性パーキンソニズムでは正常である．

　診断は，表 3-1 に示したように多数存在する．症候性パーキンソニズムの中で，薬物性，中毒性，脳血管障害性などはある程度治療可能なので見落とさないようにする．薬物性パーキンソニズムは，左右差があまりないことが多い．鑑別診断の中では，比較的頻度の高いものをまず初診時に鑑別する．薬物性パーキンソニズム，多系統萎縮症，進行性核上性麻痺，大脳皮質基底核変性症，脳血管障害性パーキンソニズム，正常圧水頭症，慢性硬膜下血腫などである．このうち大脳皮質基底核変性症は，肢節運動失行，観念運動失行，他人の手徴候（alien hand）を伴うことが多いが（Zadikoff and Lang 2005），上肢の動作がのろいので動作緩慢と間違えることがある．これを見るには，検者の両方の手でキツネの形を示し，それを真似するように命ずる．ふつうの人は難なくでき，パーキンソン病の人でも動作はのろくてもキツネの形は

表 3-1 パーキンソニズムを起こす疾患（パーキンソン病の鑑別診断）

A．変性疾患・代謝異常 （二次性パーキンソニズム）	B．非変性疾患 （症候性パーキンソニズム）
1．パーキンソン病	1．脳血管障害性パーキンソニズム
2．家族性パーキンソン病	2．正常圧水頭症
3．Lewy 小体型認知症	3．薬物性パーキンソニズム
4．多系統萎縮症	フェノチアジン系薬物，ブチロフェ
5．進行性核上性麻痺	ノン系薬物
6．大脳皮質基底核変性症	ベンザマイド誘導体（スルピリド，
7．淡蒼球ルイ体黒質変性症	スルトプリド，チアプリド，ネモ
8．FTDP-17（*MAPT*）	ナプリド，メトクラプラミド）
9．Pick 病	非定型抗精神病薬（リスペリドン，
10．FTDP-17（*PRGN*）	ペロスピロン，オランザピン，ク
11．ユビキチン封入体を伴う前頭側頭型認知症	エチアピン）
12．アルツハイマー病	バルプロ酸ナトリウム
13．固縮型ハンチントン病	ローウォルフィアアルカロイド
14．PKAN	4．中毒性パーキンソニズム
15．Neuroferritinopathy	マンガン，一酸化炭素，二硫化炭素，MPTP
16．セルロプラスミン欠損症	5．脳炎後パーキンソニズム
17．Wilson 病	6．Creutzfeldt-Jakob 病
18．Gaucher 病および保因者	7．傍腫瘍性パーキンソニズム
19．Fragile X associated tremor/ataxia	8．腫瘍性パーキンソニズム
20．Type Ⅲ G_{M1}-gangliosidosis	9．外傷後パーキンソニズム
	10．心因性パーキンソニズム

できる．それが，キツネの形が旨くできず，それを作ろうとして努力をしているようには見えるが，前腕・手から先が不規則にその辺を動きまわり，あたかも宇宙遊泳をしているときの手のようにみえることがある．これが他人の手徴候である．この失行症が，観念運動失行なのか，肢節運動失行なのかは難しい問題であるが，観念運動失行は，優位半球頭頂葉の障害で両側性におきる．客体なしにキツネの形を作るような動作は観念運動失行である．バイバイや敬礼の真似を口頭指示のみで行うのも観念運動失行である．一方肢節運動失行は，麻痺，筋緊張異常，感覚障害などがないのに随意運動を上手

にできない状態で，反対側の前運動野・運動野辺りに障害がある（Liebmann 1920）．即ち一側性に出現する．両側性であっても左右差がある．現象だけみると動作緩慢やジストニアによる障害との鑑別が難しい（Zadikoff and Lang 2005）．然るに大脳基底核変性症症例の手の動きを見ると，キツネの真似をできないとき，大抵左右差があり，最初に症状が現れた方に強い．よい方の手は時間はかかるがそれなりにできることが多い．これをどう考えるかであるが，動作そのものは，観念運動失行であるが，肢節運動失行が加わっているので，左右差が現れるのではないかと筆者は考えている．パーキンソン症状に観念運動失行，肢節運動失行，alian hand を伴う場合，大脳皮質基底核変性症が疑われる．

　進行性核上性麻痺，脳血管障害性パーキンソニズム，正常圧水頭症，慢性硬膜下血腫では，歩行が broad base になることが多い（Abdo et al. 2006）．歩行が broad base である場合は，パーキンソン病よりもこれらの症候性・二次性パーキンソニズムを疑う．進行性核上性麻痺では，垂直方向の眼球運動障害が現れるが，初期には正常範囲のこともある．脳血管障害性パーキンソニズムでは，上肢の機能はほとんど正常で，下肢のすり足歩行，broad based gait が強く，lower body parkinsonism と呼ばれることもある．正常圧水頭症では，頻尿，認知症を伴うことがある．慢性硬膜下血腫では，無症状のこともあるが，血腫の大きさにより歩行障害，筋力低下などが出現する．鑑別診断で最も難しいのは多系統萎縮症であろう．歩行が broad based になっていれば疑うが，線条体萎縮が主病変の間は，broad based になっていないこともある．起立性低血圧などの自律神経症状があれば疑うが，初期にはないことのほうが多い．鑑別診断は脳 MRI に頼らざるをえないことが多い．

●参考文献
　　Abdo WF, Borm GF, Munneke M, et al. Ten steps to identify atypical parkinsonism. J Neurol Neurosurg Psychiatry. 2006; 77: 1367-9.
　　Liebmann H. Apraxie. Ergeb Ges Med. 1920; 1: 516-43.
　　Zadikoff C, Lang AE. Apraxia in movement disorders. Brain. 2005; 128: 1480-97.

4 パーキンソン病の治療

1．初期の治療

　初期のパーキンソン病患者さんとは，原則的には症状はあるがまだ何の薬も服用しておられない患者さんをいう．しかし，他で薬物をもらいセカンドオピニオンとして，あるいは改善が思わしくなくて紹介で見る場合もある．この場合，まだL-ドーパを飲んでおられない患者さんは初期のパーキンソン病に含めてよい．

　ここでは，まず未治療の患者さんの治療について述べる．ここで考慮すべきは，現在使用可能の抗パーキンソン病薬に疾患の進行予防効果があるかどうかという点である．残念ながら現在使用可能な抗パーキンソン病薬は，全て対症療法薬で，疾患の進行を抑える作用はない．疾患予防効果があれば，診断がついたらすぐ服用すべきであるが，そうではないので，何時開始するかが問題となる．そこで，各抗パーキンソン病薬の特徴，特に副作用をまず検討する必要がある．

　パーキンソン病の治療薬には表4-1に示したものがある．この中で最も抗パーキンソン病作用の強いものはL-ドーパ製剤である．L-ドーパ製剤は，末梢でのL-ドーパの脱炭酸を防ぐため，末梢性ドパ脱炭酸酵素阻害薬が配合されている．L-ドーパは脳内に取り込まれ，脳内のドパ脱炭酸酵素で脱炭酸を受け（図4-1），ドパミンに変化して黒質のドパミン貯蔵顆粒に貯蔵され，必要に応じてシナプス間隙に放出され，線条体の神経細胞に作用する．問題は，L-ドーパの半減期は短いことで，血中濃度の半減期は約90分といわれる．それにも拘わらず初期には1日中一定の改善が得られる理由は，線条体のドパミン貯蔵顆粒がまだ残っていて，合成されたドパミンはそこに蓄えられて必要に応じてシナプス間隙に放出されるためと考えられる．進行すると

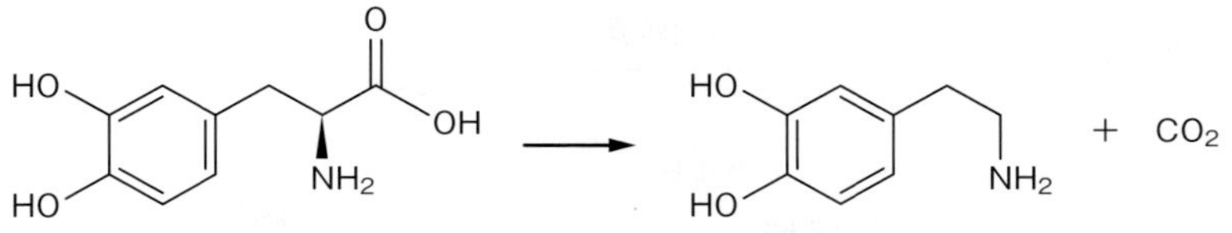

図 4-1 ドーパ脱炭酸酵素によるL-ドーパからドパミンの生成

wearing off がでてくるのは，ドパミン貯蔵顆粒が減って，長時間の貯蔵が困難になるためと考えられる．ジスキネジアが出てくるのも，合成されたドパミンが一度に放出されるため，シナプス間隙のドパミンが過剰になることが主な理由と考えられる．L-ドーパ治療にはこのような問題が付きまとう．最初からL-ドーパで治療を行うと，何年か後にはこのような問題を生じてくる．問題は何年で wearing off がでてくるかである．L-ドーパで治療したグループと最初はドパミンアゴニストで治療し途中から必要に応じてL-ドーパを追加したグループの比較試験の結果を見ると（Parkinson Study Group 2009），最初からL-ドーパで治療したグループでは，治療開始から6年の観察期間の間に，58.8％の症例に wearing off が見られたのに対し，最初にプラミペキソールを使用し，途中から必要に応じてL-ドーパを上乗せしたグループでは，6年の間に44.4％の症例に wearing off が見られた（$P<0.01$）．一方ロピニロールについては10年のデータが発表されているが（Hauser et al. 2007），最初からL-ドーパで治療した群では72％，最初ロピニロールで治療し，途中からL-ドーパを加えたグループでは62.5％に wearing off が見られ，こちらは有意差はない．一方ジスキネジアの頻度は，プラミペキソールで治療を開始したグループは6年で36.8％，最初からL-ドーパを使用したグループでは20.4％であった（$P<0.004$）．ロピニロールについては，最初にロピニロールを使用したグループでは10年間に52.4％に，最初からL-ドーパを使用したグループでは77.8％にジスキネジアが見られている．ただ10年経過観察できた症例は極めてわずかである（ロピニロール群でのエントリーは179例であったのに対し10年経過観察できたのは28例，L-ドーパ群では89例のエントリーに対し20例）．ロピニロール調査の5年のデータにつ

表 4-1 パーキンソン病運動症状の治療薬

	一般名	商品名	配合薬など
L-ドーパ/DCI 配合薬	レボドパ・カルビドパ配合薬	メネシット ネオドパストン	カルビドーパ
	レボドパ・ベンセラジド配合薬	マドパー ECドパール ネオドパゾール	ベンセラジド
L-ドーパ単独薬	レボドパ	ドパストン ラロドーパ ドパール ドパゾール	なし
ドパミンアゴニスト	プラミペキソール ロピニロール タリペキソール	ビシフロール レキップ ドミン	非麦角系
	ブロモクリプチン ペルゴリド カベルゴリン	パーロデル ペルマックス カバサール	麦角系
抗コリン薬	トリヘキシフェニジル ビペリデン ピロヘプチン メチキセン マザチコール プロフェナミン	アーテン アキネトン トリモール コリンホール ペントナ パーキン	
グルタミン酸受容体遮断薬	塩酸アマンタジン	シンメトレル	
MAOB阻害薬	塩酸セレギリン	エフピー錠	
COMT阻害薬	エンタカポン	コムタン	
抗てんかん薬	ゾニサミド	トレリーフ	
ノルアドレナリン前駆体	ドロキシドパ	ドプス	

1錠中 L-ドーパ含量	1日維持量	禁忌・主な副作用
100 mg	3-9 錠	禁忌：狭隅角緑内障 副作用：吐き気，嘔吐，食欲低下，便秘，起立性低血圧，浮腫，ジスキネジア，幻覚，妄想，興奮，錯乱，溶血性貧血，血小板・白血球減少，肝障害
200 mg	6-18 錠	
0.125 mg, 0.5 mg 0.25 mg, 1 mg, 2 mg 0.4 mg	1.5-4.5 mg 6-15 mg 1.2-3.6 mg	禁忌：妊娠中毒症，産褥期高血圧，妊婦 副作用：食欲低下，吐き気，嘔吐，幻覚，妄想，興奮，錯乱，眠気，睡眠発作，起立性低血圧，浮腫，皮疹，血小板・白血球減少．麦角系ではさらに心弁膜障害，後腹膜・肺・心膜線維症
2.5 mg 0.05 mg, 0.25 mg 0.25 mg, 1 mg	7.5-22.5 mg 0.5-1.25 mg 1-3 mg	
2 mg 1 mg 2 mg 2.5 mg 4 mg 10mg, 50 mg	1-3 錠	禁忌：狭隅角緑内障，重症筋無力症，尿路閉塞性疾患，眼調節障害 副作用：口渇，便秘，吐き気，幻覚，妄想，錯乱，興奮，記銘力低下，排尿困難，調節障害
50 mg, 100 mg	30-150 mg 100-300 mg	禁忌：狭隅角緑内障 副作用：幻覚，妄想，網状青斑，吐き気，口渇
2.5 mg	2-4 錠	三環系抗うつ薬との併用は禁忌 副作用：幻覚，妄想，錯乱，ジスキネジア
100 mg	300	副作用：ジスキネジア，食欲低下，肝機能障害，尿の着色
1 錠 25 mg	1 錠	副作用：眠気，運動失調，吐き気，食欲低下
100 mg, 200 mg	300-900 mg	禁忌：狭隅角緑内障，妊婦 副作用：食欲低下，幻覚，妄想，血圧上昇

いては，ジスキネジアの頻度が報告されているが（Rascol et al. 2000），最初からL-ドーパを使用した群では45％，最初はロピニロールから始めた群では20％であった．このように最初はドパミンアゴニストで治療を開始し，その後必要に応じてL-ドーパを上乗せしたほうが，wearing off，ジスキネジアの発生を遅らせることが示され，パーキンソン病の治療はドパミンアゴニストで開始することが推奨されるに至った．

　ここで1つ問題になるのは患者の年齢である．若年発症ではジスキネジアの頻度が高く，発症年齢が高くなるとジスキネジアの頻度は低くなることが知られている（Kumar et al. 2005）．Kumarらの調査では，70代の発症では5年のL-ドーパ治療で16％，60代の発症で26％，50代の発症で53％との数字がでている．発症年代は正確にはつかめないことが少なくないので，実際の臨床では患者の年齢で判断するしかないが，初診の患者が大体70歳をこえていれば，ジスキネジアの確率は低いであろうと考え，L-ドーパからの治療でよいのではないかと考えている．

2．いつ始めるか

　診断がついたらすぐ始めるのではないことは述べた．患者さんの日常生活での障害を勘案し，症状はあってもまだ日常生活には殆ど支障がない場合は，暫く経過観察してよい．片手の安静時振戦とか左手の動作緩慢のみが症状のような場合がこれに当たる．安静時振戦は動作を始めると減弱・消失するこ

表4-2　治療を早く始める立場と遅く始める立場の比較

比較的早期に始める	できるだけ待つ
・早く症状が軽くなる	・症状に悩む
・長期的予後がよい	・十分よくはならない
・社会活動への参加	・社会活動を控える
・人生を楽しめる	・人生を楽しめない
・病気を意識する	・暫くは副作用に悩まない
・早く副作用に悩む	・症状の日内変動発生が遅い
・症状の日内変動に悩む	

とが多いが，人に見られて気になる場合がある．このような場合は，治療を開始すべきであろう．パーキンソン病の薬物治療は，比較的早く始めることを推奨する立場と，できるだけ待ってから始めることを推奨する立場がある．両者の利点・欠点を比較すると表4-2のようになる．最近はできるだけ早期に始めることを推奨する専門家が多い（Schapira and Obeso 2006）．ここに古いデータではあるが，興味あるデータがある（Markham and Diamond

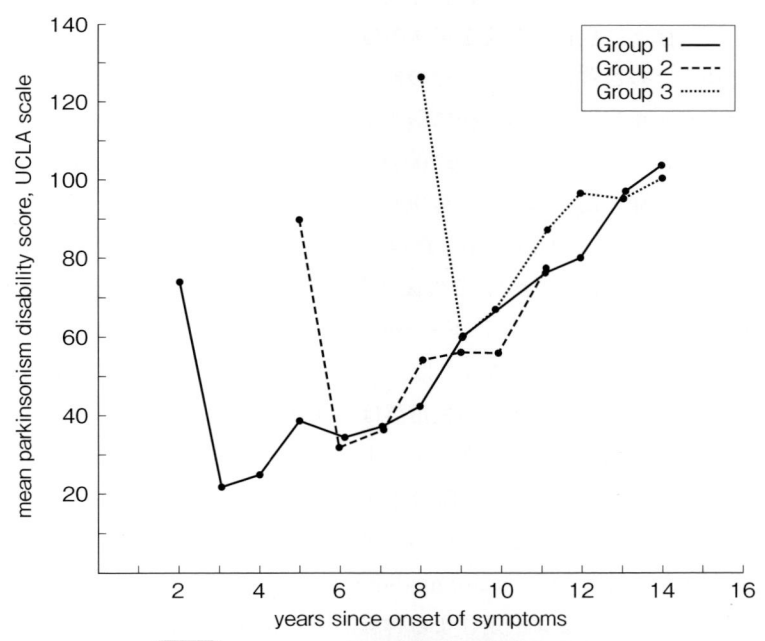

図4-2 L-ドーパの開始時期と運動障害の推移

3つのカーブはL-ドーパを発症から1〜3年で開始したグループ，4〜5年で開始したグループ，7〜9年で開始したグループの運動障害の推移．縦軸は運動障害のスコアで上に行くほど悪い．横軸は年数．どのグループもL-ドーパで運動障害は改善するが，どのグループも発症からの経過年数で同じ障害を示す．すなわち遅く始めたのではL-ドーパで充分よくなる時期を失う．
(Markham CH, Diamond SG. Arch Neurol. 1986; 43: 405-7 より引用)

1986). MarkhamとDiamondは，発症からL-ドーパ開始までの時期を3つに分けてその後の状態を比較している（図4-2）．すなわち発症から3年以内に使用したグループ，4年から6年の間に開始したグループ，7年以上たってから開始したグループである．図4-2に示したごとく，どのグループも，L-ドーパで最初に改善する量はほぼ同じで，その後ゆっくりと症状の悪化が見られる．発症から年数がたってからL-ドーパを始めると，その分症状が悪くなっており，改善の量は早く始めたグループと一緒なので，最初の改善が悪い．すなわち最初によくなる状態を失う結果となっている．L-ドーパを使用していても徐々に症状が悪化を示すのは，病変がドパミン系以外の場所に広がってゆくためと考えられる．その他の最近のデータでは，L-ドーパにもしかしたらパーキンソン病の予後に影響するかも知れないデータが出されている（The Parkinson Study Group 2004）．これは，ELLDOPA Studyと呼ばれるもので，発症早期の未治療の症例を4群にわけ，第1群はプラセボ，第2群はL-ドーパ1日150mg，第3群はL-ドーパ300mg，第4群はL-ドーパ600mgで9カ月治療を行い，その後2週間休薬，休薬後のUPDRSを比較したものである（図4-3）．もしL-ドーパの作用が対症的効果のみであるならば，2週間の休薬でUPDRSのスコアは，プラセボ群のそれに一致するはずである．ところが実際は，L-ドーパ使用群はいずれもプラセボに比較して有意によい状態であった．これは単純にはL-ドーパにパーキンソン病の進行抑制効果があったともとれるが，2週間の休薬ではやや短かったのではないか，L-ドーパで状態をよくすると，その効果はかなり長く続くのではないかなどの意見があり，現状ではdisease modifiying effectとされている．L-ドーパでよくなるのは，ドパミン不足による神経回路の異常が正常化の方向をたどったことで，その改善が，L-ドーパの半減期を超えて続くことは，脳の可塑性に変化を与えている可能性が示唆される．原因は何であれ早期治療により疾患の進行に変化が現れたことは大きい．この調査でもう1つ注目すべきは，障害の程度が，L-ドーパ150mg群では6カ月で，300mg群では9カ月で治療前の状態に戻っていることである．600mg群のみが，9カ月後も治療前よりよい状態を保っている．すなわちL-ドーパはある程度十分量を使用しないと改善の継続は難しいことを示している．しかし，wearing offやジスキネジ

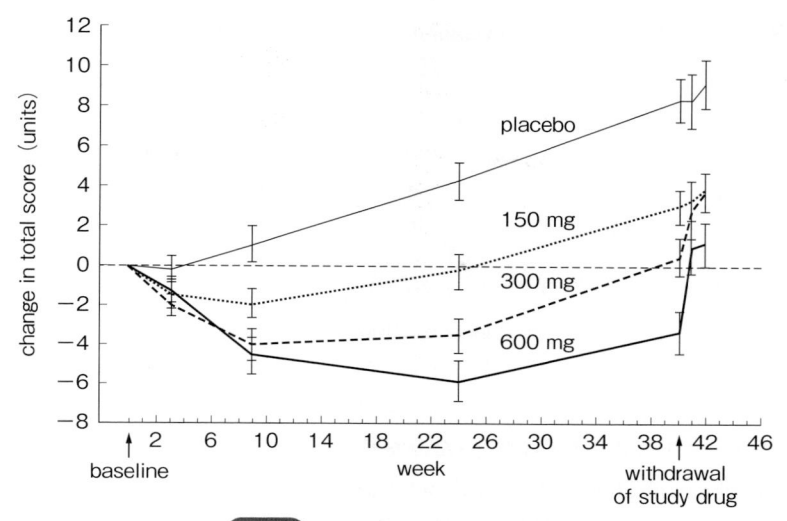

図 4-3 ELLDOPA study の結果

プラセボを飲んだグループは直線的に悪化している．L-ドーパを1日150 mg 飲んだグループは一時よくなるが，また進行し始め，6カ月で治療前の状態にもどっている．L-ドーパを1日 300 mg 飲んだグループは，9カ月で治療前の状態にもどっている．L-ドーパを1日 600 mg 飲んだグループのみ9カ月でも治療前よりはよい状態である．14日間の休薬でいずれのL-ドーパグループもプラセボ群のところまでは悪化せず，disease modification が観察される．ただし1日 600 mg 服用した群では，表 4-3 に示したように wearing off とジスキネジアの頻度が高い．
(The Parkinson Study Group. N Engl J Med. 2004; 351: 2498-508 より引用)

アの頻度を見ると，600 mg 群のみがすでに9カ月で，wearing off もジスキネジアもプラセボ群より有意に高くなっている（表 4-3）．このように wearing off やジスキネジアは L-ドーパの用量依存性の面もあり，よくしたければ高用量を，しかし高用量を使用すれば，wearing off，ジスキネジアが早く起きるというジレンマがあり，症例症例によって至適維持量を決めることが治療者に求められている．その他にもセレギリンを用いた DATATOP study で対症効果ではあるが，セレギリンを用いたグループの方が，プラセボより改善がよく（The Parkinson Study Group 1989），また長期の試験でも

表 4-3　ELLDOPA study での wearing off とジスキネジアの頻度

	Placebo	150 mg	300 mg	600 mg
N	90	92	88	91
Dyskinesia	3 (3.3)	3 (3.3)	2 (2.3)	15 (16.5)**
Dystonia	19 (21.1)	19 (20.7)	14 (15.9)	12 (13.2)
Freezing	13 (14.4)	9 (9.8)	6 (6.8)	5 (5.5)
On-off	3 (3.3)	1 (1.1)	0	3 (3.3)
Wearing off	12 (13.3)	15 (16.3)	16 (18.2)	27 (29.7)*

**P＜0.001, *P＝0.06（The Parkinson Study Group. NEJM. 2004；35：2498-508）

　早くからセレギリンを用いていた方が長期成績のよいことが示されている（Palhagen et al. 2006）．さらに最近の delayed start を用いた方法で，ラサギリン 1 mg に疾患抑制効果のあることが示唆されている（Olanow et al. 2009）．このように状況証拠ではあるが，早期に治療を開始した方が長期予後の良い点が注目され，最近では比較的早期に治療を開始することが薦められている．

3．最初に使う薬は？　維持量は？

　症状がまだ軽い場合はセレギリンをまず使用するとよい（エフピー錠® 5〜10 mg/日）．本邦でも L-ドーパと併用でなくともセレギリンの使用が可能となった．

　セレギリンで充分な効果が得られない場合，上に議論したように患者さんが 70 歳に達していなかったらドパミンアゴニストを使用する．ただし既に認知症を併発している場合は，L-ドーパ（末梢性ドーパ脱炭酸酵素阻害薬併用）を使用する．患者さんが既に 70 歳に達していたら L-ドーパを使用してよい．ただし 70 歳でも元気で認知症を合併していない場合は，生活年齢を考慮して暫くの間ドパミンアゴニストを使用してもよい．

　ドパミンアゴニストは，直接ドパミン受容体に結合してドパミン様の作用を示す薬物である．L-ドーパより作用時間が長い特徴がある．表 4-1 に示したように本邦では 6 種類の経口薬が発売されている．プラミペキソール，タ

リペキソール，ロピニロールは非麦角系に分類され，ブロモクリプチン，ペルゴリド，カベルゴリンは，構造の中に麦角構造を持つので麦角系に分類される．

　麦角系は長期に使用すると頻度は低いものの心臓弁膜の肥厚を呈し，弁膜の閉鎖不全を起こすことがあるので（VanCamp et al. 2004；Yamashiro et al. 2008），現在は最初に使用する場合は，非麦角系を使用し，副作用その他の理由で非麦角系が使用できない場合，心電図，超音波検査を行い，心弁膜症のないことを確かめてから使用することになっている．麦角系を使用する場合，年1回は超音波検査により心弁膜閉鎖不全のないことを確かめることになっている．非麦角系の中では，タリペキソールは強い眠気を起こすことがあるので，現在はプラミペキソールかロピニロールで治療を開始することが多い．

　プラミペキソールも，ロピニロールも始めるときは少量から始め（プラミペキソールであれば朝夕 0.125 mg，ロピニロールであれば朝夕 0.25 mg），ゆっくりと維持量を上げるのが原則である．まだるっこしい場合は，食前にドンペリドン 10 mg を併用しながらもう少し早く増量しても構わない．初期の維持量は，プラミペキソールであれば1日 1.5 mg，ロピニロールであれば1日 6 mg 程度であるが，これにて改善が得られない場合，副作用がなければさらに増量を試みる（プラミペキソールであれば1日 4.5 mg，ロピニロールであれば1日 15 mg）．もちろんこれ以下で改善が得られればそこで留めておく．非麦角のドパミンアゴニストの使用で注意すべきは，頻度は低いものの腰折れ（camptocormia）を生じることがある．これを生じたらドパミンアゴニストを中止し，他の抗パーキンソン病薬で治療を行う．腰折れが改善せず，パーキンソン症状が悪化する場合は，ドパミンアゴニストを再開するか他の抗パーキンソン病薬を開始する．

　非麦角ドパミンアゴニストが副作用などで使用できない場合，あるいは効果が不十分な場合，2通りの方法がある．1つは麦角系アゴニストを注意深く使用する方法，もう1つは L-ドーパを上乗せすることである．筆者は後者を薦める．L-ドーパを使用する場合，症状が軽い場合は1日 150 mg，もう少し重い場合は 300 mg から始める．最初は食直後の服用から始める．改善はあるが不十分な場合は，600 mg まで増量して差し支えない．

患者さんが40代，50代と若く，まだL-ドーパやドパミンアゴニストを飲みたがらない場合がある．その場合は，抗コリン薬を少量（アーテン®であれば朝2 mg），あるいは塩酸アマンタジン1日100〜150 mgを使用する．両者を併用しても構わない．

初期の治療でどこまでの改善をめざすかであるが，目標は患者さんが，「よくなりました．特に不自由なことはありません．」という所をめざす．ドパミンアゴニスト，L-ドーパを使用してもこのレベルまで達成できないときは，少量の抗コリン薬（アーテン®であれば朝2 mg）または塩酸アマンタジンを追加する．両者を追加してもよい．もちろん初期でも不自由がなくなるまで改善する人は多くはないが，それでも大部分のパーキンソン病患者さんでは，改善が得られる．改善が得られない時は，診断をもう一度見直してみる．

4．日本神経学会パーキンソン病治療ガイドライン

平成23（2011）年に日本神経学会でパーキンソン病治療ガイドラインの見直しが行われ（パーキンソン病治療ガイドライン作成委員会2011），初期の患者さんの治療の大筋は，以前のものと変わっていないが，70歳以下でも，早急に症状の改善が必要な場合は，L-ドーパから使用することが薦められている（図4-4）．早急に症状の改善が必要な場合とは，早く症状をとらないと仕事を失うような場合を指しているのではないかと思うが，初期の患者さんがそれほど重い症状でくるのはおかしいと思う．むしろ初期の患者さんにドパミンアゴニストを使用して，改善がないのに漫然と使用を続けるような場合があることを勘案してのことではないかと思う．さらにドパミンアゴニストで治療を開始しても，L-ドーパを上乗せするとwearing offやジスキネジアは比較的短時日で現れ，ドパミンアゴニストで治療してきたことへの疑問も出されているからではないかと考えられる．2002年のガイドラインでも，ドパミンアゴニストで改善がない場合は，速やかにL-ドーパを上乗せすることが記載されている（パーキンソン病治療ガイドライン作成小委員会2002）．むしろ改訂の意義は，その後に加わった新たな抗パーキンソン病薬の使用に関してのガイドラインが加わったことと，その後認識された非運動症状に関する治療ガイドラインが加わったことにあるのではないかと思われる．

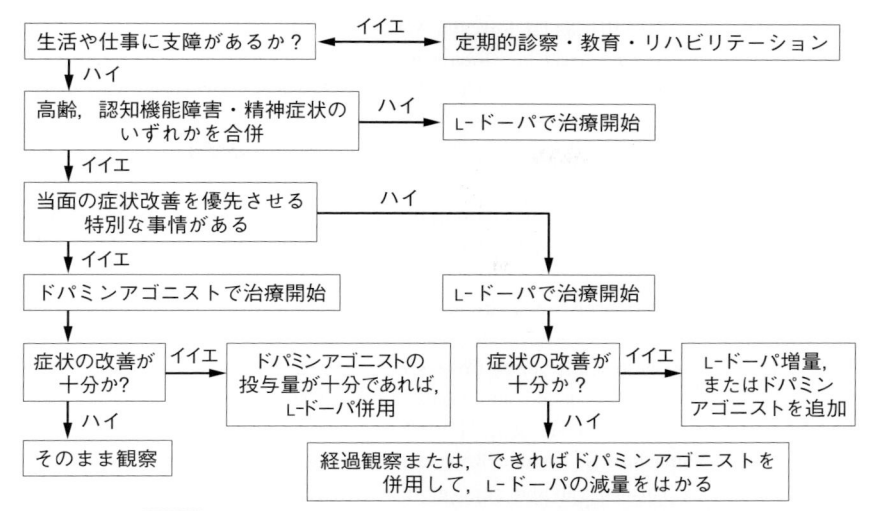

```
           ┌──イイエ──┐
生活や仕事に支障があるか？ ────→ 定期的診察・教育・リハビリテーション
       │ハイ
高齢，認知機能障害・精神症状の ──ハイ──→ L-ドーパで治療開始
    いずれかを合併
       │イイエ
当面の症状改善を優先させる ──ハイ──┐
   特別な事情がある              │
       │イイエ                    │
ドパミンアゴニストで治療開始     L-ドーパで治療開始
       │                          │
  症状の改善が ──イイエ→ ドパミンアゴニストの   症状の改善が ──イイエ→ L-ドーパ増量，
  十分か？              投与量が十分であれば， 十分か？              またはドパミン
       │ハイ            L-ドーパ併用           │ハイ              アゴニストを追加
  そのまま観察                           経過観察または，できればドパミンアゴニストを
                                         併用して，L-ドーパの減量をはかる
```

図 4-4 改定日本神経学会パーキンソン病治療ガイドライン

・前回のものと変わった点は，初期のパーキンソン病でもL-ドーパを最初に使う必要のある場合は，使用してかまわないことになった．
(パーキンソン病治療ガイドライン作成委員会．パーキンソン病治療ガイドライン 2011．東京：医学書院；2011．p. 1-198 より引用)

● 参考文献

Hauser RA, Rascol O, Korczyn AD, et al. Ten-year follow-up of Parkinson's disease patients randomized to initial therapy with ropinirole or levodopa. Mov Disord. 2007; 22: 2409-17.

Kumar N, Van Gerpen JA, Bower JH, Ahlskog JE. Levodopa dyskinesia. Incidence by age of Parkinson's disease onset. Mov Disord. 2005; 20: 342-6.

Markham CH, Diamond, SG. Modification of Parkinson's disease by long-term levodopa treatment. Arch Neurol. 1986; 43: 405-7.

Olanow CW, Rascol O, Hauser R, et al. A double-blind, delayed-start trial of rasagiline in Parkinson's disease. N Engl J Med. 2009; 361: 1268-78.

Palhagen S, Heinonen E, Hagglund J, et al. Selegiline slows the pregression of the symptoms of Parkinson disease. Neurology. 2006; 66: 1200-6.

Parkinson Study Group CALM cohort study group. Long-term effect of initiating pramipexole vs levodopa in early Parkinson disease. Arch Neurol. 2009; 66: 563-70.

Rascol O, Brooks DJ, Korczyn AD, et al. A five-year study of the incidence of dyskinesia in patients with early Parkinson's disease who were treated with ropinirole or levodopa. N Engl J Med. 2000; 342: 1484-92.

Schapira AHV, Obeso J. Timing of treatment initiation in Parkinson's disease: A need for reappraisal? Ann Neurol. 2006; 59: 559-62.

The Parkinson Study Group. Effect of deprenyl on the progression of disability in early Parkinson's disease. N Engl J Med. 1989; 321: 1364-71.

The Parkinson Study Group. Levodopa and the progression of Parkinson's disease. N Engl J Med. 2004; 351: 2498-508.

VanCamp G, Fismez A, Cosyns B, et al. Treatment of Parkinson's disease with pergolide and relation to restrictive valvular heart disease. Lancet. 2004; 383: 1179-83.

Yamashiro K, Komine-Kobayashi M, Hatano T, et al. The frequency of cardiac valvular regurgitation in Parkinson's disease. Mov Disord. 2008; 23: 935-41.

パーキンソン病治療ガイドライン作成小委員会．パーキンソン病治療ガイドライン 2002．臨床神経．2001; 42: 428-94.

パーキンソン病治療ガイドライン作成委員会．パーキンソン病治療ガイドライン 2011．東京：医学書院; 2011. p.1-198.

5．進行期の治療

　パーキンソン病の治療を開始して十分な処方を行えば 5〜6 年は，よい状態が続く．この間は，患者さんの訴えをきいてそれに対処をしてゆけば，問題はないが，やがて wearing off が現れる．Wearing off とは，L-ドーパを飲むと，よくなるが，数時間後その効果が切れて行くのが実感できるようになる症状である．

6．Wearing off，ジスキネジアの発生

　Wearing off は黒質のドパミン性神経細胞が減少し，線条体のドパミン終末が減少して起きる．図 4-5 に模式的に wearing off の起きる機序を示したが，L-ドーパの血中濃度は最初でも進行期でも半減期 90 分くらいですぐさがる．初期には，シナプス小胞がまだ残存しているので，L-ドーパから生じ

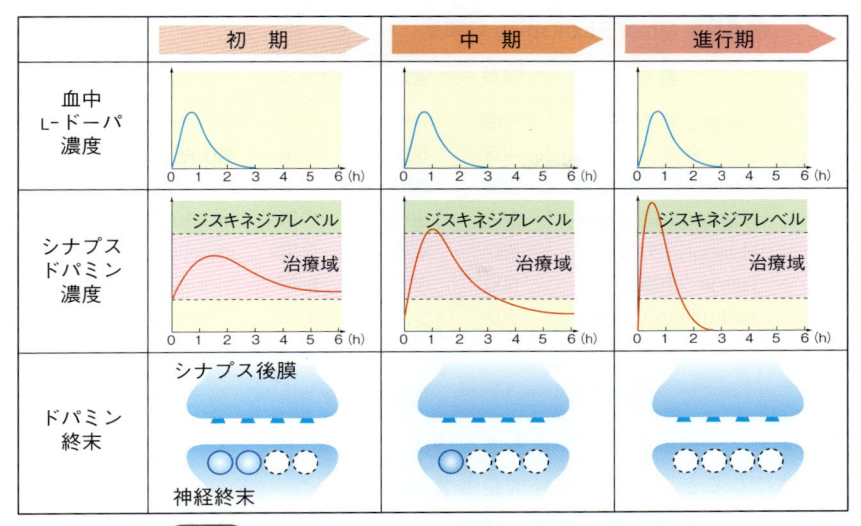

図 4-5 Wearing off やジスキネジアが発生する機序

血中 L-ドーパの濃度は初期でも中期でも進行期でもあまりかわりない．線条体シナプス間隙のドパミン濃度は，初期にはいつも治療域に入っているが，中期には早く立ち上がり，早く消失する．進行期になると急速に立ち上がり，急速に消褪する．その理由は初期にはドパミン終末がある程度残っているが，進行期には殆ど残っておらず，そとから与えた L-ドーパは線条体セロトニン終末やグリア細胞の中でドパミンに変わり，直ちに放出されるからである．そのためシナプス間隙のドパミンは一過性に高くなりすぎジスキネジアを生じる．また速く消褪するためにオフ時間が現れる．

たドパミンはシナプス小胞に入り，必要に応じてシナプス間隙に放出されるので，シナプスのドパミン濃度は，枯渇せず一定の治療域にはいっている．しかしやや進行するとシナプス小胞は減少し，L-ドーパから生じたドパミンを全て受け入れることは難しくなる．従ってできたドパミンは一部すぐシナプス間隙に放出され，シナプス小胞に残るドパミンも少なくなるので，時間がたつとシナプス間隙のドパミンは枯渇してしまう．すなわち wearing off の発生である．やがてシナプス小胞が殆ど消失してしまうと，L-ドーパから生じたドパミンはシナプス小胞に入れず，すぐシナプス間隙に放出されてしまう．シナプス間隙のドパミン濃度は高濃度となり，ジスキネジアを生じる．

表 4-4 Motor Fluctuation の頻度

著者	例数	動揺	治療年数	評価項目
Caraceni（1991）	449	29%	4年	fluctuations
	403	60%	6年	fluctuations
Koller（1999）	426	21%	5年	fluctuations
Montastruc（1994）	569	90%	5年	fluctuation
Rascol（2000）	753	45%	5年	dyskinesia
Rinne（1998）	500	34%	5年	fluctuation
Holloway（2004）	702	54%	4年	fluctuation

またシナプス間隙のドパミンもすぐ枯渇してしまうのでオフ状態になる．この時期になるとドパミン神経細胞も著明に減少しているので，L-ドーパは一部セロトニンニューロンあるいはグリア細胞の中でドパミンに変わる．両細胞ともドーパ脱炭酸酵素を保有しており，ドパミンに変わることができる．セロトニンニューロンには，シナプス小胞がありできたドパミンは，ここに入ることができるが，セロトニンニューロンにはドパミン再取り込み機構がなく，シナプス間隙ででたドパミンは再取り込みされない．グリア細胞からでたドパミンの運命も同じである．このようにして wearing off，ジスキネジアは進んでゆく．

　Wearing off の頻度は，色々な数字で発表されている（Caraceni et al. 1991；Rinne et al. 1998；Koller et al. 1999；Montastruc et al. 1994；Rascol et al. 2000；Holloway et al. 2004；Oertel et al. 2006）（表4-4），これらの多くは，wearing off とジスキネジアの発生を合わせた motor fluctuation の発生でみているが，ジスキネジアを発生した症例は大部分 wearing off も発生しているので，大体この数字が wearing off の頻度を表すとみてよいであろう．高い数字をみると wearing off の発生は，3年で50%，5年で90%という数字もあるが，大凡のところは5年で50%くらいとみてよいであろう．大規模二重盲検の調査は，L-ドーパのみで治療した場合と，最初にドパミンアゴニストで治療し，不十分な場合に L-ドーパを上乗せした調査の L-ドーパの部分の成績である．L-ドーパ5年の治療で50%くらいと考えておけばよいであろ

う. 我々の後方視的研究では，wearing off の発生は，発症から5年で21.3%，10年で59.4%，15年で73.2%あった（Sato et al. 2006）. 5年目が海外のデータに比較して低いのは発症からの年数でとっているからである. またジスキネジア発生までの期間は発症から5年で8.4%，10年で35.1%，15年で62.8%であった. やはり後方視的研究であるのと，発症からの年数でとっているので，比較的低いデータになったものと考えられる.

7．Wearing off の治療

患者さんの次のL-ドーパを飲む前になると動きが悪くなるという訴えでwearing off が始まったことを知る. Wearing off の治療方針を図4-6 にまとめたが，これが始まったら治療方針は，エンタカポンを加えるかドパミンアゴニストの追加あるいは増量である. エンタカポンは，血液脳関門を通らず，末梢組織のカテコール-O-メチル転移酵素を阻害して，L-ドーパの3-O-メチルドーパへの代謝を阻害することにより，L-ドーパの血中濃度の低下を抑える薬物である（図4-7）（Brooks et al. 2003）. L-ドーパのピーク濃度は上げず，半減期をのばす. ただし臨床的にオン時間の延長は30分から60分である. 効かないこともある. エンタカポンは代謝が早いので，L-ドーパを飲む度に100 mg を服用するのが原則である. 欧米では1回200 mg を服用することに

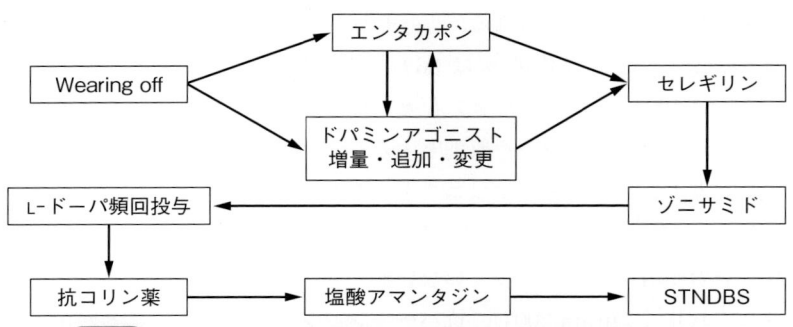

図 4-6 Wearing off の治療方針（ジスキネジアを伴わない場合）
ジスキネジアを伴う wearing off の治療はジスキネジアの治療を参照.
（パーキンソン病治療ガイドライン作成委員会. パーキンソン病治療ガイドライン 2011. 東京: 医学書院; 2011. p. 1-198 より引用一部改変）

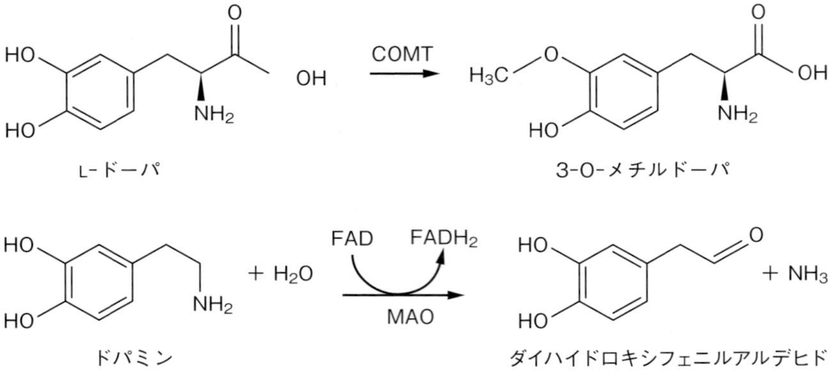

図 4-7 Catechol-O-methyltransferase による L-ドーパの代謝および Monoamine oxidase によるドパミンの代謝

なっているが，本邦の治験では 100 mg と 200 mg で効果が同じであり，まず 100 mg を試し，効果がない場合 200 mg まで上げてよいことになっている (Mizuno et al. 2007).

　エンタカポンでもドパミンアゴニストでも wearing off がよくならない場合，エンタカポンは中止しセレギリンを試す (Schachter et al. 1980). セレギリンは血液脳関門を越え，脳内でのドパミンのモノアミン酸化酵素による代謝を阻害する．朝昼に 2.5〜5 mg を投与する．夕食時に飲まないのは不眠を起こすことがあるからとされる．一方セレギリン 10 mg を経口投与すると血小板のモノアミン酸化酵素は 86% 抑制され，その抑制は 2 週間続く (Mahmood 1997). エンタカポンもセレギリンもジスキネジアを悪くするので，これが出現したら中止を原則とする．

　エンタカポン，ドパミンアゴニスト，セレギリンでもよくならない場合，ゾニサミド 25 mg を朝 1 回服用する．ゾニサミドは抗てんかん薬として開発され，その作用はよくわかっていないが，モノアミン酸化酵素阻害作用が示唆されており (Murata 2004)，抗パーキンソン病作用もあることが示された (Murata et al. 2007).

　ここまで試みてよくならない場合は，L-ドーパの服用回数を増やす．まず L-ドーパ 1 回服用でおよそ何時間効いているかをたずね，4 時間程度効いて

いれば4時間毎，3時間であれば3時間毎，2時間であれば2時間毎の服用に切り替える．この場合，L-ドーパの1回服用量は100 mgにした方がよい．例えば200 mgを3回服用していてオン時間が3時間程度に短くなっている場合は，100 mgずつ3時間毎に1日6回服用してみる．食事には関係なく，空腹時に服用する．朝が悪い場合は，起きてすぐより服用を開始する．正確に2時間毎とか3時間毎とするよりも，自分の症状を観察して悪くなり始めたら次のL-ドーパを服用するようにする．午前は比較的よく効くが，午後は悪いことが多い．完全に切れてから服用するとなかなかオンにならない．進行するとオン時間は1時間半とか2時間くらいになるが，分割投与も2時間毎に8〜9回が限度であろう．

L-ドーパの分割投与でもオフの状態がよくならない場合，少量の抗コリン薬（アーテン®であれば朝2 mg），あるいは塩酸アマンタジンを試す．これらの処置によってもよくならない場合は，視床下核深部脳刺激術を考慮する．

8．Off period dystonia

オフ時にジストニアを伴うことがある．オフ時のジストニアは主に足趾に現れ，趾が強く屈曲し，痛みを訴えることが多い（図4-8）．早朝に起きる場合early morning dystoniaと呼ばれるが，朝食時のL-ドーパを飲むと消えるが，痛みが強い場合は，朝食時のL-ドーパを前倒しにして起きてすぐ服用するとよい．昼間のオフ時に生じるものに対しては，wearing offの治療を行い，

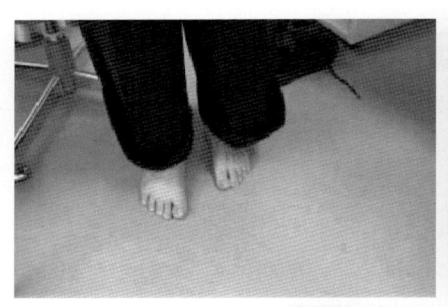

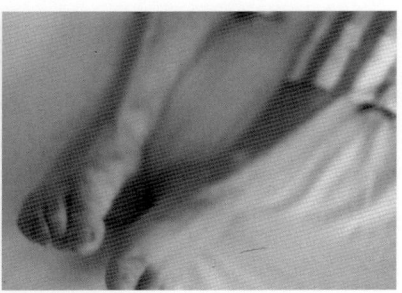

図4-8 オフ時のジストニア
左は昼間の歩行時に現れ，右は早朝現れたジストニア．

ジストニアが起きてきたらすぐL-ドーパを服用するとよい．足趾のジストニアは，治療が不十分の患者にも起きる．この場合，ほぼ1日連続して歩行時に現れる．歩行時つま先を地面にこするような体勢になるので痛みを伴う．この場合は抗パーキンソン病薬を見直し，足りないと思われるものを増量する．

9．オフ時のすくみ足

　オフ時にすくみ足を呈することはよくある．家庭で多く，家庭での転倒の最大原因である．すくみ足はどこでも起きうるが，特に狭い場所，方向転換時，歩き始めに多い．足はステップをかなりの速さで踏むが前には進めず，上体のみだんだん前傾姿勢が強くなり，転倒してしまうこともある．すくみ足はパーキンソン病の進行でもでてくることがあり，この場合は抗パーキンソン病薬の飲み方を工夫してもよくならない．病変が黒質外に進展したためと考えられる．

　すくみ足の約80％は，L-ドーパの切れたときに起きる．すなわちwearing offのオフ時に起きる．これはL-ドーパを飲む回数をふやし，オフ時間を短く，軽くすることにより改善する．

　抗パーキンソン病薬の飲み方を工夫しても十分よくならない場合は，視覚刺激を与えて改善を図る．黒いビニールテープを買ってきて，30 cm位の長さに切り，すくみ足の起きやすい場所に歩幅に合わせて何本も張っておく（図4-9）．

10．オフ時の非運動症状・非運動症状の動揺

　オフ時にはいろいろな非運動症状が見られることがある．特に痛みを訴える患者が少なくない．しかし，オン時には痛みの消える人が多く，また疼痛部位も上肢だったり，胸部だったり，腹部だったり，あるいは頭部であったりするので，軽微な障害があるのみでは説明できない．痛みとドパミン系になんらかの相互作用があり，ドパミンの減少した時期に痛みに敏感になり，どこに痛みを生じるかは，どこに障害が相対的に強いかで決まってくるのではないかと思う．初発症状の側に強く痛みがでる症例も少なくない．なぜド

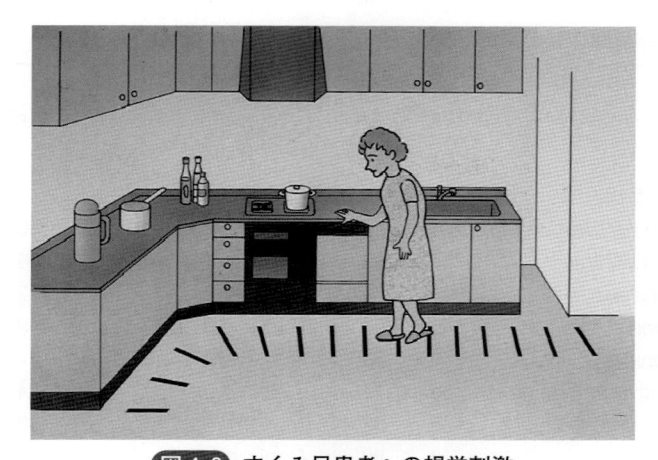

図 4-9 すくみ足患者への視覚刺激
床に黒いテープを歩幅に合わせて張っておき，それを跨ぐように足を出すことですくみ足が改善する．

パミン低下が痛みを起こすかについては，非運動症状の治療の項で詳述する．その他にもオフになると呼吸困難を訴えるひとがいる．血液ガスを調べても異常がないので，一種の感覚症状ではないかと推定される．その他にもオフになると考えがまとまらない，考えるのがいやになる，まとまった考えができない，順序だった考えができない，何もする気がおきない，気持ちが落ち込む，うつっぽくなる，疲れやすくなるなどの症状がある．

　非運動症状もオンとオフで動揺する．Witjas ら（2002）は非運動症状の動揺，すなわちオフ時に強くなる症状を表 4-5 にまとめている．実に多彩な症状がオフ時に悪くなることがわかる．非運動症状は主に 4 つにわけられ，自律神経症状，感覚症状，精神症状，認知症症状に分けられ，自律神経症状では，オフ時に玉のように発汗をみることが記されている．その原因は不明であるが，パーキンソン病患者はしばしば体幹の発汗が減少しており，1 日の発汗のバランスをとるためか，首から上に著明な発汗をみることがある．しかし，体幹にも玉のような発汗をみる患者もいる．認知症症状がでる患者もいる．さらに彼らは，運動症状の動揺と非運動症状のどちらが，日常生活の障害になっているかを比較しているが（表 4-6），28％の症例において非運動

表 4-5 非運動症状の頻度と日内変動（オフ時における頻度%）

	頻度	オフ時における頻度		頻度	オフ時における頻度
自律神経症状			精神症状		
Drenching sweats	64	59	Anxiety	66	88
Facial flushing	44	59	Fatigue	56	75
Oral dryness	44	70	Irritability	52	88
Dyspnea	40	90	Hallucination	49	25
Dysphagia	40	80	Self-withdrawal	44	91
Excessive salivation	36	72	Abulia	24	83
Urinary urgency	35	82	Mutism	18	100
Leg edema	10	80	Panic attack	18	67
感覚症状			認知症症状		
Akathisia	54	63	Slowness of thinking	58	83
Tightening sensation	42	76	Difficulty in memorizing	42	95
Tingling sensation	38	95	Mental emptiness	20	70
Diffuse pain	36	89	Mental hyperactivity	18	33
Restlessness	22	73			
Neuralgic pain	18	78			
Burning sensation	8	75			

表 4-6 運動症状の動揺と非運動症状の動揺でどちらが日常生活の障害を起こすか

MF caused the greatest discomfort	36/50	72%
NMF caused the greatest discomfort	14/50	28%
Sensory/pain fluctuation	6	
Dysautonomic fluctuation most	5	
Cognitive fluctuation most	2	
Psychic fluctuation most	1	

(Witjas et al. Neurology. 2002; 59: 408-13)

症状が日常生活の障害になっていた．このように非運動症状についても患者に問診をし，あれば治療の対象となる．治療はまず wearing off に対する対策をとる．それにて改善が不十分の場合は，個々の症状についてさらに対策を立てねばならぬが，それについては非運動症状の治療の項で解説する．

11. ノーオン（No on）・ディレイドオン（delayed on）

　ディレイドオンとは，wearing off を生じている患者で，L-ドーパを服用しても大体 30 分以内に効いてこない現象をいう．ノーオンとは L-ドーパを服用しても次の L-ドーパを服用するまで効いてこない現象をいう．いずれも消化管からの L-ドーパの吸収障害で起きる．L-ドーパは十二指腸から空腸上部にかけて中性アミノ酸トランスポーターから吸収されるが，食物が多いとそこで中性アミノ酸トランスポーターを競合して吸収が遅れる．また制酸薬を使っていると胃酸が中和され，L-ドーパがとけにくくなって吸収が遅れる．また胃からの食物排出時間が延長していると，L-ドーパが吸収部位に到達するのが遅れて L-ドーパの吸収が悪くなる．胃からの排出時間の遅れは，前に飲んだ L-ドーパでも起きることがあり，午後の L-ドーパの吸収が悪いことの一因となっている．

　ノーオン・ディレイドオンの対策を図 4-10 に示した．第 1 には空腹時に L-ドーパを服用することである．食後の服用を食前投与に変える．これで胃部不快感を訴える患者は極めて少ない．これが心配の場合，食事の直前に服用すればよい．食前投与で，稀に吸収は早くなるが，切れるのも早くなる人がある．この場合は，L-ドーパの 1 回量を増やすか，投与間隔を短くするこ

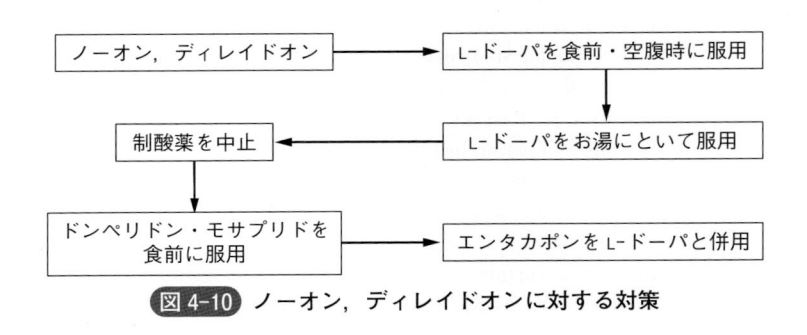

図 4-10 ノーオン，ディレイドオンに対する対策

とで対処するか，もとの食後投与にもどす．食前投与でもよくならない場合，L-ドーパをコップ半分くらいのお湯にといて飲む．これにても吸収が早くなるはずである．もし制酸薬を使用していたら中止する．それでもよくならない場合は，胃からの排出時間を早めるドンペリドン，モサプリドなどを食前に投与する．最後にもう1つ，ノーオン・ディレイドオン発生には，末梢でのL-ドーパの3-O-メチル化による脳への取り込み阻害が関与している場合もある．したがって上記の対策が全て失敗した場合には，エンタカポン100 mgをL-ドーパを飲むたびに試すとよい．

●参考文献

Brooks DJ, Sagar H. Entacapone is beneficial in both fluctuating and non-flucuating patients with Parkinson's disease: a randomized, placebo controlled, double blind, six month study. J Neurol Neurosurg Psychiatry. 2003; 74: 1071-9.

Caraceni T, Scigliano G, Musicco M. The occurrence of motor fluctuations in parkinsonian patients treated long term with levodopa: role of early treatment and disease progression. Neurology. 1991; 41: 380-4.

Holloway RG, Shoulson I, Fahn S, et al. Pramipexole vs levodopa as initial treatment for Parkinson disease: a 4-year randomized controlled trial. Arch Neurol. 2004; 61: 1044-53.

Koller WC, Hutton JT, Tolosa E, Capilldeo R, the Carbidopa/Levodopa Study Group. Immediate-release and controlled-release carbidopa/levodopa in PD. A 5-year randomized multicenter study. Neurology. 1999; 53: 1012-9.

Mahmood I. Clinical pharmacokinetics and pharmacodynamics of selegiline. An update. Clin Pharmacokinet. 1997; 33: 91-102.

Mizuno Y, Kanazawa I, Kuno S, et al. Placebo-controlled, double-blind dose-finding study of entacapone in fluctuating Parkinsonian patients. Mov Disord. 2007; 22: 75-80.

Montastruc JL, Rascol O, Senard JM, Rascol A. A randomised controlled study comparing bromocriptine to which levodopa was later added, with levodopa alone in previously untreated patients with Parkinson's disease: a five year follow up. J Neurol Neurosurg Psychiatry. 1994; 57: 1034-8.

Murata M. Novel therapeutic effects of the anti-convulsant, zonisamide, on Parkinson's disease. Curr Pharm Des. 2004; 10: 687-93.

Murata N, Hasegawa K, Kanazawa I, et al. Zonisamide improves motor function in Parkinson disease. A randomized double-blind study. Neurology. 2007; 68: 45-50.

Oertel WH, Wolters E, Sampaio C, et al. Pergolide versus levodopa monotherapy in early Parkinson's disease patients: The PELMOPET study. Mov Disord. 2006; 21: 343-53.

Rascol O, Brooks DJ, Korczyn AD, et al. A five-year study of the incidence of dyskinesia in patients with early Parkinson's disease who were treated with ropinirole or levodopa. N Engl J Med. 2000; 342: 1484-91.

Rinne UK, Bracco F, Chouza C, et al. Early treatment of Parkinson's disease with cabergoline delays the onset of motor complications. Results of a double-blind levodopa controlled trial. The PKDS009 Study Group. Drugs. 1998; 55 Suppl 1: 23-30.

Sato K, Hatano T, Yamashiro K, et al. Prognosis of Parkinson's disease: Time to stage III, IV, V, and to motor fluctuations. Mov Disord. 2006; 21: 1384-95.

Schachter M, Marsden CD, Parkes JD. Deprenyl in the management of response fluctuations in patients with Parkinson's disease on levodopa. J Neurol Neurosurg Psychiatry. 1980; 43: 1016-21.

Witjas T, Kaphan E, Azulay JP, et al. Nonmotor fluctuations in Parkinson's disease: Frequent and disabling. Neurology. 2002; 59: 408-13.

12. ジスキネジア (On period dyskinesia) の治療

　ジスキネジアは不随意運動一般をさすが，振戦のような規則的な不随意運動は除外される．主に舞踏運動，アテトーゼ，ジストニア，バリスム，ミオクロヌスを総称してジスキネジアと呼ぶと理解しておけばよい．パーキンソン病治療のL-ドーパに誘発されるジスキネジアは，大部分舞踏運動であるが，時にジストニアと呼んだほうがよいほどゆっくりとした動きが主であったり，手には舞踏運動よりも速いミオクロヌスといったほうがよいような運動が混じることがある．このようなわけでL-ドーパによる不随意運動はジスキネジアと呼ばれるのであろうと思う．不随意運動の中でジスキネジアと呼ばれる特異な運動があるわけではない．

　パーキンソン病治療の中でジスキネジアは，wearing off にやや遅れて発

生することが多い．またその頻度は wearing off よりはやや低く，L-ドーパ5年の治療で，40％程度である．

　ジスキネジアの治療は，軽度のものは放置してよい．ジスキネジアのために疲労を覚えるもの，ジスキネジアのために日常生活に支障がでるもの，ジスキネジアのために見た目が悪いと感じるもの（人からの目が気になる場合）は治療の対象となる．このようなジスキネジアは，disabling dyskinesia と総称されることがある．Disabling dyskinesia まではゆかないが，中等度のジスキネジアを放置してよいかどうかは難しい問題である．日常生活に支障をきたさないジスキネジア（non-disabling dyskinesia）でもやがては disabling dyskinesia に発展する場合がある．ただし non-disabling dyskinesia は生活の質には影響しない．ジスキネジアを止めすぎると動きが悪くなる．ジスキネジアがあっても動けるほうがよいか，ジスキネジアをなくしてオフ時間が少し伸びたほうがよいかを聞くと，大部分は動けるほうを選択する．すなわち wearing off のオフ時間は，患者さんにとって大変つらいものである．したがってどのくらいのジスキネジアを許容するかは主治医の腕の見せ所である．わずかにジスキネジアのある患者さんに，ジスキネジアがあることを主治医が患者さんに伝えるのはよい治療とはいえない．患者さんがどの辺を求めているかを察知してジスキネジアの治療を考えるのがよい．

　ジスキネジアの治療では，もしセレギリンを使用していたらこれを中止する．それでもかなりのジスキネジアが続く場合，エンタカポン（コムタン®）を使用していたらこれも中止する．ゾニサミド（トレリーフ®）はジスキネジアを悪化させないといわれるが，モノアミン酸化酵素阻害作用があるので，筆者はやめたほうがよいと考えている．ゾニサミドを使用しても症状に改善のない場合は漫然と使うべきではない．中止する．これらの wearing off の改善に使用される薬物は何れもジスキネジアを悪化させる作用を持っている．これらの薬物を中止した状態では次の2つが考えられる．ジスキネジアはよくなったがパーキンソン症状が悪化した場合，パーキンソン症状はあまり変わらないがジスキネジアもよくならない場合である．前者の場合はドパミンアゴニストを増量する．後者の場合はドパミンアゴニストを減量してみる．ドパミンアゴニストの単独使用ではジスキネジアをきたすことは稀であ

4. パーキンソン病の治療

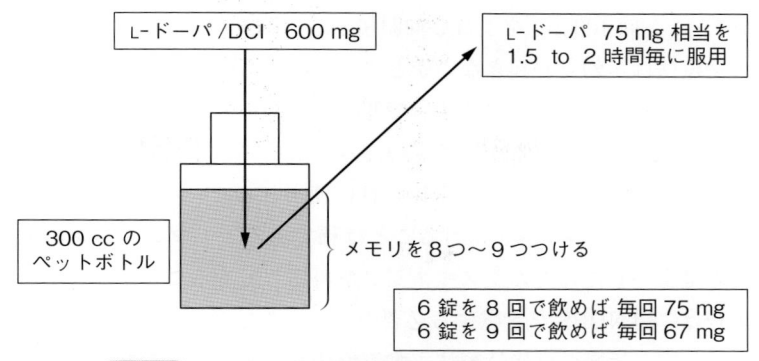

図4-11 L-ドーパ服用量を毎回100 mg以下にする方法

図中：
- L-ドーパ/DCI 600 mg
- L-ドーパ 75 mg相当を1.5 to 2時間毎に服用
- 300 ccのペットボトル
- メモリを8つ～9つつける
- 6錠を8回で飲めば 毎回75 mg
- 6錠を9回で飲めば 毎回67 mg

るが，L-ドーパと併用しているとジスキネジアを悪化させることが知られている．

　ドパミンアゴニストを減量してもジスキネジアがよくならない場合は，L-ドーパの1回量を減らし，服用回数を増やす．1回量を減らすとオン時間が短縮するので服用回数を増やさなければならない．L-ドーパを1錠以上服用している場合は，1回量を1錠にすればよいが，既に1回は1錠にして4回5回服用にしていてもジスキネジアがでる場合が問題となる．その場合は，図4-11に示した通り，まずL-ドーパの1日使用量と何回にわけて服用するかを決め，L-ドーパの1日使用量を300 ccの水にとかし，目盛をつけて1回服用量が67～75 mgになるようにする．1日6錠を8回で服用すれば毎回75 mgになり，9回で服用すれば67 mgになる．稀に50 mgでもオンになる患者があるので，その場合は半錠を毎回服用すればよい．このような飲み方をする場合，正確に2時間おきとか3時間おきにするのではなく，患者さんの症状を見てL-ドーパが切れてきたらすぐ次回の分を服用するようにするとよい．完全に切れてから服用したのではオンになるまでに時間がかかる．また朝は夜間薬が切れていて1回量ではオンにならない場合がある．その場合朝のみは200 mg程度までの間で初回量を決める．また夜間オフになる場合は，寝る前や夜間にも服用を勧める．

　ここまでやってもジスキネジアがよくならない場合，アマンタジンの大量

療法を行う．1回100 mgを1日3回服用する（Wolf et al. 2010）．アマンタジンの大量療法は，幻覚が起きないかとの心配があるが，disabling dyskinesia を起こすような症例は，比較的若年で認知症の合併のない場合が多い．したがって安心して投与できるが，幻覚の注意は必要である．認知症を合併している症例は，おのずとL-ドーパも控え目に使用されていることが多く，また高齢で disabling dyskinesia に至ることは稀である．アマンタジンの大量療法は一時はよいがだんだんジスキネジアが再燃してくることが少なくない．その場合は，STN DBSを考慮する必要がある．まだ治験中ではあるが将来はL-ドーパを十二指腸へ直接持続注入する療法も可能になるであろう．

13. オン時のジストニアの治療（On period dystonia）

　オン時に眼瞼攣縮，顔面・頸部ジストニアなど主に頭頸部のジストニアをきたす症例が稀ながらある．治療法はまだ確立していないと思うので，オン時のジスキネジアに準じた治療を行っている．ジストニアが主症状であるので，抗コリン薬もよいのではないかと思うがエビデンスはない．手足にもゆっくりとしたジストニア様の動きがでることがあるが，これはジスキネジアとして治療したほうがよいと思う．

14. ダイフェイジックジスキネジア（Diphasic dyskinesia）

　L-ドーパの効き始め（服用後30分以内）と切れてゆく時期（服用後2～3時間）に一過性にでるジスキネジアである．ジスキネジアの特徴は，下肢に強く，stereotypicであり，強く下肢を震わせるようなジスキネジアである．バリスティクあるいはジストニックな動きを示すこともある．上肢には軽度であるが，ジスキネジアが見られることがある．下肢の動きは通常両側性であるが，時に一側性である．また効き始めのみにでたり，切れてゆくときのみに見られることもある．毎回L-ドーパ服用時に見られることもあるが，見られないこともある．これらのジスキネジアの発現機序はよくはわかっていないが，胎児の中脳の細胞移植を受けた患者に見られる off period dyskinesia に似ているため，ドパミン受容体の supersensitivity によるのではないかとの考えがある（Olanow et al. 2003）．胎児の中脳移植を行うと，細胞はよく

生着し，ドパミンの分泌も行われるが，宿主ドパミン受容体との間にシナプスが形成されないため，移植細胞からのドパミン分泌をコントロールすることができない．それで，L-ドーパを中止してもドパミンが出続け，ジスキネジアを生じるものである．宿主のドパミン受容体は，シナプスができないため，ドパミンに対して supersensitive になっていると考えられる．

　ダイフェイジックジスキネジアの治療法は確立していない．一過性であるので放置してもよいか，治療する場合，L-ドーパの1回量について2つの考え方がある．1つはドパミン受容体の supersensitivity を考えるもので，1回量を増やして早くドパミン受容体にドパミンを供給したほうがよいであろうとの考え方である（Horstink et al. 2006）．例えばL-ドーパ100 mg を6回で投与していたとすると，1回量を200 mg とし，1日3回とするものである（Fabbrini et al. 2007）．これでうまくゆかない場合は，逆に1回量をさらに減らして回数を増やしてみる．1回量を75 mg 位にして8回服用としてみるなどである．アマンタジンの大量を試してもよい．またSTNDBSを考慮してもよい．

●参考文献

Fabbrini G, Brotchie JM, Grandas F, et al. Levodopa-induced dyskinesias. Mov Disord. 2007; 22: 1379-89.

Horstink M, Tolosa E, Bonuccelli EU, et al. Review of the therapeutic management of Parkinson's disease. Report of a joint task force of the European Federation of Neurological Societies (EFNS) and the Movement Disorder Society-European Section (MDS-ES). Part II: late (complicated) Parkinson's disease. Eur J Neurol. 2006; 13: 1186-202.

Olanow CW, Goetz CG, Kordower JH, et al. A double-blind controlled trial of bilateral fetal nigral transplantation in Parkinson's disease. Ann Neurol. 2003; 54: 403-14.

Wolf E, Seppi K, Katzenschlager R, et al. Long-term antidyskinetic efficacy of amantadine in Parkinson's disease. Mov Disord. 2010; 25: 1357-63.

5 パーキンソン病の非運動症状とその治療

A 自律神経症状

1．便秘

1）便秘の頻度

　パーキンソン病における便秘の頻度は70％程度である．治療を始めるとずっと低くなる．便秘の定義は，調査により別々に定義されているが，例えばUekiら（2004）の報告では3日に1度未満の便通を便秘と定義し，便秘の頻度は，3.3±1.1日に1度と報告，性別では女性のほうが高く82.4％，男性では61.9％に見られたと報告されている．また便通の頻度は，便通の回数は大体このくらいであろうと思うが，便秘の定義をもう少しゆるめると便秘の頻度は高くなるのではないかと思う．また調査時下剤の使用の有無については記載していないが，かなりの患者は医師の門をくぐるまでに下剤を使用していると推定される．

　Savicaら（2009）はMayo Clinicの疫学調査プロジェクトでOlmsted Countyの192例のパーキンソン病症例と性年齢を一致させた対照患者について便秘の頻度を比較し，パーキンソン病では36.2％，対照患者では20.4％であったと報告．この報告は我々の外来での印象よりかなり低いものである．この調査では後方視的に便秘と記載があるか，下剤を使用していることを便秘と定義してあるため，頻度が低くなったのではないかと考えられるが，対照に比べて2倍近くの頻度であることはパーキンソン病に便秘が多いことを示している．

2）運動症状前の発症

　運動症状にどのくらい先だって便秘が存在したか正確に決めることはなかなか難しい．それは患者の記憶があいまいであるからである．Uekiらは

(2004), 便秘を有するパーキンソン病患者74例中33例が運動症状の発現の前から便秘を有し, 平均18.1±18.8年運動症状に先立って便秘が見られたと報告している.

便秘がパーキンソン病発症のリスクになるかどうかについては, ホノルル心臓プログラムのデータが発表されているが (Abbott et al. 2001), ここでは1971年から1974年にかけてパーキンソン病を有しない男子症例6,700名についての便通に関するデータがとられている. これら症例の中で次の24年間にパーキンソン病を発症したものは19名であり, 平均12年のインターバルをもって発症していた. 便通が1日1回未満の者の年間パーキンソン病発症率は18.9人/10,000人, 便通が1日2回をこえてあるものの発症率は3.8人/10,000人で, 便秘の人に有意に ($p=0.005$) パーキンソン病の発症が高かった. パーキンソン病発症のリスクは, たばこやコーヒーの使用などを調整したあとでも, 便通が1日1回未満の者は1日1回便通があるものに比べて2.7倍の発症のリスクを負っていた. また Savica ら (2009) は運動症状発症の20年前から便秘がある場合は, 便秘がパーキンソン病のリスクになると述べている. 便秘がパーキンソン病の運動症状発症のどのくらい前から起きるかについては, なお検討が必要であるが, 少なくとも20年前くらいからはあり, 最高40年くらい前からあるのではないかと推定される.

3) 便秘の発症機序

パーキンソン病の便秘の第1の原因は, 迷走神経背側運動核の変性である (Braak et al. 2004). これは骨盤臓器を除く全内臓の副交感神経支配をつかさどっている. 節前線維はアセチルコリン作動性で支配臓器のすぐ側までいっており, そこで節後神経細胞とシナプスを作り, 節後神経が臓器を支配する. 節後神経線維もアセチルコリン性である. パーキンソン病では背側運動核に神経変性, レビー小体の出現, α-シヌクレインの沈着を見ることはよく知られており, 消化管の副交感神経支配の低下・消失が腸の蠕動運動の低下を来し, 便秘を招くと推定できる. また Auerbach, Meissner の節後神経細胞体の中にもレビー小体ができることが知られている. 時に Wakabayashi ら (1988) は, Braak らの α-シヌクレイン仮説の出る前に消化管の Auerbach, Meissner の神経節内にレビー小体がでることを観察しており, 食道下

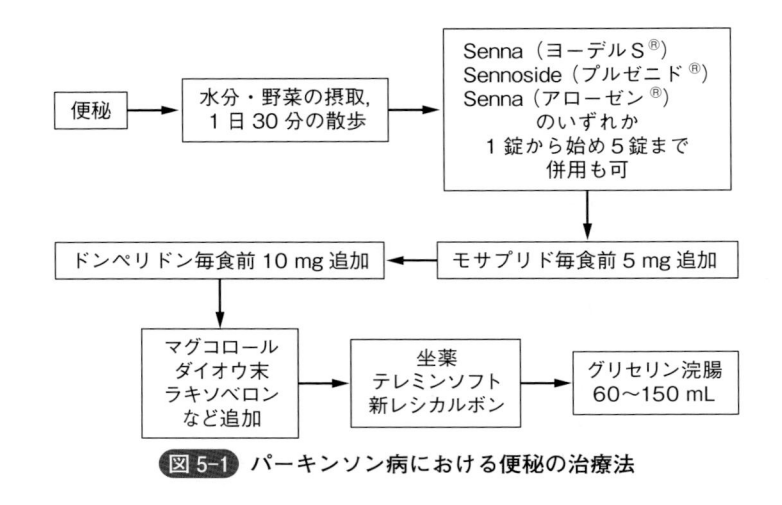

```
便秘 → 水分・野菜の摂取, → Senna（ヨーデルS®）
       1日30分の散歩     Sennoside（プルゼニド®）
                         Senna（アローゼン®）
                         のいずれか
                         1錠から始め5錠まで
                         併用も可
                                    ↓
ドンペリドン毎食前10mg追加 ← モサプリド毎食前5mg追加
        ↓
マグコロール    → 坐薬           → グリセリン浣腸
ダイオウ末       テレミンソフト     60～150mL
ラキソベロン      新レシカルボン
など追加
```

図 5-1 パーキンソン病における便秘の治療法

部の神経節に最も出現頻度が高いと述べている．Auerbach, Meissner のレビー小体は後に Braak らによっても確認されている（Braak et al. 2007）．食餌のかたよりも便秘を助長する因子となり，Ueki ら（2004）は便秘の要因の1つとして水分摂取の減少をあげている．

4）便秘の治療

便秘の治療では，水分と野菜を十分とるように指導する．頻尿をさけるため水分をあまりとらない人がいる．便秘の発生には，迷走神経の障害の他，排便に必要な腹圧を旨くかけられないためにおきる排便障害もあるが，これには十分な薬物療法を行うことが大切である．

次には就寝前に緩下剤（図 5-1）を服用することである．筆者の使用の順番を図 5-1 に示したが，最初 1 錠から始め，効果がないときは，1 日 4～5 錠（服）くらいまで増量する．就寝前に服用するとき，コップ 1 杯くらいの白湯で服用することが大切なことを伝える．夜間の頻尿を避けるためあまり水を飲まない人がいる．このような人には下剤を一緒に飲めば水分は下剤のほうに吸収され，尿がそれほどふえるわけではないと説明する．また緩下剤は毎日飲む．翌朝排便があってもなくても毎日飲むことが大切である．排便は最低 3 日に 1 回あればよい．緩下剤の中で重質酸化マグネシウムがしばしば処方さ

れているが，これは胃酸を中和してL-ドーパを溶けにくくするのでパーキンソン病では避けたほうがよい．

　緩下剤で便秘が改善しない場合は，腸の動きをよくする薬物を追加する．迷走神経障害のため胃腸の通過時間が延長しており，これが便秘の主な原因である．そこでモサプリド5mgを毎食前に服用する．モサプリドについては便秘を改善させるという報告がある（Liu et al. 2005）．モサプリドのみで改善しない場合は，ドンペリドンも追加してよいのではないかと考えているが，便秘に効くというエビデンスはない．ドンペリドンは末梢性のドパミン受容体阻害薬でL-ドーパから末梢で生じたドパミンによる消化管運動の低下を予防すると考えられる．

　これでも改善のみられない場合，更に強力なマグコロール，ダイオウ末などを使用する．あまり規定の用量にとらわれずに，徐々に増加して効果のでた時点を維持量とする．

●参考文献

Abbott RD, Petrovitch H, White LR, et al. Frequency of bowel movements and the future risk of Parkinson's disease. Neurol. 2001; 57: 456-62.

Braak H, Ghebremedhin E, Rüb U, et al. Stages in the development of Parkinson's disease-related pathology. Cell Tissue Res. 2004; 318: 121-34.

Braak H, Sastre M, Bohl JRE. Parkinson's disease: lesions in dorsal horn layer I, involvement of parasympathetic and sympathetic pre- and postganglionic neurons. Acta Neuropathol. 2007; 113: 421-9.

Liu Z, Sakakibara R, Odaka T, et al. Mosapride citrate, a novel 5-HT4 agonist and partial 5-HT3 antagonist, ameliorates constipation in parkinsonian patients. Mov Disord. 2005; 20: 680-6.

Savica R, Carlin JM, Grossardt BR, et al. Medical records documentation of constipation preceding Parkinson disease. A case-control study. Neurol. 2009; 73: 1752-8.

Ueki A, Otsuka M. Life style risks of Parkinson's disease: Association between decreased water intake and constipation. J Neurol. 2004; 251 [Suppl 7]: 18-23.

Wakabayashi K, Takahashi H, Takeda S, et al. Parkinson's disease: the presence of Lewy bodies in Auerbach's and Meissner's plexuses. Acta Neuropathol. 1988; 76: 217-21.

2．頻尿

1）頻尿の頻度

パーキンソン病では，尿回数が多くなることが多い．また尿意を催すとすぐ排尿にゆかないと失禁することがある（urgency）．特に夜間の頻尿は多く，一晩に3回以上ゆくこともある．寝付けないとトイレにも頻回に行くことになる．このような症状を見たら，男子患者さんでは前立腺をまず調べることが大切である．前立腺肥大，前立腺癌でもこのような症状が出現する．前立腺が大丈夫であれば，パーキンソン病による頻尿と考える．パーキンソン病の頻尿については38～71％と報告されている（Sakakibara et al. 2010）．この際頻尿をどう定義するかであるが明確な定義がないのが現状である．

Sammourら（2009）は連続110例の40歳以上のパーキンソン病患者を調べ，最も多い排尿症状は夜間の排尿（nocturia）で，89例（80.9％）に見られたという．この調査では夜間何回以上をnocturiaとするとの定義が見られないので，おそらく1回以上の夜間尿をnocturiaと定義しているのではないかと思われる．また対照群がないので，例えば60歳以上になると何％で夜間尿が見られるかのデータがない．しかし，パーキンソン病で80.9％とは大変高い数字である．また頻尿症状と相関するのはパーキンソン病の重症度で，年齢や罹病期間は関係なかったという．

2）運動症状発症前の頻尿はあるか？

運動症状発症前に見られるかどうかは大変重要な点であるが，Sammourら（2009）の調査では，平均罹病期間12.3±7.2年の集団で，頻尿に関する症状は3.8±3.4年続いており，50％の患者では運動症状発症後7.5年以内に，10％の患者では1.5年以内にであったと述べている．したがって大部分の患者ではパーキンソン病発症後に頻尿が出現するのではないかと思われるが，頻尿の最長期間は19年であったというので，運動症状発症前に出現する症例もあるのではないかと考えられる．

3）頻尿の発症機序

頻尿は排尿反射の亢進による．排尿機構は図5-2に示したように，仙髄副交感神経支配が主役をなし，排尿時にはその興奮で膀胱排尿筋（detruser）

視床へ

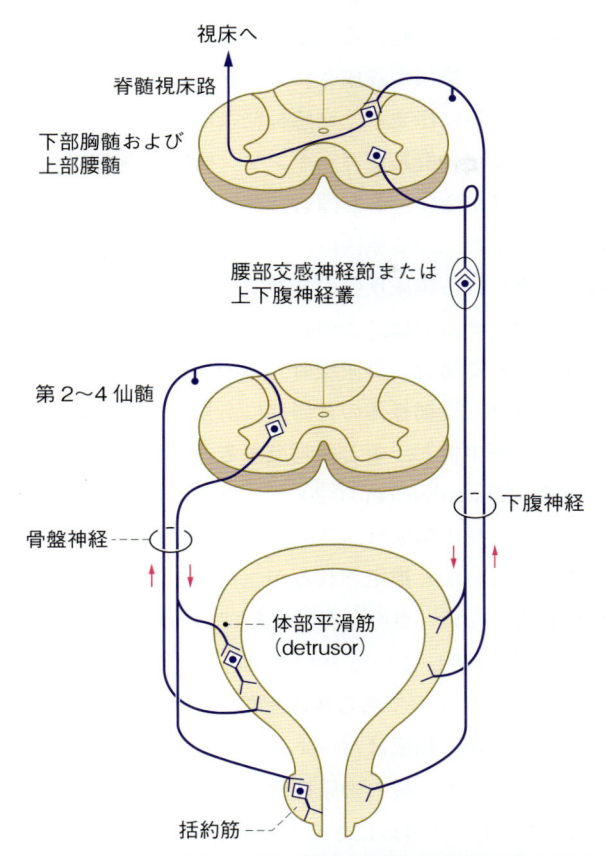

脊髄視床路

下部胸髄および
上部腰髄

腰部交感神経節または
上下腹神経叢

第2〜4仙髄

下腹神経

骨盤神経

体部平滑筋
(detrusor)

括約筋

左側に副交感神経系と排尿反射求心路を示す．
右側に交感神経系と膀胱知覚求心路を示す．

図 5-2　膀胱の神経支配

排尿にとって最も重要なのは，仙髄側角よりでる副交感性の神経支配である．これはその刺激により膀胱体部の平滑筋を収縮させ，膀胱括約筋を弛緩させて排尿が行われる．膀胱体部からは求心線維が上行し，副交感性の神経細胞とシナプスを形成し，膀胱尿量に応じてインパルスを発生する．左には交感神経性の支配を記載してあるが，これは下部腰髄側角に発し，腰部交感神経節でニューロンを替えて膀胱に至るが，その機能は副交感神経とは逆である．また膀胱体部からは膀胱用量が増えると上行性のインパルスが発生し，これは腰髄後根から入り，脊髄視床路を通って視床，頭頂葉に伝えられるが，途中橋の排尿中枢にも伝えられる．

(神経病学第3版. Lecture 11 自律神経系. 東京: 医学書院; 1988. p.159 より引用)

の収縮と膀胱括約筋の弛緩が起きる．さらに仙髄運動神経の弛緩で，骨盤底の横紋筋の弛緩がおき，排尿が達成される．膀胱の感覚線維は仙髄後根から入り，膀胱の感覚を中枢に伝える．交感神経系は，排尿反射に対し抑制的に働いている．膀胱の交感神経系がパーキンソン病で障害されているかどうかについてはエビデンスがない．もし障害されていれば頻尿の一因にはなるであろう．しかし，頻尿の主たる原因は，橋から下降してくる排尿反射に対する抑制性線維の障害による排尿反射の亢進ではないかと考えられる．脊髄障害で反射性膀胱が出現するのは，この線維の重篤な障害によると考えられるが，障害が部分的である場合，排尿反射亢進の状態が出現する．

この橋の排尿中枢は，橋網様体の背側部にあり，そこを刺激すると排尿反射が促進される橋排尿中枢と，そこを刺激すると排尿反射が抑制される橋排尿抑制中枢がある（Sakakibara et al. 2002）．抑制中枢は排尿中枢のやや腹側にある．パーキンソン病の頻尿は，この排尿抑制中枢からのインパルスが低下して起きるのではないかと推定されるが，パーキンソン病にてこの部分を詳細にみた病理報告はない．さらに動物実験ではあるが，黒質線条体ドパミン系は，排尿反射を抑制しているというデータもある（Sakakibara et al. 2010）．橋のさらに上位の中枢である視床下部，前頭葉内側部の排尿中枢の障害でも頻尿が出現するが，頻尿はパーキンソン病の経過の中で比較的早く出現する症状と思われるので，橋の排尿抑制中枢の障害が主たる原因ではないかと考えられる．しかし，この辺はさらなる詳細な研究が必要な領域である．

4）頻尿の治療

頻尿は夜間頻尿が多い．次には昼間も夜間も頻尿に悩む場合である．昼間のみの頻尿は最も少ない．夜間頻尿の治療は，夕食後は日本茶，紅茶，コーヒーのような利尿作用のあるものを飲まないことである．白湯を飲むように指導する．次は入眠障害があればその治療をまず行う（81頁参照）．それでも駄目な場合は，表5-1に掲げた抗頻尿薬を使用する．これらは大部分抗コリン薬であるので，狭隅角緑内障の患者には使用してはいけない．また男子患者の場合，前立腺肥大・前立腺癌がないかどうかの検査を使用前に行う．またこれら薬物の多くは血液脳関門を通過するので，幻覚・妄想，記憶力の低下などの発生にも注意する．筆者はソリフェナシン（ベシケア®）が比較的よ

表 5-1 パーキンソン病の頻尿に使用される薬物

一般名	商品名	1日服用量 (mg)	服用法 (昼間)	眠前1回服用 (mg)	禁忌・主な副作用	血液脳関門
Tolteridone	デトルシトール	2〜4	分1〜2	2〜4	禁忌：狭隅角緑内障，重症筋無力症，尿路閉塞性疾患，眼調節障害	非通過
Solifenacin	ベシケア	5〜10	分1〜2	5〜10		通過
Imidafenacin	ウリトス	0.1〜0.2	分1〜2	0.1〜0.2		非通過
Rpopiverine	バップフォー	20〜40	分1〜2	10〜20	副作用：口渇，便秘，吐き気，幻覚，妄想，錯乱，興奮，記銘力低下，排尿困難，調節障害	通過
Lxybutynin	ポラキス	2〜6	分1〜3	2〜4		通過
Flavoxate	ブラダロン	200〜600	分1〜3	200〜400		通過
Imipramine	トフラニール	30〜75	分3	10〜20	禁忌：緑内障，尿閉，心筋梗塞回復初期，MAOB阻害薬とは併用しない．副作用：口渇，便秘，吐き気，排尿困難，幻覚，妄想，眠気	通過
Amytriptyline	トリプタノール	30〜75	分3	10〜20		通過
Nortriptyline	ノリトレン	30〜75	分3	10〜20		通過

く効く印象を持っていて就寝前に5mgの内服から始めるが，これが他に比べて優っているとのエビデンスはない．トルテリドン（デトルシトール®）は血液脳関門を通らないので幻覚など中枢性の副作用は気にせずに使用できるが，やや弱い印象をもつ．イミプラミン（トフラニール®）は三環系抗うつ薬であるが，抗コリン作用もあって頻尿には比較的効果がある．しかし，抗コリン性の副作用も出現する．

●参考文献

 Sakakibara R, Nakazawa K, Shiba K, et al. Firing patterns of micturition-related neurons in the pontine storage centre in cats. Auton Neurosci. 2002; 99: 24-30.

 Sakakibara R, Uchiyama T, Yamanishi T, et al. Genitourinary Dysfunction in Parkinson's Disease. Mov Disord. 2010; 25: 2-12.

Sammour ZM, Gomes CM, Barbosa ER, et al. Voiding dysfunction in patients with Parkinson's disease: Impact of neurological impairment and clinical parameters. Neurourol Urodyn. 2009; 28: 510-5.

3. 排尿困難

　パーキンソン病では，節後の副交感神経が障害されて排尿困難をきたすことは極めて稀である．したがってパンパンになった膀胱から少しずつ尿がもれでる溢流性尿失禁も極めて稀である．パーキンソン病の尿失禁は，頻尿と切迫尿意がありながら，歩行障害などでトイレまで間に合わずに尿失禁をすることがある．

4. 性機能障害

　性欲障害には性欲の低下，勃起不全，オーガスムの低下，精液減少，射精不全がある．最も調べにくい症状で，文献も少ない．もう1つの困難は，パーキンソン病は高齢者が多く，加齢による性欲低下，勃起不全も出現する年頃であるからである．また性欲低下は，パーキンソン病に伴ううつ，不安，認知症状，運動障害などにも起因する．

　Sakakibaraら（2010）は，文献を渉猟して性機能障害の症状は，パーキンソン病患者の37～65％にみられると報告している．さらに彼らは84例のパーキンソン病患者と356人の正常対照を調べ，パーキンソン病患者では，性欲の低下は男子84％，女子83％に，性交回数の低下は男子55％，女子88％に，オーガスムの低下は男子87％に，勃起不全は79％に，射精障害は79％に見られたと報告している（Sakakibara et al. 2001）．これら性機能障害の症状は大部分運動症状発現のあとに見られる．一方多系統萎縮症ではこれらの症状は運動症状発現以前に見られることが多い．

　パーキンソン病患者が勃起不全を訴える場合は，L-ドーパおよびドパミンアゴニストによる治療を十分行う．昔L-ドーパには催淫作用があると考えられたことがあるが，はっきりとした調査は行われていないようである．十分な抗パーキンソン病治療を行っても改善しない場合，phosphodiesterase-5

の阻害薬を使用する．本邦ではシルデナフィル（バイアグラ®，25〜50 mg/日），バルデナフィル（レヴィトラ®，5〜10 mg/日），タダラフィル（シアリス®，5〜20 mg/日）が必要に応じ使用可能である．本薬は一酸化窒素（NO）の破壊を抑え，ペニスの海綿体にある平滑筋の弛緩を促し，勃起を促進する．起立性低血圧治療薬との併用には厳重な注意が必要である（Raffaele et al. 2002）．また狭心症治療薬，高血圧治療薬服用中の患者には慎重投与が必要である．

●参考文献

Raffaele R, Vecchio I, Giammusso B, et al. Efficacy and safety of fixed-dose oral sildenafil in the treatment of sexual dysfunction in depressed patients with idiopathic Parkinson's disease. Eur Urol. 2002; 41: 382-6.

Sakakibara R, Shinotoh H, Uchiyama T, et al. Questionnairebased assessment of pelvic organ dysfunction in Parkinson's disease. Auton Neurosci. 2001; 92: 76-85.

Sakakibara R, Uchiyama T, Yamanishi T, et al. Genitourinary dysfunction in Parkinson's disease. Mov Disord. 2010; 25: 2-12.

5．起立性低血圧・低血圧

1）パーキンソン病における起立性低血圧

パーキンソン病では血圧は低いことが多い．収縮期血圧が 100 mmHg 未満の場合低血圧と診断する．また仰臥位と 3 分間起立後の血圧を比較し，収縮期で 30 mmHg 以上，拡張期で 15 mmHg 以上の血圧低下があれば，起立性低血圧と診断する．この場合，収縮期血圧は 100 mmHg 以上であってもよい．起立により一部の患者は失神を起こすことがある．失神までゆかなくとも，起立によりめまい，ふらつき，気持ち悪さを訴えることがある．一方で座位で収縮期血圧が 100 mmHg 以下でも症状のない人もいる．

血圧が低いのは L-ドーパの副作用，交感神経節後線維の障害，baroreceptor 反射弓の障害などが考えられる（Senard et al. 2001）．Baroreceptor は血圧が下がっても脳血流は正常に保つための機構で，頸動脈・大動脈膨大部に

受容体があり，血圧が下がるとそのインパルスが baroreceptor から，迷走神経と舌咽神経を介して延髄に伝えられ，下降性の交感性インパルスの増大となって末梢の血管を収縮させて血圧を維持するものである．それと同時に心臓交感神経を通じて心拍数の増大を来す（Linden et al. 1997）．したがって baroreceptor が障害されていると，血圧が下がってもその上昇機構が働かず，また心拍数の増大も来さない．これが神経原生起立性低血圧の病態生理である．パーキンソン病の起立性低血圧は大部分神経原生起立性低血圧である．

　起立性低血圧のある患者では，仰臥位をとると高血圧になることが少なくない．これは仰臥位になっても baroreceptor reflex の調節がうまくゆかず，血圧を下げる指令が速やかに働かないためと考えらる．臥位高血圧のある人は，夜間の就寝が問題となる．背中に座布団などを入れ，高い血圧が頭の血管に掛かりにくくする工夫が必要である．夜間高血圧があっても収縮期血圧で 180 mmHg くらいまでは特に治療を行わなくでも大丈夫と考えられる．

2）食事性低血圧

　食事性低血圧は，食事の途中あるいは食事後血圧が下がりだし，めまい，失神，気持ち悪さ，眠気などを訴えるものである（Chaudhuri et al. 1997）．食事性低血圧の機序は，胃に食物がたまることにより，内臓領域に血液が貯留し，心臓への血液還流が低下して心拍出量が低下するためではないかと考えられるが，ベースに交感神経系の障害があるために内臓領域血液貯留を起こすのではないかと推定される．

3）起立性低血圧の治療

　起立性低血圧の治療薬は表 5-2 に示したものがある．何から使用するかについて決まったエビデンスはないが，患者さんの症状の重さを勘案して決めるとよい．フロリネフ®はミネラルコルチコイドで，プレドニソロンのような副作用を心配する必要はないが，高血圧は浮腫を来すことがある．毎朝 1 回 0.1 mg より始め，1 日 0.3 mg まで増量可能であるが，高血圧に気をつける．夜間の臥位高血圧は収縮期血圧 180 mmHg までは心配ない．それ以上になる場合は，背中に座布団を入れるなどして頭を高くして寝ることが必要である．ミドドリン（メトリジン®）が比較的多く使用されているようであるが，

表 5-2 パーキンソン病の起立性低血圧・低血圧に使用される薬物

一般名	商品名	1回服用量 (mg)	服用回数	副作用
Fludrocorticosteroid	フロリネフ	0.1〜0.3	朝1回	高血圧，水分貯留，浮腫，
Midodrine	メトリジン-D	2〜4	朝昼2回	高血圧，頭痛，排尿困難
L-threo-dops	ドプス	100〜300	1日3回	幻覚，頭痛，吐き気
Amedinium	リズミック	10	朝昼2回	動悸，頻脈，排尿困難（禁忌：狭隅角緑内障）

作用機序は，D1ノルエピネフリン受容体の刺激作用である．血液脳関門は通らない．本邦と海外での維持量がかなり異なるのが問題で，本邦では1日8 mgまでで治験がなされ，一応の効果はみているが，実際使用してみると効かない場合も少なくない．ミドドリンを使用する場合は，1回2〜4 mgを朝昼2回食後に服用する．食事性低血圧に使用する場合は，同じ量を食直前に服用する．海外では1日20 mgまで服用されている（Wright et al. 1998）．夕食時服用しないのは，夜間仰臥位での高血圧を避けるためである．ドプス®はノルアドレナリンの前駆体で起立性低血圧への効果が示されているが，L-ドーパ/DCIを一緒に飲むと血液脳関門の通りがよくなり，中枢のノルアドレナリンニューロンを刺激して低血圧作用がでることがある．1日300 mgから使用し900 mgまで使用可能である．アメジニウム（リズミック®）は細胞内でモノアミン酸化酵素阻害作用とノルアドレナリンの再取り込抑制作用を持つ．朝昼食後10 mgずつ服用する．

●参考文献

Chaudhuri KR, Ellis C, Love-Jones S, et al. Postprandial hypotension and parkinsonian state in Parkinson's disease. Mov Disord. 1997; 12: 877-84.

Linden D, Diehl RR, Berlit P. Sympathetic cardiovascular dysfunction in

long-standing idiopathic Parkinson's disease. Clin Auton Res. 1997;
7: 311-4.
Senard JM, Brefel-Courbon C, Rascol O, et al. Orthostatic hypotension in patients with Parkinson's disease: pathophysiology and management. Drugs Aging. 2001; 18: 495-505.
Wright RA, Kaufmann HC, Perera R, et al. A double-blind, dose-response study of midodrine in neurogenic orthostatic hypotension. Neurology. 1998; 51: 120-4.

6．発汗異常

　パーキンソン病で時々見られるのは，玉のように汗をかく（発汗発作）という症状である．汗をかく部位を聞くと，首から顔面にかけての場合が多いが（Schestatsky et al. 2006），体幹を含め胸腹部，顔面にも発汗をみる場合もある．また玉のような汗は，wearing off のでている患者さんに多く，オフの時（Pursiainen et al. 2007），しかも夜間にでる場合が少なくないが，日中にでることもある．またオン時にでる人もある．Wearing off のでていない患者さんに見られることもあり，まだ発汗の研究は進んでいない．

　汗腺の神経支配は，交感神経であるが，節前線維はアセチルコリン，節後線維もアセチルコリンである．首から上に玉のような発汗を見る人は，おそらく体幹部の発汗機能が低下していて，1日の必要発汗量を首から上で発汗するのではないかと推察できる．すなわち交感神経の機能低下で体幹部の発汗機能が低下し，代償的に比較的残っている首から上の部分で発汗をするのではないかと推定される．なぜオフ時に比較的多いのかはわからない．オン時の発汗発作やオンオフに関係のない発汗発作の機序についてはさらに不明である．

　発汗発作にはよい治療法がない．βブロッカーや抗コリン薬を使用した例もあるが，著効は期待できない．勧められるのは下着を変えることくらいである．大切なことは患者さんに「それは心配のない症状である」ということをはっきり伝えることである．

●参考文献
- Pursiainen V, Haapaniemi TH, Korpelainen JT, et al. Sweating in Parkinsonian patients with wearing-off. Mov Disord. 2007; 22: 828-32.
- Schestatsky P, Valls-Solé J, Ehlers JA, et al. Hyperhidrosis in Parkinson's disease. Mov Disord. 2006; 21: 1744-8.

7．流涎（Sialorrhea）

　流涎は自律神経障害ではない．無動あるいは自動運動障害の現れである．我々は無意識に唾液を飲み込んでいる．それで流涎が起きない．パーキンソン病では進行すると無意識にある動作を行うことが障害されて唾液が口の中に溜まり，それが外にこぼれる（Chou et al. 2007）．唾液の量は増えていない．むしろ減っているとの報告もある（Proulx et al. 2005）．夜間の流涎は時に誤嚥の原因になることがある．

　対策は絶えず意識して唾液を飲み込むことである．これができない人はあめなどをなめているとよい．Movement Disorder Society の特別委員会での報告では，末梢性抗コリン薬の glycopyrrolate（Arbouw et al. 2010）およびボツリヌス毒素の局注が流涎に対する効果を認められている（Seppi et al. 2011）．

●参考文献
- Arbouw ME, Movig KL, Koopmann M, et al. Glycopyrrolate for sialorrhea in Parkinson disease: a randomized, double-blind, crossover trial. Neurology. 2010; 74: 1203-7.
- Chou KL, Evatt M, Hinson V, et al. Sialorrhea in Parkinson's disease: a review. Mov Disord. 2007; 22: 2306-13.
- Proulx M, de Courval FP, Wiseman MA, et al. Salivary production in Parkinson's disease. Mov Disord. 2005; 20: 204-7.
- Seppi K, Weintraub D, Coelho M, et al. The Movement Disorder Society Evidence-Based Medicine Review Update: Treatments for the non-motor symptoms of Parkinson's disease. Mov Disord. 2011; 26 Suppl 3: S42-80.

B 感覚障害

1．嗅覚低下

1）嗅覚低下の頻度

　パーキンソン病では副鼻腔炎など鼻の疾患がなくとも，嗅覚低下をきたすのが特徴である．しかも，運動症状の発症に先行して発症する．嗅覚低下の頻度は，時点有病率で80〜90％程度である（Doty et al. 1988）．Dotyらの81例のパーキンソン病患者におけるUPSITスコアは平均21，年齢・性のマッチした対照では34で，パーキンソン病患者の90.1％が対照群のスコアより低かったと述べている．パーキンソン病における嗅覚低下は，1975年以来報告があるが，1987年以前のものはUPSITではなく，アミタールを使用したテストである．Quinnら（1987）は，アミタールの色々な濃度サンプルを準備し，どの濃度で認識できるか，その閾値を調べているが，パーキンソン病の患者では平均64％の濃度で認識できたのに対し，対照では16％の濃度で認識されている．パーキンソン病の重症度，罹病期間，薬物治療，wearing offとは相関しないことが知られている（Ansari and Johnson 1975; Ward et al. 1983; Quinn et al. 1987; Doty et al. 1988）．もっと最近のデータで日本人について調べたものでは，Iijimaら（2008）が報告したOSIT-Jを使用したものがあるが，54例のパーキンソン病患者と50例の対照を調べ，パーキンソン病では4.4±2.7，対照では8.3±2.2（P＜0.0001）とのデータをだしている．OSIT-Jは全部できれば12点となる．パーキンソン病の嗅覚低下については，沢山のデータがあり，パーキンソン病に先行して発症する．Tolosaらは，最近の文献を調べ，嗅覚低下の先行する期間は，2〜7年と述べている（Tolosa et al. 2010）．

2）嗅神経の走行

　嗅覚は篩骨洞上部鼻粘膜にある嗅覚上皮の感覚器の刺激が嗅神経を通って嗅球に入り，ここの嗅球でニューロンを変え，2次ニューロンは嗅索形成して中枢に向かい，内側嗅条と外側嗅条に分かれ，内側嗅条からは前有孔質（anterior perforated substance），梁下野（area subcallosa）に向かい，外側嗅

図 5-3 嗅覚伝導路

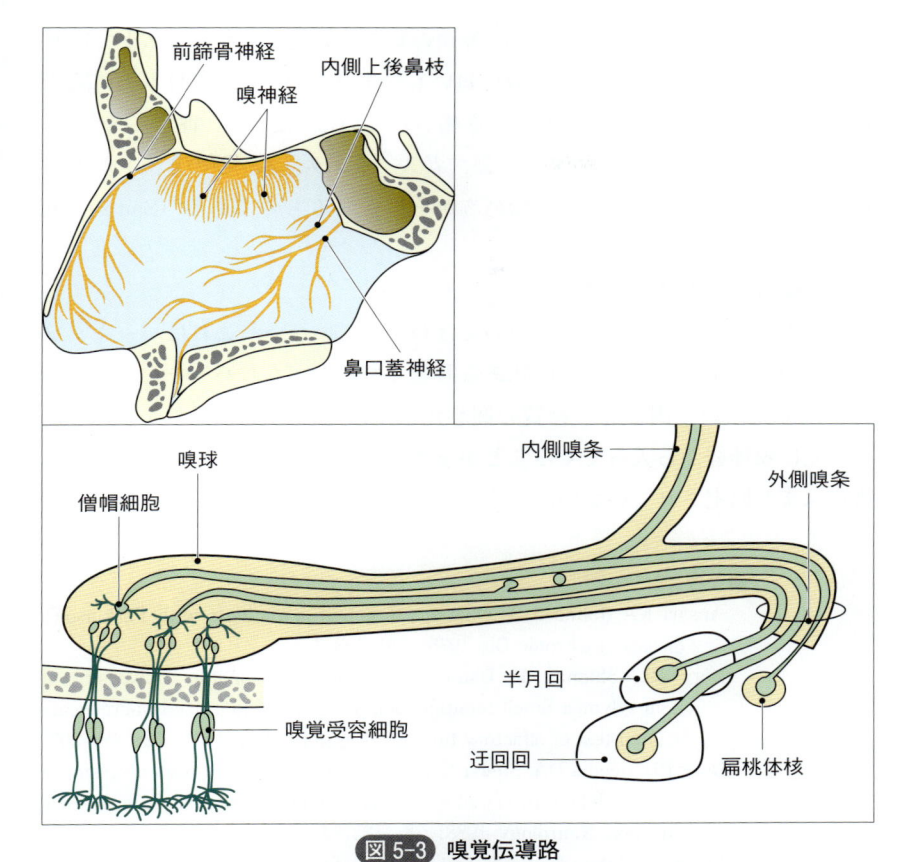

(http://web.sc.itc.keio.ac.jp/anatomy/cranial/cn1.html より転載)

条からは，鈎皮質（uncus），扁桃体（amygdala）に向かう（図 5-3）．嗅覚低下の原因は，嗅覚神経細胞への α-シヌクレインの沈着と神経細胞の減少である．

3）嗅覚検査

嗅覚の検査は，問診でコーヒーや化粧品の匂いがわかるかどうかである程度見当がつくが，半定量的検査としては，University Pennsylvania Smell Identification Test（UPSIT）（Doty et al. 1984）や，Oder Stick Identification

Test（OSIT）がある．UPSITは40種類の匂いの同定よりなるテストでありが，UPSITは日本人に馴染みの薄い匂いも含まれているため，日本人に馴染みのある匂いに修正したOSIT-Jも準備されている．後者は，香水，バラ，みかん，ミルク，カレー，ニンニク，汗，ガス，インク，木，ひのき，メントールの12種の匂いのうちいくつわかるかを検索するものである（Saito et al. 2006）．

4）嗅覚低下の発症機序

なぜ嗅神経障害をきたすかについてはわかっていない．これはパーキンソン病の発症機序にも関係する興味ある問題であるが，もしパーキンソン病の発症に揮発性の外因性有害物質の関与があるとすると，そのようなものは真っ先に嗅神経から入ってくることが予想できる．しかし，そのような有害物質はまだ同定されていない．

●参考文献

Ansari KA, Johnson A. Olfactory function in patients with Parkinson's disease. J Chronic Dis. 1975; 28: 493-7.

Doty RL, Shaman P, Dann M. Development of the University of Pennsylvania Smell Identification Test: a standardized microencapsulated test of olfactory function. Physiol Behav. 1984; 32: 489-502.

Doty RL, Deems DA, Stellar S. Olfactory dysfunction in parkinsonism: a general deficit unrelated to neurologic signs, disease stage, or disease duration. Neurology. 1988; 38: 1237-44.

Iijima M, Kobayakawa T, Saito S, et al. Smell identification in Japanese Parkinson's disease patients: using the odor stick identification test for Japanese subjects. Intern Med. 2008; 47: 1887-92.

Quinn NP, Rossor MN, Marsden CD. Olfactory threshold in Parkinson's disease. J Neurol Neurosurg Psychiatry. 1987; 50: 88-9.

Saito S, Ayabe-Kanamura S, Takashima Y, et al. Development of a smell identification test using a novel stick-type odor presentation kit. Chem Senses. 2006; 31: 379-91.

Tolosa E, Gaig C, Santamaría J, et al. Diagnosis and the premotor phase of Parkinson disease. Neurology. 2009; 72; S12-S20.

Ward CD, Hess WA, Calne DB. Olfactory impairment in Parkinson's disease. Neurology. 1983; 33: 943-6.

2. 味覚低下

　嗅覚が低下するとそれに伴って味覚が低下することがある．しかし，パーキンソン病では稀に，嗅覚低下がないのに味覚が低下していること，嗅覚低下の程度を超えて味覚が低下していることがある（Kashihara et al. 2011; Shah et al. 2009）．また味覚の変容が見られることがある．例えば何を食べても苦いとか，甘いはずのものが苦く感じるとかなどである．パーキンソン病の味覚低下の原因は不明である．

　味覚は，舌の味蕾に感覚受容器があり，その樹状突起は顔面神経（舌前2/3），舌咽神経（舌後ろ1/3）とともに脳幹に入り，孤束核の神経細胞とシナプスを作る．顔面神経・舌咽神経の中で味覚を伝える線維の神経細胞体はそれぞれ膝状核と下神経節に存在する．孤束核からの中枢伝導路は交叉した後上行し，視床でニューロンを替え，味覚中枢に達する（Brodmann の area 43）．Area 43 は，中心後回の最も下部に位置する．

●参考文献
> Kashihara K, Hanaoka A, Imamura T. Frequency and characteristics of taste impairment in patients with Parkinson's disease: results of a clinical interview. Intern Med. 2011; 50: 2311-5.
> Shah M, Deeb J, Fernando M, et al. Abnormality of taste and smell in Parkinson's disease. Parkinsonism Relat Disord. 2009; 15: 232-7.

3. 痛み
1) パーキンソン病における痛みの特徴

　昔はパーキンソン病では痛みはおきないと考えられていた（Parkinson 1817）．James Parkinson の原著には冒頭に，"the senses and intellects being uninjured" との記載がある．パーキンソン病で痛みが認識されてきたのは，L-ドーパが導入され，wearing off が起きることが判明してからである．すなわちパーキンソン病では，L-ドーパの効果が切れてくると痛み出すことが多い．痛みはどこにでも起きうるが腰痛と下肢の痛みが頻度としては高い．し

かし，孫悟空の「緊箍児」（きんこじ，頭にはめたバンドで三蔵法師が呪文をとなえるとこれが縮み，猛烈な頭痛を与えた．これにより孫悟空の狂暴をおさえた）で絞められるような痛みを起こす人もいる．これらの痛みはL-ドーパ製剤を飲むことで，消失あるいは軽減する．L-ドーパでよくならない痛みの場合は，なんらかの合併症からくる痛みを考える．

　パーキンソン病の痛みの文献を検索してみると，1973年にBattista and Wolfは，11例のパーキンソン病患者について，熱放射刺激，寒冷刺激，電気刺激の3種の痛み刺激を与え，L-ドーパ維持量と熱放射刺激による痛みの閾値と忍容性（tolerance）の間に相関があり，維持量の増加とともに閾値が上がり，忍容性が増して，痛みに耐えられるようになることを報告している．また1976年Sniderらは，101例の外来パーキンソン病患者のうち43例がなんらかの感覚症状を訴えていたと報告．対照ではわずか8％であった．感覚症状のあった患者の20％では，運動症状に先だって感覚症状が見られたという．そして，少なくともある種の感覚症状は，パーキンソン病の結果感覚症状が脳由来でおきるのではないかと推論している．本邦では西川ら（1982）が，パーキンソン病の頭痛を調べ，その中にL-ドーパに反応するものがあることを述べている．彼らは，131例のパーキンソン病患者を調べ，そのうち54例に頭痛があると述べ，54例中34例（68.5％）がL-ドーパで改善したと述べている．頭痛は後頭部が締め付けられるような痛みが多く（30/34），残りはこめかみが4例，頭全体が3例で，いずれも緊張性頭痛の特徴を示していた．このうち8名は運動症状の発現以前に頭痛が見られ，その中6名は4年以上前に頭痛が現れている．これらの患者では，L-ドーパ治療が始まると頭痛は軽減している．1日のうち何時頃に強かったかは残念ながら記載がない．海外からはまだパーキンソン病の頭痛に関する報告のなかった時代で，本邦研究者の慧眼に感服する．その後Indoら（1983）は，71例のパーキンソン病患者を調べ，25例（35.2％）に頭痛を認め，wearing offのオフ時に出現したのは48％で，痛みは，項部，側頭部，後頭部，前頭部などで鈍痛が多かったが，拍動性のものも8例あったと報告．さらにIndoとTakahashiは（1987），3例のL-ドーパに反応する頭痛のパーキンソン病患者で，3人とも早朝にオフになり高度の無動となり，それに伴って頭痛が起き，夜間にL-

ドーパを服用すると頭痛が予防できたと報告している．これらの報告を通覧すると，感覚症状が運動症状に先行して出現することがあること，痛みは特にwearing offが始まってから顕著となり，オフ時に出現，L-ドーパで改善することがわかる．一方パーキンソン病と対照では過去12カ月の頭痛の頻度には差はないとの報告もある（Lorentz 1989）．

最近では，フランスで痛みに関する多施設試験が行われ，450例のパーキンソン病患者を調べたところ，25例は3カ月以内の痛みで，解析から除外し，残り425例について調べた結果，111例（26％）は，パーキンソン病に関連しない痛みで，主に骨関節炎が原因であり，167例（39.3％）はパーキンソン病が原因の痛みであり，147例（34.6％）は痛みがなかったことになる．パーキンソン病が原因の痛み症例167例中，103例はパーキンソン病以外原因となる疾患はなく，64例は骨関節炎などがあるが，それのみでは説明できない痛みのあった症例である．ここで注目すべきは，痛みを起こすような基礎疾患があるが，L-ドーパによって痛みの和らぐ症例があり，やはりパーキンソン病自体あるいはL-ドーパ治療によるwearing offが痛みの発生に関与している症例があることである．

筆者が1カ月間の連続外来パーキンソン病症例で痛みを調べたことがあるが，200例中95例（47.5％）に何らかの痛みがあり，その分布は図5-4のように腰痛と両下肢痛が多い．文献でもこの両者が多いことが知られている（Defazio et al. 2008）．また200例中wearing offのあったのは，112例でそのうち56％に痛みがあり，wearing offのなかった88例中痛みのあったのは36％であった．またL-ドーパが有効な痛みは，痛みのあった95例中38例はL-ドーパが有効で，38例中wearing offのあった例は33例であった．腰痛，両下肢痛が多い点は，腰椎になんらかの軽微な異常があり，L-ドーパの切れたころ痛みに対する感受性が高まって痛みを起こす機序が考えられる．

2）パーキンソン病における痛みの発症機序

そこでなぜドパミン低下が痛みを起こすかについて文献を渉猟してみると，動物実験ではあるが，腹側被蓋野の辺りに6-hydroxydopamineを注入すると，モルフィンによる鎮痛作用が低下する（Morgan and Franklin 1990）．すなわち痛みに敏感になる．この報告は，mesolimbic dopamine systemの低

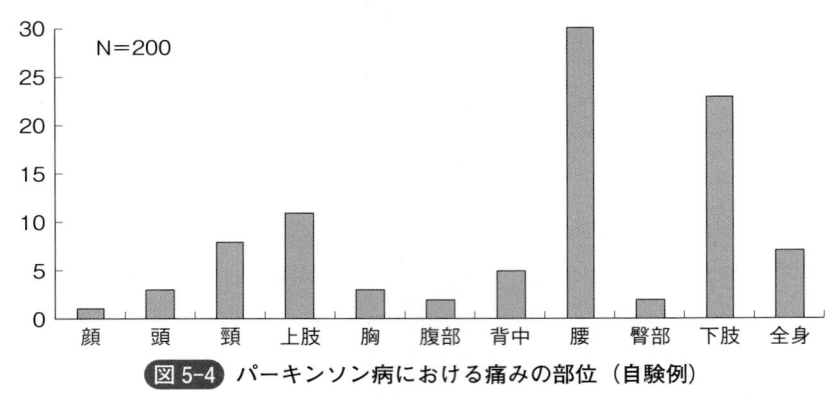

図5-4 パーキンソン病における痛みの部位（自験例）

パーキンソン病の痛みは腰から下肢にかけてが多いが，どこにでも発生しうる．200例中95例に痛みの訴えがあり，そのうち約半数がL-ドーパに反応する痛みであった．

下で痛み閾値が低下することを示唆している．痛みの制御は，中脳水道周辺の灰白質に内因性モルフィン性神経細胞があり（Bianchi et al. 1993），その軸索が脊髄後角に下降し，ここでgate controlのような役目をして，痛み刺激が中枢に伝わるのを制御していると考えられている（Vanegasa and Schaible 2003）．したがって，ドパミンの低下は，中脳水道灰白質モルフィン性神経細胞の活動低下をきたす可能性が考えられるが，腹側被蓋野からどのように中脳水道灰白質ニューロンにその情報が伝えられるかが問題である．ここから先は推論になるが，動物では，腹側被蓋野から側坐核，腹側淡蒼球，視床，帯状回を通って中脳水道周囲の灰白質に至る系が証明されている．したがって，この経路を通ってドパミン低下の情報が伝えられる可能性があるのではないかと考えている（図5-5）．帯状回は，痛みを制御する中枢の1つとして知られている（Zhuo 2006）．

3）パーキンソン病における痛みの治療

パーキンソン病患者から痛みの訴えがあったら，その痛みの部位，性質，痛みを誘発する状況，痛みの持続時間，L-ドーパ服用で軽減するかどうかを聞く．パーキンソン病からくる痛みはオフの時に現れ，L-ドーパを服用することにより軽減する．この性質に合わない痛みは合併症があるものと考え，

図 5-5 パーキンソン病における痛みの発症機序
筆者の推定，説明は本文参照．

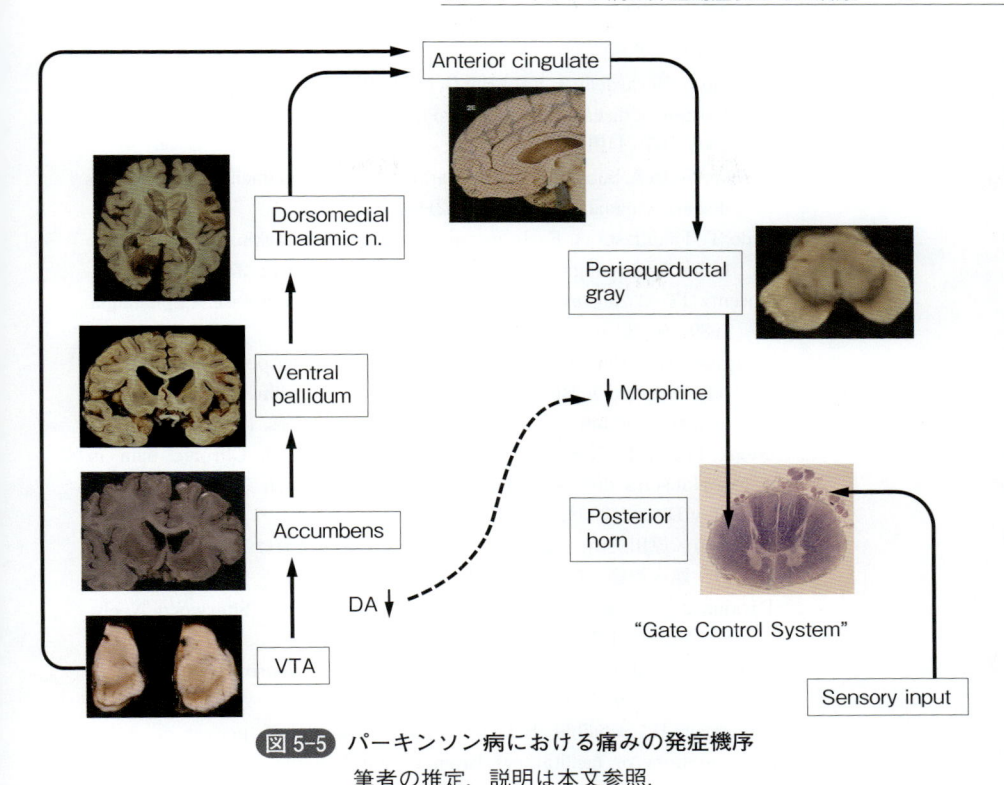

しかるべき検査が必要である．パーキンソン病による痛みの場合は，痛みがでてきたらすぐL-ドーパを1錠服用することでよい．ジクロフェナク（ボルタレン®）などの鎮痛薬もある程度有効であるが，L-ドーパで対処したほうがよい．合併症の場合はその基礎疾患の治療が優先される．基礎疾患が経過をみるしか他に方法のない場合は，ジクロフェナク（ボルタレン®）などの鎮痛薬やモーラステープ®などの対症療法で経過をみる．

●参考文献

Bianchi E, Alessandrini C, Guarna M, et al. Endogenous codeine and morphine are stored in specific brain neurons. Brain Res. 1993; 627:

210-5.

Defazio G, Berardelli A, Fabbrini G, et al. Pain as a nonmotor symptom of Parkinson disease. Evidence from a case-control study. Arch Neurol. 2008; 65; 1191-4.

Indo T, Naito A, Sobue I. Clinical characteristics of headache in Parkinson's disease. Headache. 1983; 23: 211-2.

Indo T, Takahashi A. Early morning headache of Parkinson's disease: a hitherto unrecognized symptom? Headache. 1987; 27: 151-4.

Lorentz IT. A survey of headache in Parkinson's disease. Cephalalgia. 1989; 9: 83-6.

Morgan MJ, Franklin KB. 6-Hydroxydopamine lesions of the ventral tegmentum abolish D-amphetamine and morphine analgesia in the formalin test but not in the tail flick test. Brain Res. 1990; 519: 144-9.

Negre-Pages L, Regragui W, Bouhassira D, et al. Chronic pain in Parkinson's disease: The cross-sectional French DoPaMiP survey. Mov Disord. 2008; 23: 1361-9.

西川清方, 原田英昭, 高橋和郎. パーキンソン病における頭痛の臨床的検討. 臨床神経. 1982; 22: 403-8.

Parkinson J. An Essay on the Shaking Palsy. London: Sherwood, Neely, and Jones; 1817. p. 1-66.

Snider SR, Fahn S, Isgreen WP, et al. Primary sensory symptoms in parkinsonism. Neurology. 1976; 26: 423-9.

Vanegasa H, Schaible HG. Descending control of persistent pain: inhibitory or facilitatory? Brain Research Reviews. 2004; 46; 295-309.

Zhuo M. Molecular mechanisms of pain in the anterior cingulate cortex. J Neurosci Res. 2006; 84: 927-33.

C 睡眠障害

1．入眠障害

1）パーキンソン病における入眠障害の頻度

入眠障害は，次に述べる中途覚醒に比べるとパーキンソン病では比較的少ない．地域での調査によってもパーキンソン病患者での入眠障害は，対照と差がなかったと報告されている（Tandberg et al. 2008）．Vibha ら（2010）の104例の孤発型パーキンソン病における検討では，insomnia の頻度は 26.9%と報告されている．家族性パーキンソン病（タイプ不明）では30例中3.3%と極めて低い．

2）パーキンソン病における入眠障害の原因

入眠障害の原因は多岐に及び，パーキンソン病の場合うつ状態の合併，不安状態の合併が多いが，その他には腰椎，頸椎の変形性関節症や椎間板ヘルニアによる痛み，膝関節や股関節の変形性関節症や関節炎からくる痛みなどがある．

3）パーキンソン病における入眠障害の治療

夜間十分な睡眠がとれないと，翌日の動きも悪くなるので十分な睡眠は大切である．不眠の治療には，表5-3に示したような催眠薬が使用される．翌日への持ち越し効果を避けるためにできるだけ短時間作用型を使用した方がよい．睡眠薬は処方しても，飲み続けることへの不安からきちんと飲まない症例が多いが，毎日十分な睡眠をとることの大切さをきちんと説明し，毎晩服用するように指導することが大切である．うつや不安状態を合併している場合は，その治療を合わせて行うことが大切である（後述）．また痛みが原因の場合は，その痛みに対する治療が大切である．

●参考文献

Tandberg E, Larsen JP, Karlsen K. A community-based study of sleep disorders in patients with Parkinson's disease. Mov Disord. 1998; 13: 895-9.

Vibha D, Shukla G, Singh S, et al. Lower prevalence of sleep disturbances

表 5-3 パーキンソン病の不眠に使用される薬物（催眠薬）

一般名	商品名	1回服用量（就寝時）	
シクロピロロン系			
Zopiclone	アモバン	7.5～10 mg	超短時間作用型
Zolpidem	マイスリー	5～10 mg	超短時間作用型
ベンゾジアゼピン系			
Triazolam	ハルシオン	0.125～0.25 mg	超短時間作用型
Brotizolam	レンドルミン	0.25 mg	短時間作用型
Rilmazefon	リスミー	1～2 mg	短時間作用型
Estazolam	ユーロジン	1～4 mg	長時間作用型
Flunitrazepam	ロヒプノール	0.5～2 mg	長時間作用型
うつが原因の入眠困難			
Nortriptyline	ノリトレン	10～25 mg	三環系抗うつ薬
Amitryptyline	トリプタノール	10～25 mg	三環系抗うつ薬
Imipramine	トフラニル	10～25 mg	三環系抗うつ薬
Mianserin	テトラミド	10～20 mg	四環系抗うつ薬

in familial versus sporadic Parkinson's disease: A questionnaire based study. J Neurol Sci. 2010; 295: 27-30.

2．中途覚醒

1）パーキンソン病における中途覚醒

　中途覚醒は夜間覚醒することであるが，問題はそのあとすぐ入眠できない場合である．Tandberg ら（1998）の地域での調査によると，パーキンソン病では中途覚醒の頻度は 245 例中 38.9%，早朝覚醒は 23.4%で，健常対照の 2 倍の頻度であったという．パーキンソン病における中途覚醒の原因はいろいろあり，多いのは夜間頻尿によるめざめであるが，その他にも夜間オフになり痛みを生じる場合，オフになりジストニアを生じそれによる痛みを生じる場合，オフにはならないが寝返りができず痛みを生じる場合，特に誘因なく目がさめる場合がある．

2) パーキンソン病における中途覚醒の治療

対策は，夜間頻尿に対しては，夕食後はお茶，紅茶は控え，どうしても飲みたいときは白湯を飲むように勧め，入眠前に表5-3に示した薬物を使用する．夜間頻尿が原因の場合は，表5-1に示した薬物を使用するが，筆者の経験では，ソリフェナシン（ベシケア®）が比較的有効である．夜間オフになる場合は，就寝時L-ドーパ/DCIを1錠（100 mg）とドパミンアゴニスト1錠を処方する．どちらか1錠でもよい．寝返りができずに痛む場合も同様に行う．また夜間目覚めたときにL-ドーパ/DCIを1錠（100 mg）を追加しておくとよい．夜間めざめてすぐ寝付けない場合は，夜間にトリアゾラム（ハルシオン®）0.125 mgを服用するとよい．

●参考文献

> Tandberg E, Larsen JP, Karlsen K. A community-based study of sleep disorders in patients with Parkinson's disease. Mov Disord. 1998; 13: 895-9.

3．レム睡眠行動異常

1) パーキンソン病におけるレム睡眠行動異常

レム睡眠とはrapid eye movementを伴う睡眠で，stage ⅢまたはⅣの睡眠の次に現れ，眼球に急速な動きを伴う睡眠である．正常では四肢の筋緊張は低下し，レム睡眠中に手足を動かすことはない．最初のレム睡眠は入眠後2時間くらいして現れる．朝までに何回もレム睡眠に入る．レム睡眠の間には活発な夢を見る．しかし，夢を見て夢の中の行動を四肢その他にだすことはない．ところがレム睡眠行動異常（RBD）では，レム睡眠中手足の緊張が低下せず，夢の中の行動をだしてしまう．多いのは夢を見て大きな声をだすことであるが，その他にもたくさんあり，表5-4に筆者が外来患者に聞いたレム睡眠行動異常の例を示す．喧嘩の夢を見て配偶者にパンチをかまし，配偶者が怪我をすることもある．本人は覚えていない．しかし，レム睡眠行動異常が日中の眠気を起こすことはない（De Cock et al. 2008）．

表 5-4 配偶者の語る患者さんのレム睡眠行動異常

- 夢を見て大声をだす
- 手足をばたつかせる
- 蹴る動作をする
- ふとんをまくろうとする
- ふとんに立ちあがってタオルをふりまわす
- 壁をどんどんたたく
- 立ち上がってドアをたたく
- 配偶者にパンチをかます
- 配偶者の脛をけっとばす
- 窓ガラスを割って怪我をする

2）レム睡眠行動異常の診断

　レム睡眠行動異常の確定診断には，終夜ポリグラフィーを行い，レム睡眠期に，手足の筋緊張が持続し（REM without atonia），行動異常に相当する手足の筋電図活動を記録し（phasic muscle twitches），同時にビデオ観察で行動異常があることを証明することが必要であるが，患者さんおよび配偶者への質問で疑うことはできる（Stiasny-Kolster et al. 2007）（表5-5）．問診表は有用であるが，行動異常がレム睡眠期に一致しておきているかどうかの判断はできない．夜間に行動異常を示す他の病態には，非レム睡眠期の行動異常（夢遊病のようにベッドを離れて行動する），periodic leg movement（ムズムズ脚症候群に伴ってみられる），夜間前頭葉てんかん，睡眠時無呼吸，入眠時ミオクロヌスなどがある．

3）パーキンソン病におけるレム睡眠行動異常の頻度

　パーキンソン病におけるレム睡眠行動障害の頻度は，De Cock ら（2008）の総説によると 15〜59％と報告されている．初期の報告は低いが，最近では30〜40％との報告が多いように思う．Vibha ら（2010）は家族性パーキンソン病との比較を行っているが，孤発型 104 例中 25％に対し，家族性（タイプは混合）では RBD の頻度は 0％（30 例中）と低い．この頻度は RBD の調査票に基づくものである．また海外からの文献では全てではないが，男に多いというものが多く，Iranzo ら（2006）の 65 例の PD における統計では，75.6％

表 5-5 レム睡眠行動障害を疑う問診表

質問	答え
1. とてもはっきりした夢をときどき見る.	はい・いいえ
2. 攻撃的だったり,動きがもりだくさんだったりする夢をよく見る.	はい・いいえ
3. 夢を見ているときに,夢の中と同じ動作をすることが多い.	はい・いいえ
4. 寝ている時にうでや足を動かしていることがある	はい・いいえ
5. 寝ている時に腕や足を動かすので,隣で寝ている人にケガを負わせたり,自分がケガをすることがある.	はい・いいえ
6. 夢を見ている時に以下のできごとが以前あったり,今もある.	
6.1 誰かとしゃべる,大声でどなる,大声でののしる,大声で笑う.	はい・いいえ
6.2 うでと足を突如動かす/けんかをしているように.	はい・いいえ
6.3 寝ている間に,身振りや複雑な動作をする.(例:手を振る,挨拶をする,何かを手で追い払う,ベットから落ちる)	はい・いいえ
6.4 ベッドの周りの物を落とす.(例:電気スタンド,本,メガネ)	はい・いいえ
7. 寝ている時に自分の動作で目が覚めることがある.	はい・いいえ
8. 目が覚めたとき,夢の内容をだいたい覚えている.	はい・いいえ
9. 眠りがよく妨げられる.	はい・いいえ
10. 以下のいずれかの神経系の病気を,以前患っていた,または現在患っていますか?(例:脳卒中,頭部外傷,パーキンソン病,ムズムズ脚症候群,ナルコレプシー,てんかん,脳の炎症性疾患)	はい・いいえ
	はいの数　合計　　/13

(Copyright: 獨協医科大学睡眠医療センター・獨協医科大学神経内科)

が男性であった.

　運動症状に先立って見られることが多く,De Cock ら(2008)の総説では,RBD の先行は,運動症状に 3 年から 11 年先だってみられたという.Claassen ら(2010)は,2002 年から 2006 年の間に RBD の診断を受け,RBD の発症から運動障害の発生までが 15 年以上の症例 25 例を集めて検討したところ,運動障害発生までの最長期間は 50 年,中央値は 25 年であったと報告

している.

4）特発性レム睡眠行動異常

　レム睡眠行動障害には，他の神経疾患に発展しない特発性のレム睡眠行動異常がある．特発性のレム睡眠行動障害は，長く経過観察すると約50％がパーキンソン病に発展すると考えられる．レビー小体型認知症では，RBDの頻度が高い（Postuma et al. 2009）．他の変性疾患に発展することもあり，パーキンソン病以外ではシヌクレインの蓄積する多系統萎縮症で多いが（Iranzo et al. 2006），タウの蓄積する進行性核上性麻痺，アルツハイマー病などでは少ないが，起きた例は知られている．特発性のレム睡眠行動障害の症例でも，心筋MIBGは低下していることが多く，十分長く観察すればその大部分がパーキンソン病に発展する可能性は残されている．

5）レム睡眠行動異常の発症機序

　レム睡眠行動異常の責任病巣は，青斑核ないしその下方領域（Sub-locus coeruleus region）と考えられている．動物実験では，このあたりの障害でREM without atoniaを生じることが示されている（Boeve et al. 2007）．またパーキンソン病でも迷走神経背側運動核についで，sub-locus coeruleus region の神経細胞にレビー小体が出現することが示されており（Del Tredici et al. 2002），これが運動症状に先行してRBDが現れる理由であろうと考えられる．この辺の神経活動が延髄網様体に作用して四肢筋の緊張低下を来すのではないかと考えられている．黒質のドパミン低下も青斑核下方領域の神経細胞の活動低下に関与しているらしい．

6）レム睡眠行動異常の治療

　レム睡眠行動異常の治療は，まず本人・家族にレム睡眠行動障害は幻覚ではないこと，頭がおかしくなる前兆ではないこと，パーキンソン病にはよくある症状であることを説明する．本人ならびに配偶者が怪我をする可能性のないものは放置してよいが，治療を行う場合は，クロナゼパム0.5〜1mgを眠前に服用する．その他メラトニン，ドパミンアゴニスト，L-ドーパ，カルマバゼピン（テグレトール®），ドネペジル（アリセプト®）も効果があるといわれる．パーキンソン病の治療を開始するとレム睡眠行動障害は軽度になることがある．三環系抗うつ薬，セロトニン再吸収阻害薬，モノアミン酸化酵素

阻害薬，ノルアドレナリン拮抗薬，チョコレートは RBD を悪化させる（Gagnon et al. 2006）．

●参考文献
> Boeve BF, Silber MH, Saper CB, et al. Pathophysiology of REM sleep behaviour disorder and relevance to neurodegenerative disease. Brain. 2007; 130: 2770-88.
> Claassen DO, Josephs KA, Ahlskog JE, et al. REM sleep behavior disorder preceding other aspects of synucleinopathies by up to half a century. Neurology. 2010; 75: 494-9.
> De Cock VC, Vidailhet M, Arnulf I. Sleep disturbances in patients with parkinsonism. Nat Clin Practice Neurol. 2008; 4: 254-66.
> Del Tredici K, Rüb U, De Vos RA, et al. Where does Parkinson disease pathology begin in the brain? J Neuropathol Exp Neurol. 2002; 61: 413-26.
> Gagnon JF, Postuma RB, Montplaisir J. Update on the pharmacology of REM sleep behavior disorder. Neurology. 2006; 67: 742-7.
> Iranzo A, Santamaría AJ, Rye DB, et al. Characteristics of idiopathic REM sleep behavior disorder and that associated with MSA and PD. Neurol. 2005; 65: 247-52.
> Postuma RB, Gagnon JF, Vendette M, et al. Idiopathic REM sleep behavior disorder in the transition to degenerative disease. Mov Disord. 2009; 24: 2225-32.
> Stiasny-Kolster K, Mayer G, Schäfer S, et al. The REM sleep behavior disorder screening questionnaire. A new diagnostic instrument. Mov Disord. 2007; 22: 2386-93.
> Vibha D, Shukla G, Singh S, et al. Lower prevalence of sleep disturbances in familial versus sporadic Parkinson's disease: A questionnaire based study. J Neurol Sci. 2010; 295: 27-30.

4．ムズムズ脚症候群（Restless legs syndrome）

1）症候

ムズムズ脚症候群（RLS）とは，両下肢に不快な感覚障害を生じ（paresthesia と表現されることが多い），足趾，足を動かさないではいられないという衝動にかられる現象である．足趾や足をうごかすと（restless legs）一時的

に不快な感覚障害が改善する．不快な感覚障害は，通常夜床にはいると発現する．そのために睡眠は障害されることが多い．RLSの診断には，国際RLS検討グループの作成した4つの診断基準が用いられる（Allen et al. 2003）．すなわち，(1) 脚をうごかさないではいられないという衝動，通常不快な下肢の感覚異常によって誘発される，(2) 症状は安静や下肢を動かさないことにより誘発，(3) 少なくとも下肢を動かしている限り不快な症状は消失または軽減，(4) 症状は夕刻または夜に悪化，である．

　ムズムズ脚症候群は，パーキンソン病を伴わないで起きることが多く，その頻度は白人で高く，5～10％との頻度が報告されている（Hogl et al. 2005）．日本人には低く2.3％という数字が報告されている（Nomura et al. 2009），シンガポールでも低い統計がでており，55歳以上の一般人口の0.6％，21歳以上の一般人口の0.1％と報告されている（Tan et al. 2001），韓国ではアジア人の平均とかわらないという報告（0.9％）と（Cho et al. 2009），高い（7.9％）という報告と（Cho et al. 2008），2通り報告されている．この高いほうの報告は電話でのインタービューによる結果である．アジアでの平均は0.1～3.2％である（Cho et al. 2009）．パーキンソン病に伴ってみられることもあり，その頻度は，日本では12％という数字が報告されている（Nomura et al. 2009）．欧米ではもっと高く，オーストリアの統計では，24％と報告されている（Peralta et al. 2009）．

2）ムズムズ脚症候群の治療

　治療は，入眠前に少量のドパミンアゴニストを使用する．維持量はパーキンソン病に用いられる量の1/6位である．麦角系ドパミンアゴニストについても有効性を示すデータは発表されているが，心弁膜への副作用を考えると最初は非麦角系で開始するのが安全であろう．夕食後プラミペキソール（ビシフロール®）であれば，0.125～0.75 mgを服用（Inoue et al. 2011; Montagna et al. 2010），ロピニロール（レキップ®）であれば0.25 mg～4または6 mgを内服する（Allen et al. 2004; Kushida et al. 2009）．両者ともプラセボに対する優位性が示されている．この両者の比較のメタアナリシスでは，プラミペキソールの方が，国際IRSスコア，医師のグローバルな印象，副作用の吐き気・嘔吐の項目でロピニロールに優っていた（Quilici et al. 2008）．

ドパミンアゴニストで効果が不十分な場合は，L-ドーパを使用するが，L-ドーパ使用時には，できるだけ少量投与を心がける．まだ本邦では発売されていないが，ロチゴチン貼付薬（Hogl et al. 2010）やてんかんの薬として開発され今は神経痛に用いられているプレガバリン（Garcia-Borreguero et al. 2010）の効果も報告されている．ドパミン系の薬物に抵抗性となった重症例には，オピオイド化合物の効果が報告されている（Walters et al. 1993）．各種薬物の効果について最近の Trenkwalder らの総説は，各薬物の効果がどう評価されているかをよく示している．

長期治療の問題点としてあげられるのは，augmentation である．その定義は，(1) RLS の症状が就寝時より前におきる（昼間），(2) 休みの姿勢をとってから短い潜時でおきる，(3) 症状が強くなる，(4) RLS の症状がこれまでなかった部位に広がる，の4つである（Allen et al. 2003）．最近の調査では augmentation は，L-ドーパを治療薬として使用した場合に見られ，1日 300 mg 以上の使用でその頻度は高くなる（Hogl et al. 2010）．300 mg 以下ではその頻度は 54% であったのに対し，300 mg 以上では 83%，全体では 60% であった．この調査は，これまでドパミン系の薬物を使用していなかったRLS の患者で，その症状は治療が必要と考えられた患者である．最初から L-ドーパが治療薬として使用されている．Augmentation が出現するまでの中間値は 71 日であった．このように L-ドーパを使用すると augmentation 発現までの日にちが短い．L-ドーパの半減期が短いことを考えると，脳のなかでドパミン濃度が上昇したり，下降したりその変化の大きいことが augmentation の発生に関与していることが示唆される．

3）ムズムズ脚症候群の発症機序

RLS の発症機序として，脳内の鉄が減少することがあげられている．例えば，黒質を超音波で観察すると，パーキンソン病では鉄の含有量が増えているのに対し，RLS では減少している（Schmidauer et al. 2005）．鉄は色々な酵素の補酵素として重要で，様々な悪影響が予想されるが，黒質に多いチロシン水酸化酵素も鉄を補酵素としており，RLS ではドパミン機能の低下が予想される．さらに視床下部には，A11 というドパミンニューロンが存在し，脊髄後角に下って gate control をしている．このドパミンニューロンの低下が，

下肢に不快な感覚障害を起こす原因ではないかと推察されている．ただし神経細胞脱落は報告されていない．若年発症遺伝性の家系について，これまで3カ所候補遺伝子座が報告されているが，まだ原因遺伝子は同定されていない（Paulus et al. 2007）．

発症機序に鉄の減少が重要なことは，鉄欠乏性貧血でRLSの頻度の高いことが知られている．また末期腎障害患者，妊婦でもその頻度は高い．これらは二次性のRLSとまとめられている（Winkelman 2006）．パーキンソン病に伴うRLSも厳密には，二次性のRLSであるが，パーキンソン病の脳内での鉄はむしろ上昇している．

4）パーキンソン病に伴うムズムズ脚症候群

パーキンソン病に伴うRLSについては，RLSの頻度の高い欧米では（5〜10％），パーキンソン病については，11〜24％と報告されている（Gomez-Esteban et al. 2007; Peralta et al. 2009; Verbaan et al. 2010）．RLSの頻度の低い日本では（約2〜3％程度），パーキンソン病に伴うRLSも低く，12％との報告がある．この調査での一般人口のRLSの頻度は2.3％と報告されている（Nomura et al. 2006）．なぜパーキンソン病で多いかはよくわかっていない（Moller et al. 2010）．パーキンソン病の運動症状とRLS発症の時間的関係については，Peraltaら（2009）はRLSを伴うPD患者の89％で，運動症状の発症後にRLSの症状が発現したと報告している．また61％の患者で脚を動かしたいとの衝動は，wearing offのオフ時に出現したと報告している．今後L-ドーパ使用後に発症することが多いかどうかを調査することが必要である，L-ドーパの長期投与が発症機序に関連することも否定できない．

●参考文献

Allen RP, Picchietti D, Hening WA, et al. Restless legs syndrome: diagnostic criteria, special considerations, and epidemiology. A report from the restless legs syndrome diagnosis and epidemiology workshop at the National Institutes of Health. Sleep Med. 2003; 4: 101-19.

Allen R, Becker PM, Bogan R, et al. Ropinirole decreases periodic leg movements and improves sleep parameters in patients with restless legs syndrome. Sleep. 2004; 27: 907-14.

Cho YW, Shin WC, Yun CH, et al. Epidemiology of restless legs syndrome in Korean adults. Sleep. 2008; 31: 219-23.

Cho SJ, Hong JP, Hahm BJ, et al. Restless legs syndrome in a community sample of Korean adults: Prevalence, impact on quality of life, and association with DSM-IV psychiatric disorders. Sleep. 2009; 32: 1069-76.

Garcia-Borreguero D, Larrosa O, Williams AM, et al. Treatment of restless legs syndrome with pregabalin: a double-blind, placebo-controlled study. Neurology. 2010; 74: 1897-904.

Gomez-Esteban JC, Zarranz JJ, Tijero B, et al. Restless legs syndrome in Parkinson's disease. Mov Disord. 2007; 22: 1912-6.

Hogl B, Kiechl S, Willeit J, et al. Restless legs syndrome: a community-based study of prevalence, severity, and risk factors. Neurology. 2005; 64: 1920-4.

Hogl B, García-Borreguero D, Kohnen R, et al. Progressive development of augmentation during long-term treatment with levodopa in restless legs syndrome: results of a prospective multi-center study. J Neurol. 2010; 257: 230-7.

Hogl B, Oertel WH, Stiasny-Kolst K, et al. Treatment of moderate to severe restless legs syndrome: 2-year safety and efficacy of rotigotine transdermal patch. BMC Neurology. 2010, 10: 86-95.

Inoue Y, Kuroda K, Hirata K, et al. Efficacy, safety and dose-response of pramipexole in Japanese patients with primary restless legs syndrome: randomized trial. Neuropsychobiology. 2011; 63: 35-42.

Kushida CA, Becker PM, Ellenbogen AL, et al. Randomized, double-blind, placebo-controlled study of XP13512/GSK1838262 in patients with RLS. Neurology. 2009; 72: 439-46.

Moller JC, Unger M, Stiasny-Kolster K, et al. Restless legs syndrome (RLS) and Parkinson's disease (PD)—Related disorders or different entities? J Neurol Sci. 2010; 289: 135-7.

Montagna P, Hornyak M, Ulfberg J, et al. Randomized trial of pramipexole for patients with restless legs syndrome (RLS) and RLS-related impairment of mood. Sleep Med. 2011; 12: 34-40.

Nomura T, Inoue Y, Miyake M, et al. Prevalence and clinical characteristics of restless legs syndrome in Japanese patients with Parkinson's disease. Mov Disord. 2006; 21: 380-4.

Nomura T, Inoue Y, Miyake M, et al. Prevalence and clinical characteristics of restless legs syndrome in Japanese patients with Parkinson's disease. Mov Disord. 2009; 24: 2076-80.

Paulus W, Dowling P, Rijsman R, et al. Update of the pathophysiology of

the restless-legs-syndrome. Mov Disord. 2007; 22 Suppl 18: S431-9.
Peralta CM, Frauscher B, Seppi K, et al. Restless legs syndrome in Parkinson's disease. Mov Disord. 2009; 14: 2076-80.
Quilici S, Abrams KR, Nicolas A, et al. Meta-analysis of the efficacy and tolerability of pramipexole versus ropinirole in the treatment of restless legs syndrome. Sleep Med. 2008; 9: 715-26.
Schmidauer C, Sojer M, Seppi K, et al. Transcranial ultrasound shows nigral hypoechogenicity in restless legs syndrome. Ann Neurol. 2005; 58: 630-4.
Scholz H, Trenkwalder C, Kohnen R, et al. Dopamine agonists for the treatment of restless legs syndrome (Review). The Cochrane Library. 2011; Issue 5: 1-99.
Scholz H, Trenkwalder C, Kohnen R, et al. Levodopa for the treatment of restless legs syndrome (Review). The Cochrane Library. 2011; Issue 5: 1-42.
Tan EK, Seah A, See SJ, et al. Restless legs syndrome in an Asian population: a study in Singapore. Mov Disord. 2001; 16: 577-9.
Trenkwalder C, Hening WA, Montagna P, et al. Treatment of restless legs syndrome: An evidence-based review and implications for clinical practice. Mov Disord. 2008; 23: 2267-302.
Verbaan D, van Rooden SM, van Hilten JJ, et al. Prevalence and clinical profile of restless legs syndrome in Parkinson's disease. Mov Disord. 2010; 25: 2142-7.
Walters AS, Wagner ML, Hening WA, et al. Successful treatment of the idiopathic restless legs syndrome in a randomized double-blind trial of oxycodone versus placebo. Sleep. 1993; 16: 327-32.
Winkelman JW. Considering the causes of RLS. Eur J Neurol. 2006; 13 (Suppl. 2): 8-14.

5．睡眠時無呼吸 (Sleep apnea)

　睡眠時無呼吸は，睡眠中10秒以上の無呼吸が続く場合をいう (Diederich et al. 2005)．パーキンソン病では，上気道の閉塞が起きることがあり，閉塞性睡眠時無呼吸を起こすことがある．睡眠時無呼吸は，日中の過度の眠気の原因となる．上気道が閉塞する理由は，周辺筋肉の固縮，無動が考えられている (Cochen et al. 2010)．
　睡眠時無呼吸の診断は終夜ポリグラフィーを行う必要がある．報告による

と43％のパーキンソン病患者に程度の差はあれ，睡眠時無呼吸が見られた（Diederich et al. 2005）．治療はC-PAPを装着することであるが，呼吸器の専門家と相談しながら装着するかどうかを決定するとよい．

●参考文献
- Cochen De Cock V, Abouda M, Leu S, Oudiette D, et al. Is obstructive sleep apnea a problem in Parkinson's disease? Sleep Med. 2010; 11: 247-52.
- Diederich NJ, Vaillant M, Leischen M, et al. Sleep apnea syndrome in Parkinson's disease. A case-control study in 49 patients. Mov Disord. 2005; 20: 1413-8.

D 覚醒障害

1. 日中過度の眠気（Excessive Daytime Sleepiness）

1）パーキンソン病における日中過度の眠気

　昼間過度の眠気を覚える現象で，食事中眠ってしまったり，食後昼寝をしないではいられない衝動にかられる．ひどい場合，3回の食事すべてにわたり眠気が強い．食事のみでなく，テレビをみていたり，新聞を読んでいたり，車を運転していても途中で眠気に襲われる．パーキンソン病にこのようなことがあることは，Parkinson の原著以来しられているが，1999 年に Frucht ら（Frucht et al. 1999）が運転中突然眠り込み事故に至った症例を報告して以来，注目されるようになった．眠気の前駆症状のある excessive daytime sleepiness と前駆症状のあまりはっきりしない sudden onset of sleep に分けられる．

　パーキンソン病における excessive daytime sleepiness の頻度は，11〜84％と大きく異なるが，多くは 50％前後の頻度である（Cantor and Stern 2002）．診断には Epworth Sleep Scale（Johns et al. 1991）の日本語版（表 5-6）が用いられることが多く（福原他 2006），10 点以上が Excessive Daytime Sleepi-

表 5-6 Epworth Sleep Scale（日本語版）

1）すわって何かをよんでいるとき（新聞，雑誌，本，書類など） 2）すわってテレビを見ているとき 3）会議，映画館，劇場などで静かにすわっているとき 4）乗客として1時間続けて自動車に乗っているとき 5）午後に横になって，休息をとっているとき 6）すわって人と話をしているとき 7）昼食をとった後（飲酒なし），静かにすわっているとき 8）すわって手紙や書類などを書いているとき	評価 　1：ほとんどない 　2：少しある 　3：半々くらい 　4：高い

判定：10 点以下　正常，11, 12　軽症，13, 14　中等症，16 点以上　重症

nessと判定される.

2）日中過度の眠気の原因

原因は，夜間の睡眠障害，薬物，うつ状態，認知症，病気そのものの結果の5つに分けられる．夜間の睡眠障害では，睡眠時無呼吸，ムズムズ脚症候群，入眠困難，中途覚醒があげられる．入眠困難は，うつ状態，体のどこかの痛み，ムズムズ脚症候群などが原因として挙げられる．入眠障害は，対照患者でも見られ，パーキンソン病との間に有意差はないとの報告もある（Verbaan et al. 2007）．中途覚醒は，夜間の尿意，夜間のオフ状態，夜間のジストニアなどが原因として挙げられる．

薬物では，ドパミンアゴニストがこれを起こすことがあり，麦角系（Schapira 2000），非麦角系（Hauser et al. 2000）どちらでも起きることが知られている．L-ドーパでも起こすことがあるが，頻度は低い（Stocchi et al. 2000）．その他の薬物は過度の眠気の原因になることはない．

うつ状態の合併は，日中の過度の眠気の原因になることがある．また認知症の合併もその原因となる．最後に特に原因となるものがなく，パーキンソン病そのものによると考えざるをえない症例も存在する．

3）日中過度の眠気の治療

治療は有効なものはない．夜間の睡眠障害が問題になっている場合は，極力それを除くように努力する．ドパミンアゴニストが原因になっている場合は，他の薬物での治療をめざす．L-ドーパは中止できないであろう．うつの治療は次項で述べる．認知症に対しては，アセチルコリンエステラーゼの阻害薬を試す．対症療法としては，モダフィニル（Knie et al. 2011），メチルフェニデート，セレギリン（Lyons et al. 2010），カフェイン，コーヒーなどを試す．ただしモダフィニルの二重盲検試験では結果は否定的である（Ondo et al. 2005）．

●参考文献

Cantor CR, Stern MB. Dopamine agonists and sleep in Parkinson's disease. Neurology. 2002; 58: S71-8.

Frucht S, Rogers JD, Greene PE, et al. Falling asleep at the wheel: Motor vehicle mishaps in persons taking pramipexole and ropinirole.

Neurology. 1999; 52: 1908.
Hauser RA, Gauger L, Anderson WM, et al. Pramipexole-induced somnolence and episodes of daytime sleep. Mov Disord. 2000; 15: 658-63.
Johns MW. A new method for measuring daytime sleepiness; the Epworth sleepiness scale. Sleep. 1991; 13: 540-5.
Knie B, Mitra MT, Logishetty K, et al. Excessive daytime sleepiness in patients with Parkinson's disease. CNS Drugs. 2011; 25: 203-12.
Lyons KE, Friedman JH, Hermanowicz N, et al. Orally disintegrating selegiline in Parkinson patients with dopamine agonist-related adverse effects. Clin Neuropharmacol. 2010; 33: 5-10.
Ondo WG, Fayle R, Atassi F, et al. Modafinil for daytime somnolence in Parkinson's disease: double blind, placebo controlled parallel trial. J Neurol Neurosurg Psychiatry. 2005; 76; 1636-9.
Schapira AH. Sleep attacks (sleep episodes) with pergolide. Lancet. 2000; 355: 1332-3.
Stocchi F, Brusa L, Vacca M, et al. Sleep disturbances in Parkinson's disease. Eur J Neurol. 2000; 7 (suppl 4): 21-5.
Verbaan D, van Rooden SM, Visser M, et al. Nighttime sleep problems and daytime sleepiness in Parkinson's disease. Mov Disord. 2008; 23: 35-41.
福原俊一，竹上未紗，鈴鴨よしみ，他．日本語版 the Epworth Sleepiness Scale（JESS）〜これまで使用されていた多くの「日本語版」との主な差異と改訂〜．日呼吸会誌．2006; 44: 896-8.

2．突然の入眠（Sudden onset of sleep, SOS）

　車の運転中突然眠り込み，事故を起こす現象が 1999 年以後知られるようになった（Frucht et al. 1999）．彼らは 8 例のパーキンソン病患者を報告，いずれも運転中眠り込み事故を起こし，5 例は眠気などの前駆症状なしに眠り込み，3 例では前駆症状があった．8 例中 7 例はプラミペキソールを，1 例はロピニロールを服用中であり，これらの薬物を中止することにより症状は消失したと述べている．ドイツで行われた電話インタビューの結果では，2,952 例のパーキンソン病患者のうち，177 例が予期しない，がまんできない睡眠発作に見舞われてことがあり，その 75％が Epworth Sleep Scale が 10 以上であったという．また 177 例中 91 例で，眠気などの前駆症状がなかった

と述べられている (Paus et al. 2003).

SOS は前駆症状なしに突然眠り込むのが特徴ではあるが，本人は眠り込んだために前駆症状を覚えていないのではないかというのが問題になっている．前駆症状があれば，Excessive Daytime Sleepiness の極端な事例と解することができるが，前駆症状がない場合は，別の機序で起きる可能性もある．

発症機序に関しては，視床下部オレキシンニューロンの機能低下を示唆する所見の報告がある．Asai ら (2009) は，4 例の SOS，9 例の EDS，12 例のどちらも伴わないパーキンソン病患者の脊髄液オレキシンレベルを測定し，それぞれ，232.4±12.4, 286.1±47.6, 302.3±71.12 pg/mL と覚醒障害のあるグループではないグループに比し有意に低いことを報告している

本邦では，車の運転をする可能性のある人や重機の近くで仕事をする人には，ドパミンアゴニストの処方が禁止されているが，これは厳しすぎると感じている．車がないと毎日の生活が成り立たない人もいる．十分な注意，例えば配偶者に一緒に乗ってもらう，30 分以上の運転を控える，車の多い通りは避ける，アゴニストは徐々に増やす，などをすれば安全に使用できると考える．

● 参考文献

　　Asai H, Hirano M, Furiya Y, et al. Cerebrospinal fluid-orexin levels and sleep attacks in four patients with Parkinson's disease. Clin Neurol Neurosurg. 2009; 111: 341-4.
　　Frucht S, Rogers JD, Greene PE, et al. Falling asleep at the wheel: Motor vehicle mishaps in persons taking pramipexole and ropinirole. Neurology. 1999; 52: 1908.
　　Paus S, Brecht HM, Koster J, et al. Sleep attacks, daytime sleepiness, and dopamine agonists in Parkinson's disease. Mov Disord. 2003; 18: 659-67.

E 感情障害

1. 不安状態 (Anxiety)

　パーキンソン病に不安状態を伴うことは多い (Leentjens et al. 2011). 不安状態はうつ状態の部分症状でもあるが, うつを伴わず不安のみが前景にでることがある. 薬の飲み方, 毎日の過ごし方などについて細かいことが気になり, 朝から晩まで病気のことばかり考えている. 入眠困難があり, 食欲も低下する. しょっちゅう外来にきたがり, メールや電話での問い合わせも多い.

　不安の大部分は病気に関連した問題である. どのような病気かはっきりとした説明を受けていない. 薬は4～5年で効かなくなるのではないかと不安, 病気のため職を失うのではないかと不安, 将来ねたきりになるのではないかと不安, そうなった場合誰に頼るか不安などである. 病気以外の問題としては, 家庭内の問題, 職場の人間関係, 周囲の人達との関係など色々ある. また何に対する不安かよくわからないが, 1日不安状態ですごす人があるが, このような場合はうつを合併していることが多い.

　不安状態に対する対処は, まず何に対する不安かを聞き, それに対する現実的な解決方法を考え示唆を与えることである. 病気の将来に対する不安が多いので, パーキンソン病は進行は極めて遅いこと, パーキンソン病で死ぬことはないこと, L-ドーパはドパミン不足の症状に対してはいつまでも有効であること, 毎日の生活で制限しなければならないことはないこと, これまでと同じライフスタイルでよいこと, 旅行などもできるだけ配偶者と一緒にでかけることなどを説明する. 病気以外の不安は個々の事例で容易ではないこともあるが, あまり深刻にならず, できるだけ楽観的に考えるよう指導する.

　治療は, 薬物が必要な場合は, ジアゼパムなどのマイナートランキライザーを使用し, 入眠障害があれば催眠薬を併用する (表5-3). 食欲低下があればドンペリドン (ナウゼリン®) を毎食前に10 mg投与する. うつを合併していると判断した時は, 次項のうつの治療を行う.

●参考文献

Leentjens AF, Dujardin K, Marsh L, et al. Symptomatology and markers of anxiety disorders in Parkinson's disease: a cross-sectional study. Mov Disord. 2011; 26: 484-92.

2. うつ状態
1) パーキンソン病のうつ

　パーキンソン病にうつを合併する頻度は高い．1986年Gothamらはそれまでの文献を渉猟し，最も低いのは20%，最も高いのは90%，平均46%と報告している．50%前後が欧米の文献でのパーキンソン病のうつの頻度ではないかと思う．最近Reijnderら（2008）は，質的なクライテリアを満足した51の報告例のメタ解析を行い，パーキンソン病における大うつ病の頻度は17%，小うつ病の頻度は22%，dysthymiaは13%，合計52%と報告している．発症早期でまだ抗パーキンソン病薬投与前の症例でのうつの頻度は，27.6%との報告もあり（Ravina et al. 2007），パーキンソン病を発症してからうつになる症例も少なくないと考えられる．本邦ではBeckのdepression inventryなど評価尺度を使用した調査では38〜65%のうつ状態がパーキンソン病で報告されているが（Inoue et al. 2010; Oguru et al. 2010; Suzuki et al. 2009），外来での印象ではもっと低い．社会環境の違いがあるのではないかと思われる．例えば高齢者に対する家庭のサポートが本邦ではある．パーキンソン病に見られるうつは一部大うつ病であるが，大部分は反応性のうつ状態である．症状は，何もやる気が起きずにうつ的気分になる，やる気が起きず，目的達成型の行動ができない（アパシー），ふつうの人が楽しいと思うことが楽しくない（アネドニア），不安状態にとりつかれ毎日が心配でしょうがない，寝つきがわるい，夜中に何回も目がさめる，食欲がない，会社に行く気が起きない，家のなかのことをきちんと片づけられない，などである．

　Gothamら（1986）は，パーキンソン病のうつに多い症状は，悲観，希望喪失，意欲の減少，健康状態へのこだわりで，罪の意識，自己をせめる，自己の価値の喪失など陰性の症状は少ないと述べている．またMerschdorfら

(2002) は，大うつ病38例とパーキンソン病に伴ううつ49例の比較を行い，感情の鈍麻，妄想，自殺企図は，大うつ病の方に多かったが，その他のうつの症状には両群で差がなかったとのべている．

うつは生活の質を低下させる重大な要因である (The Global Parkinson's Disease Survey 2002). しかし，患者さんの中で自分はうつであることに気づいている人は，パーキンソン病でうつを伴う人の1％といわれ，介護者でも介護している人がうつであることを気づいているのは，2％程度であるといわれる (The Global Parkinson's Disease Survey 2002). パーキンソン病におけるうつの発症は，運動症状に先行することがあり，その場合発症時期は大体運動症状発症の2〜5年前である．

また認知症の発生に先立ってうつになることがある (Takahashi et al. 2009). 認知症とうつの関係を調べた論文では，うつを合併した患者の方が，合併しない患者に比べてパーキンソン病の運動症状の進行が速く，認知症になる頻度が高いというものがある (Starkstein et al. 1990). これは70例のパーキンソン病患者のうち，3〜4年をあけて2回評価を行った49例についての結果であるが，このような結果は，認知症を起こす病変の広がりがうつ症状の発生にも関与することを示唆している．

2）うつの診断

パーキンソン病のうつはまず常に疑いを持つことである．特に運動障害が比較的軽いのに色々な訴えが多く，幸せでない場合に疑いを置く．うつの診断には，色々なスケールが工夫されているが，American Academy of Neurology の特別委員会で，どのスケールが，パーキンソン病のうつの診断に有用であるかを検討した結果 (Leentjens et al. 2000a, 2000b), パーキンソン病のうつの診断には，Beck の Depression Inventory (Beck et al. 1961) (21項目で点数は0〜63, 14点以上がうつ，表5-7), Hamilton Depression Rating Scale (Hamilton 1967) (17項目で点数は0〜52, 14点以上がうつ，表5-8), Montgomery-Asberg Depression Rating Scale (Montgomery and Asberg 1979) (10項目で点数は0〜60, 15点以上がうつ) の3種がよしとされ，診断にはこのどれかを使用するよう勧められている (Miyasaki et al. 2006). Beck は主治医が質問することになっているが，患者さんに渡してつけてきてもら

表 5-7 Beck Depression Inventory Ⅱ（Beck et al. 1961，14点以上がうつ）

1	憂うつではない.	0
	憂うつである.	1
	いつも憂うつから逃れることが出来ない.	2
	耐え難いほどに憂うつを感じ，不幸である.	3
2	将来について悲観していない.	0
	将来についてやや悲観している.	1
	将来に希望がない.	2
	将来に希望がなく，更に現状より良くなる可能性もない.	3
3	様々な課題に，それほど失敗するようには感じない.	0
	様々な課題に，頻繁に失敗してしまうだろうと思う.	1
	過去の人生を振り返ってみれば，失敗のことばかりが思い出される.	2
	人間として全く失敗の人生だと思う.	3
4	以前と同じように満足している.	0
	以前のように物事が楽しめなくなった.	1
	もう本当の意味で満足することなど出来ない.	2
	何もかも面白くなく，全てに対してうんざりする.	3
5	現在の生活パターンや人間関係に罪の意識など感じない.	0
	時々，罪の意識を感じる.	1
	ほとんどいつも罪の意識を感じる.	2
	いつも罪の意識を感じる.	3
6	現在の生活態度や人間関係によって，何らかの罰を受けるとは思わない.	0
	罰を受けるかもしれない.	1
	罰を受けると思う.	2
	今が，その罰を受けている時だと思う.	3
7	自分自身に失望してはいない.	0
	自分自身に失望している.	1
	自分自身にうんざりする.	2
	自分自身を憎む.	3
8	他の人より自分が劣っているとは思わない.	0
	自分の欠点や過ちに対して批判的である.	1
	自分の欠点や失敗（ミス）に対していつも自分を責める.	2
	何か悪い事が起きると，全ては自分の責任だと考え，自分を厳しく責める.	3

表 5-7 つづき

9	自殺しようとは全く思わない.	0
	死にたいと思う事はあるが,自殺を実行しようとは思わない.	1
	自殺したいと思う.	2
	チャンスさえあれば,自殺するつもりである.	3
10	いつも以上に,泣く事はない.	0
	以前よりも,泣く事が多くなった.	1
	いつも泣いてばかりいる.	2
	以前は泣く事が出来たが,今は泣きたくても泣く事すら出来ない程に絶望的に落ち込んでいる.	3
11	イライラしていない.	0
	いつもより少しイライラしている.	1
	しょっちゅうイライラしている.	2
	現在は絶えずいつもイライラして落ち着かない.	3
12	他人に対する関心を失っていない.	0
	以前より他の人に対する関心がなくなった.	1
	他人に対する関心をほとんど失った.	2
	他人に対する関心を全く失った.	3
13	いつもと同じように決断する事が出来る.	0
	以前より決断を延ばす.	1
	以前より決断がはるかに難しい.	2
	もはや全く決断することが出来ない.	3
14	以前より醜いとは思わない.	0
	老けて見えるのではないか,魅力がないのではないかと心配である.	1
	もう自分には魅力がなくなったように感じる	2
	自分は醜いに違いないと思う.	3
15	いつも通りに働ける.	0
	何かやり始めるのに,いつもより努力が必要である.	1
	何をやるのにも大変な努力がいる.	2
	何もする事が出来ない.	3
16	いつも通りよく眠れる.	0
	いつもよりも眠れない.	1
	いつもより 1～2 時間早く目が覚め,再び寝付く事が難しい.	2
	いつもより数時間も早く目が覚め,再び寝付く事が出来ない.	3

表 5-7 つづき

17	いつもより疲れた感じはしない．	0
	以前より疲れやすい．	1
	ほとんど何をやるのにも疲れる．	2
	疲れて何も出来ない．	3
18	いつも通り食欲はある．	0
	いつもより食欲がない．	1
	ほとんど食欲がない．	2
	全く食欲がない．	3
19	最近，それほど痩せたということはない．	0
	最近，2 kg 以上痩せた．	1
	最近，4 kg 以上痩せた．	2
	最近，6 kg 以上痩せた．	3
20	自分の健康のことをいつも以上に心配する事はない．	0
	どこかが痛いとか，胃の調子が悪いとか，便秘・下痢をしているとか身体の調子を気遣う．	1
	自分の身体の調子のことばかり心配し，他のことがあまり考えられない．	2
	自分の身体の調子のことばかり心配し，他のことを全く考えられない．	3
21	性欲はいつもと変わりない．	0
	以前と比べて性欲がない．	1
	性欲がほとんどない．	2
	性欲が全くない．	3
	合計	/63

うこともできる．他の 2 つは検査者が行う．

3）パーキンソン病のうつの発症機序

　一般的にうつの発症に重要な因子は，縫線核セロトニンニューロンの機能低下である．しかし，パーキンソン病のうつの発生には，ノルアドレナリン，ドパミン，アセチルコリンニューロンの機能低下も関係しているといわれる（Eskow Jaunarajs et al. 2011）．パーキンソン病ではドパミンニューロンの低下に加えて，これらのニューロンにも障害が及ぶことが知られている（Braak et al. 2004）．

表 5-8 Hamilton Depression Rating Scale 日本語（Hamilton 1967，14 点以上がうつ）

1-抑うつ気分（悲哀感，絶望感，無力感，自信喪失感）	抑うつ気分はない．	0
	聞かれた場合にのみ，抑うつ気分を訴える．	1
	自発的に，言葉で抑うつ気分を訴える．	2
	抑うつ気分を言葉以外（表情，態度，声，よく泣くなど）の方法で訴える．	3
	抑うつ気分が，言葉や言葉以外の行動の端々に現れている．	4
2-罪業	自責感などはない．	0
	自己非難し，ほかの人を気落ちさせてしまうと考える（自責感）．	1
	過去の過ちや悪行に対して沈思黙考する，またはそれに対する罪悪感を持つ（罪業念慮）．	2
	うつ症状を罰だと考える（罪業妄想）．	3
	非難や弾劾的な幻聴が聞こえる．幻覚症状がある．	4
3-自殺	生きるだけの価値が無いとまでは思わない．	0
	生きるだけの価値が無いと思う．	1
	死を願う，または考える．	2
	希死念慮がある，または自殺の意志表示を行う．	3
	自殺企図がある（深刻な自殺未遂は，すべてこの「4」に属する）．	4
4-入眠障害	入眠障害なし．	0
	時折寝付きが悪い（30 分以上）．	1
	毎晩寝付きが悪い．	2
5-熟眠障害	熟眠障害なし	0
	夜間，落ち着かず，睡眠が途絶えがちになる．	1
	夜中に目が覚める．寝床から出る場合は，すべてこの「2」に属する（排泄時は除く）．	2
6-早朝睡眠障害	早朝に覚醒しない．	0
	早朝に覚醒するが，再び眠ることができる．	1
	早朝に覚醒し，再び眠ることができない．	2

表 5-8 つづき

7-仕事と興味	仕事や趣味などのアクティビティに関して問題なし.	0
	仕事や趣味などのアクティビティに関して無力感, 倦怠感, 虚弱感がある.	1
	仕事や趣味などのアクティビティに関する興味の欠如. 本人による直接の訴えや, 関心の欠如, ためらい, 迷いなどの間接的な場合がある（仕事やアクティビティを, 自分自身に強制する必要性を感じる）.	2
	アクティビティに費やす時間や生産性の減少. 病院では, 1日に3時間以上をアクティビティに費やさない場合は, 「3」とする.	3
	うつ症状のため, 作業を放棄. 病院では, 病棟の雑用以外のアクティビティに参加しない場合, または病棟の雑用を1人でできない場合は, 「4」とする.	4
8-精神運動抑制（思考や会話の遅延, 集中力の低下, 自発的運動の減少など）	インタビュー時, 遅延は表れない.	0
	インタビュー時, わずかな遅延が表れる.	1
	インタビュー時, 顕著な遅延が表れる.	2
	インタビューが困難.	3
	完全な昏迷状態.	4
9-激越	落ち着いている.	0
	落ち着きがない.	1
	手や髪などを触る.	2
	落ち着きがなく, じっと座っていることができない.	3
	手を動かす, 爪を噛む, 髪を抜く, 唇を噛むなどの動作を行う.	4
10-精神的不安	精神的不安はない.	0
	緊張, いらいらする傾向にある.	1
	些細な物事が気になる.	2
	不安感が表情や会話に現れる.	3
	常に恐怖に怯えている.	4
11-身体的不安（口渇, 下痢, 腹痛, げっぷ, ガス, 消化不良, 動悸や頭痛, 過換気やため息, 頻尿や多汗など）	身体的不安はない.	0
	軽度.	1
	中度.	2
	重度.	3
	身体障害の発生.	4

表 5-8 つづき

12-消化器系の身体症状	消化器系の身体症状はない.	0
	食欲不振だが自主的に食事をする. 胃がもたれる.	1
	強制されないと食事をしない. 下剤や胃腸薬を要する.	2
13-一般的な身体症状	一般的な身体症状はない.	0
	手足, 背中, 頭が重い. 背中の痛み, 頭痛, 筋肉痛, 体力の低下, 疲労感など.	1
	その他の明らかな症状が認められる場合は, この「2」に属する.	2
14-生殖器に関する症状(性欲の低下, 生理不順など)	生殖器に関する症状はない.	0
	性欲の低下, 生理不順などが軽度.	1
	性欲の低下, 生理不順などが高度.	2
15-心気症	心気症はない.	0
	体のことばかり考える.	1
	健康に気を取られる	2
	不満を漏らす, 助けを求めるなど.	3
	心気症的妄想を抱く.	4
16-体重の減少:過去の経緯と比較した場合	なし.	0
	うつ病に起因する体重の減少.	1
	絶対的な体重の減少(患者による申告).	2
17-病識	うつの症状を認め, 病気であることを認識している.	0
	病気であることを認識しているが, 食物, 気候, 過労, ウイルス, 休息不足などが原因だと考えている.	1
	病気であることを認めない.	2
	合計	/50

精神病医による毎週の体重検査において, 体重の変化が実際に測定された場合は上記 16 の代わりに次を行う.

16-体重の減少	週に 1 ポンド(500 g)未満の減少.	0
	週に 1 ポンド(500 g)以上の減少.	1
	週に 2 ポンド(1000 g)以上の減少.	2

4）パーキンソン病のうつの治療

　一般的なうつの治療には，選択的セロトニン再取り込み抑制薬が使われる．しかし，パーキンソン病においては，パロキセチンはプラセボの改善率が実薬より高く出て効果が否定された（Menza et al. 2009）．三環系抗うつ薬に関しては，二重盲検試験で効果が示されている（Andersen et al. 1980）．この試験ではノルトリプチリン（ノリトレン®）75 mg が使用されており，1 群の例数も少ない．Antonini ら（2006）は，アミトリプチリン（トリプタノール®）とセルトラリン（ジェイゾロフト®）の効果を二重盲検で調べ，どちらもうつを改善したが，生活の質の改善は，セルトラリンがよかったと報告している．この試験でもアミトリプチリンは 1 日 75 mg が使用されている．Devos ら（2008）は，desipramine，citalopram（いずれも本邦未発売），プラセボの効果を二重盲検で調べているが，うつ症状にはどちらの抗うつ薬も有効であるが，desipramine の方が早くよくなるが，副作用の頻度は高かったと述べている．この調査でも desipramine は 1 日 75 mg，citalopram は 20 mg が使用されている．2009 年（Menza et al. 2009）にはノルトリプチリン（ノルトレン®），パロキセチン（パキシル®），プラセボの二重盲検試験が行われ，それぞれ 17 例，18 例，17 例の症例が割りつけられ，1 日最高維持量はノルトリプチリン 75 mg，パロキセチン 37.5 mg が投与された．有効率は，ノルトリプチリン 53％，パロキセチン 11％，プラセボ 24％で，ノルトリプチリンで有意に高く，パロキセチンはプラセボより悪く無効であった．

　選択的セロトニン再取り込み阻害薬のパーキンソン病のうつに対する二重盲検試験は，セルトラリン（ジェイゾロフト®）について行われ（Leentjen et al. 2003），症例数は実薬群 6 例，プラセボ群 6 例と極めて少ない．うつ症状は，Montgomery-Asberg Depression Rating Scale（MADRS）（Montgomery and Asberg, 1979）で調べてあるが，セルトラリン 100 mg 使用して全く両群間に有意差はない．選択的セロトニン再取り込み抑制薬は，パーキンソン病の運動症状に対する L-ドーパの作用を弱めるのではないかと心配されたことがあったが，その心配はない（Chung et al. 2005）．

　最近，ドパミンアゴニストのプラミペキソールには，抗うつ作用があることが二重盲検試験で確かめられている．Barone ら（2010）は，うつを伴うパー

表 5-9 パーキンソン病のうつに使用される薬物

分類	一般名	商品名	1日服用量	禁忌・主な副作用
ドパミンアゴニスト	Pramipexole	ビシフロール	1.5〜4.5 mg	表 4-1. 参照
三環系	Nortriptyline	ノリトレン	30〜75 mg	禁忌：緑内障, 尿閉, 心筋梗塞回復初期, MAOB 阻害薬とは併用しない. 副作用：口渇, 便秘, 吐き気, 排尿困難, 幻覚, 妄想, 眠気
	Amytriptyline	トリプタノール	30〜75 mg	
	Imipramine	トフラニル	30〜75 mg	
	Chlomipramine	アナフラニール	30〜75 mg	
SSRI	Sertraline	ジェイゾロフト	25〜75 mg	禁忌：MAOB 阻害薬とは併用しない. 副作用：吐き気, 幻覚, 錯乱, 眠気, 口渇, 便秘
	Paroxetine	パキシル	10〜40 mg	
	Fluvoxamine	デプロメール	30〜75 mg	

キンソン病 139 例のプラミペキソール治療群（最高維持量 1 日 3 mg）と 148 例のプラセボ群の比較を行い, Beck の depression inventory で, プラミペキソール群は 5.9, プラセボ群は 4.0 ポイントの改善を示し, その差は有意であった. UPDRS もそれぞれ 4.4, 2.2 ポイント下がったが, 改善の 80％はうつ症状の改善で, UPDRS の改善によるものは 20％であったと述べている. またセルトラリン（ジェイゾロフト®）との比較でもプラミペキソールに有意なうつ症状の改善を認めている（Barone et al. 2006）. 軽度のうつ状態には, プラミペキソールでパーキンソン症状とうつ状態両者の改善が期待できる. 表 5-9 にパーキンソン病のうつに使用される薬物ならびにその維持量をまとめてある.

　このような状況に鑑み, パーキンソン病に伴ううつの治療は, まずドパミンアゴニストを使用するのがよいのではないかと思う. ドパミンアゴニストを既に使用していてうつがよくならない場合, ドパミンアゴニストが副作用などで服用できない場合は, 三環系抗うつ薬が使用できる状況であれば, これを試すのがよいのではないかと思う. どちらも使用できない場合, SSRI を

試みるのがよいのではないかと思う．

三環系を使用する場合，本邦ではどれを使用しても，1日30mgから始めるのではないかと思う（欧米の二重盲検試験では75mgから）．二重盲検試験はないが，著者の経験ではイミプラミン（トフラニル®）が比較的使いやすいようで，副作用も少ない．三環系のもつ抗コリン作用は，パーキンソン症状に対しても多少の効果が期待できる．もちろん幻覚症状や認知症症状が強い場合は，三環系の使用は躊躇する．

●参考文献

Andersen J, Aabro E, Gulmann N, et al. Anti-depressive treatment in Parkinson's disease. A controlled trial of the effect of nortriptyline in patients with Parkinson's disease treated with L-DOPA. Acta Neurol Scand. 1980; 62: 210-9.

Antonini A, Tesei S, Zecchinelli A, et al. Randomized study of sertraline and Low-Dose amitriptyline in patients with Parkinson's disease and depression: Effect on Quality of Life. Mov Disord. 2006; 21: 1119-22.

Barone P, Scarzella L, Marconi R, et al. Pramipexole versus sertraline in the treatment of depression in Parkinson's disease. A national multicenter parallel-group randomized study. J Neurol. 2006; 253: 601-7.

Barone P, Poewe W, Albrecht S, et al. Pramipexole for the treatment of depressive symptoms in patients with Parkinson's disease: a randomised, double-blind, placebo-controlled trial. Lancet Neurol. 2010; 9: 573-80.

Beck AT, Ward C, Mendelson M. "Beck Depression Inventory (BDI)". Arch Gen Psychiatry. 1961; 4: 561-71.

Braak H, Ghebremedhin E, Rüb U, et al. Stages in the development of Parkinson's disease-related Pathology. Cell Tissue Res. 2004; 318: 121-34.

Chung KA, Carlson NE, Nutt JG. Short-term paroxetine treatment does not alter the motor response to levodopa in PD. Neurology. 2005; 64: 1797-8.

Devos D, Dujardin K, Poirot I, et al. Comparison of desipramine and citalopram treatments for depression in Parkinson's disease: A double-blind, randomized, placebo-controlled study. Mov Disord. 2008; 23: 850-7.

Eskow Jaunarajs KL, Angoa-Perez M, Kuhn DM, et al. Potential mechanisms underlying anxiety and depression in Parkinson's disease: consequences of l-DOPA treatment. Neurosci Biobehav Rev. 2011; 35: 556-64.

Gotham AM, Brown RG, Marsden CD. Depression in Parkinson's disease: a quantitative and qualitative analysis. J Neurol Neurosurg Psychiatry. 1986; 49: 381-9.

Hamilton M. Development of a rating scale for primary depressive illness. Br J Soc Clin Psychol. 1967; 6: 278-96.

Inoue T, Kitagawa M, Tanaka T, et al. Depression and major depressive disorder in patients with Parkinson's disease. Mov Disord. 2010; 25: 44-9.

Leentjens AF, Verhey FR, Luijckx GJ, et al. The validity of the Beck Depression Inventory as a screening and diagnostic instrument for depression in patients with Parkinson's disease. Mov Disord. 2000a; 15: 1221-4.

Leentjens AF, Verhey FR, Lousberg R, et al. The validity of the Hamilton and Montgomery-Asberg depression rating scales as screening and diagnostic tools for depression in Parkinson's disease. Int J Geriatric Psychiatry. 2000b; 15: 644-9.

Leentjens AFG, Vreeling FW, Luijckx GJ, et al. SSRIs in the treatment of depression in Parkinson's disease. Int J Geriatr Psychiatry. 2003; 18: 552-4.

Menza M, Dobkin RD, Marin H, et al. A controlled trial of antidepressants in patients with Parkinson disease and depression. Neurology. 2009; 72: 886-92.

Merschdorf U, Bergb D, Csotic I, et al. Psychopathological symptoms of depression in Parkinson's disease compared to major depression. Psychopathology. 2003; 36: 221-5.

Miyasaki JM, Shannon K, Voon V, et al. Practice parameter: evaluation and treatment of depression, psychosis, and dementia in Parkinson disease. (an evidence-based review). Report of the Quality Standards Subcommittee of the American Academy of Neurology. Neurology. 2006; 66: 996-1002.

Montgomery SA, Asberg M. A new depression scale, designed to be sensitive to change. Brit J Psychiatry. 1979; 134: 382-9.

Oguru M, Tachibana H, Toda K, et al. Apathy and depression in Parkinson disease. J Geriatr Psychiatry Neurol. 2010; 23: 35-41.

Ravina B, Camicioli R, Como PG, et al. The impact of depressive symptoms in early Parkinson disease. Neurology. 2007; 69: 342-7.

Reijnders JSAM, Ehrt U, Weber WEJ, et al. A systematic review of prevalence studies of depression in Parkinson's Disease. Mov Disord. 2008; 23: 183-9.

Starkstein SE, Bolduc PL, Mayberg HS, et al. Cognitive impairments and depression in Parkinson's disease: a follow up study. J Neurol Neurosurg Psychiatry. 1990; 53: 597-602.

Suzuki K, Miyamoto M, Miyamoto T, et al. Correlation between depressive symptoms and nocturnal disturbances in Japanese patients with Parkinson's disease. Parkinsonism Relat Disord. 2009; 15: 15-9.

Takahashi S, Mizukami K, Yasuno F, et al. Depression associated with dementia with Lewy bodies (DLB) and the effect of somatotherapy. Psychogeriatrics. 2009; 9: 56-61.

The Global Parkinson's Disease Survey (GPDS) Steering Committee. Factors impacting on quality of life in Parkinson's disease. Results from an international survey. Mov Disord. 2002; 17: 60-7.

3. アパシー(Apathy)

1) パーキンソン病のアパシー

アパシーとは,意欲・興味の減退の結果,動作・思考などの目的をもった行動の減退,感情の平坦化をいう(Starkstein et al. 2009).患者は1日何もせずボーッとしていることが多い.Starkstein ら(2009)によると,パーキンソン病でのアパシーの頻度を検討した論文は,2009 年までに4つあり,17～70%の頻度が報告されている.アパシーはうつ状態を伴って起きることが多いが,うつを伴わずに見られることも,12～39%と報告されている.Starkstein ら(2009)は,新たに 164 例のパーキンソン病,44 例の特発性うつ病,23 例のアルツハイマー病,26 例の健常成人の精神症状およびアパシースケールを用いた検討を行い,56 例(32%)のパーキンソン病にアパシーを認めた.このうち 83%の患者はうつを,56%の患者は認知症を合わせもっていた.164 例のパーキンソン病患者のうち,うつも認知症もなかった例は 40 例で,そのうち5例(13%)がアパシーをもっていた.

本邦では Oguru ら(2010)の調査があるが,アパシースケールと Beck のうつ病スケールで 150 名のパーキンソン病患者を調べて,アパシーは 60%

表 5-10 Apathy Rating Scale (≧14: apathetic, <14: non-apathetic)

	not at all	slightly	some	a lot
1. Are you interested in learning new things?	3	2	1	0
2. *Does anything* interest you?	3	2	1	0
3. Are you concerned about your condition?	3	2	1	0
4. Do you put much effort into things?	3	2	1	0
5. Are you looking for something to do?	3	2	1	0
6. Do you have plans and goals for the future?	3	2	1	0
7. Do you have motivation?	3	2	1	0
8. Do you have energy for daily activities?	3	2	1	0
	a lot	some	slightly	not at all
9. Does someone have to tell you what to do each day?	3	2	1	0
10. Are you indifferent to things?	3	2	1	0
11. Are you unconcerned with many things?	3	2	1	0
12. Do you need a push to get started on things?	3	2	1	0
13. Are you neither happy nor sad just in between?	3	2	1	0
14. Would you consider yourself apathetic?	3	2	1	0

に，うつは56％に見られ，全症例のうち43％はうつを伴ったアパシーであり，アパシーのみの例は150名の17％，うつのみの症例は150名の13％であったという．

これらの所見からアパシーはうつまたは認知症が原因となることが多いが，単独で見られる症例もあることがわかる．

表5-11 Apathy Rating sclae 日本語版（≧14：無欲状態，＜14：正常）

	いいえ	少しは	かなり	とても
1. 新しいことを学びたいと思いますか？	3	2	1	0
2. 何か興味をもっていることはありますか？	3	2	1	0
3. 健康状態に関心はありますか？	3	2	1	0
4. 物事に打ち込めますか？	3	2	1	0
5. いつも何かしたいと思っていますか？	3	2	1	0
6. 将来のことについての計画や目標を持っていますか？	3	2	1	0
7. 何かやろうとする意欲はありますか？	3	2	1	0
8. 毎日を張り切って過ごしていますか？	3	2	1	0

	はい	かなり	少しは	いいえ
9. 毎日何をしたらいいか誰かに言ってもらわなければなりませんか？	3	2	1	0
10. 物事に無関心ですか？	3	2	1	0
11. 関心をひかれるものが何もないですか？	3	2	1	0
12. 誰かに言われないと何もしませんか？	3	2	1	0
13. 楽しくなく，悲しくもなくその中間くらいの気持ちですか？	3	2	1	0
14. 自分自身にやる気がないと思いますか？	3	2	1	0

（北里大学リハビリテーション 横関真理，前田真治，翻訳）

2）パーキンソン病におけるアパシーの診断

診断には評価スケールがよく使用される．アパシーの評価スケールは4種発表されているが，Movement Disorder の特別委員会でどのスケールがアパシーをよく評価するかの検討を行い，アパシースケール（Starksein et al. 1992）（表5-10）を使用するのがよいとの結論がだされている（Leentjens et al. 2008）．これは14項目総点42点からなる評価尺度で，16点以上でアパシーがあると診断される．日本語訳も出版されている（表5-11）．ただし，う

つおよび認知症に関する評価スケールによる検索を行い，うつまたは認知症によるアパシーでないかどうかの検討が必要である．

3）アパシーの責任病巣・発症機序

アパシーの発症機序はよくわかっていない．大脳辺縁系，および線条体・視床・大脳皮質の障害が想定されているが，責任病巣は依然不明である（Leentjens et al. 2008）．大脳基底核の障害で，前頭前野の活性化がうまくゆかなくておきるのではないかとの考えも出されている（Levy and Czernecki 2006）．

4）パーキンソン病に伴うアパシーの治療

うつや認知症を伴う場合は，その治療をまず充分行う．それもよくならない場合や，アパシーのみがでている場合は，アセチルコリンエステラーゼ阻害薬，L-ドーパ，ドパミンアゴニスト，塩酸アマンタジン，モノアミン酸化酵素阻害薬，メチルフェニデートなどが試みられるが，アセチルコリンエステラーゼ阻害薬を除くと，アパシーに対する効果の確立したものはない（Drijgers et al. 2009）．中枢神経の stimulant であるメチルフェニデートや，admoxetine（選択的ドパミン再取り込み阻害薬）に期待する向きもある（Personal communication with Prof. Christopher Goetz）．

●参考文献

Drijgers RL, Aalten P, Winogrodzka A, et al. Pharmacological treatment of apathy in neurodegenerative diseases: A systematic review. Dement Geriatr Cogn Disord. 2009; 28: 13-22.

Leentjens AFG, Dujardin K, Marsh L, et al. Apathy and anhedonia rating scales in Parkinson's disease: Critique and recommendations. Mov Disord. 2008; 23: 2004-14.

Levy R, Czernecki V. Apathy and the basal ganglia. J Neurol. 2006; 253 Suppl 7: VII54-61.

Oguru M, Tachibana H, Toda K, et al. Apathy and depression in Parkinson disease. J Geriatr Psychiatry Neurol. 2010; 23: 35-41.

Starkstein SE, Mayberg HS, Preziosi TJ, et al. Reliability, validity, and clinical correlates of apathy in Parkinson's disease. J Neuropsychiatry Clin Neurosci. 1992; 4: 134-9.

Starkstein SE, Merello M, Jorge R, et al. The syndromal validity and nosological position of apathy in Parkinson's disease. Mov Disord. 2009; 24: 1211-6.

4．アネドニア（Anhedonia）

1）パーキンソン病におけるアネドニア

アネドニアとは，ふつうの人が楽しいと感じるようなことに楽しみを感じなくなる現象である．アパシーの部分症状であり，うつや認知症が原因のこともあるが，アネドニアのみを呈することもある．パーキンソン病での頻度は，Isellaら（2003）は，25例のパーキンソン病と25例の対照で，40％のパーキンソン病患者に見られたと報告，最近の657例のパーキンソン病患者の統計では，うつ症状は69％，アネドニアは45.7％に見られ，うつ症状を呈した患者の79.7％に見られたとの報告がある（Lemke et al. 2005）．本邦では，100例のパーキンソン病患者と性・年齢を一致させた対照症例で検討し，パーキンソン病患者の10％，対照患者の2.7％にアネドニアが見られたという（Fujiwara et al. 2011）．海外よりははるかに低いデータである．

2）アネドニアの診断

アネドニアは評価スケールに従って診断される．これまでアネドニアの評価スケールは2種発表されているが，Movement Disorderの特別委員会で評価して，Snaith-Hamilton Pleasure Scale（Snaith et al. 1995，表5-12）の使用が示唆されている（Leentjens et al. 2008）．Snaithらのものは日本語訳が発表され（表5-13），そのvalidationも行われている（Nagayama et al. 2012）．常にうつや認知症のためではないかと考えること，あるいはアパシーの部分症状としてでているのではないかと考えることも大切である．

3）アネドニアの責任病巣・発症機序

これはわかっていないが，mesocortical dopamine systemの機能低下を考える説がある（Isella et al. 2003）．

4）アネドニアの治療

うつや認知症が根底にあるときはその治療をまず行う．どちらも根底にないときは，パーキンソン病の治療を十分行うことが大切である．アネドニア

表 5-12 Anhedonia Rating Scale (≧3: anhedonic, ≦2: non-anhedonic)

	Disagree	Agree
1. I would enjoy my favorite television or radio program:	1	0
2. I would enjoy being with my family or close friends:	1	0
3. I would find pleasure in my hobbies and pastimes:	1	0
4. I would be able to enjoy my favourite meal:	1	0
5. I would enjoy a warm bath or refreshing shower:	1	0
6. I would find pleasure in the scent of flowers or the smell of a fresh sea breeze or freshly baked bread:	1	0
7. I would enjoy seeing other people's smiling faces:	1	0
8. I would enjoy looking smart when I have made an effort with my appearance:	1	0
9. I would enjoy reading a book, magazine or newspaper:	1	0
10. I would enjoy a cup of tea or coffee or my favourite drink:	1	0
11. I would find pleasure in small things, e.g. bright sunny day, a telephone call from a friend:	1	0
12. I would be able to enjoy a beautiful landscape or veiw:	1	0
13. I would get pleasure from helping others:	1	0
14. I would feel pleasure when I receive praise from other people:	1	0

に特化した治療法はないが，うつの合併が多いことと，うつにプラミペキソールが有効であることから，プラミペキソールをおす意見もある（Lemke et al. 2005）．

表5-13 Snaith-Hamilton Pleasure Scale（SHAPS-J）の日本語版

以下の質問を注意深くお読みいただき，ここ2, 3日を振り返って，あなたの気持ちによく当てはまるところに○をご記入ください

1	私は好きなテレビやラジオ番組を鑑賞するのを楽しめます	1	楽しめない	0	楽しめる
2	私は家族や気の合う仲間と過ごすのを楽しめます	1	楽しめない	0	楽しめる
3	私は趣味や娯楽に楽しみを感じます	1	楽しめない	0	楽しめる
4	私は好きなものを食べるときに幸せを感じます	1	幸せを感じない	0	幸せを感じる
5	私は入浴やシャワーですっきりすると気持ちよく感じます	1	気持ちよくない	0	気持ちよい
6	私は花の香り，爽やかな自然の香り，出来立ての食事のにおいを心地よく感じます	1	心地よくない	0	心地よい
7	私は人々の笑顔を見るとうれしくなります	1	うれしくならない	0	うれしくなる
8	私はおしゃれをするのを楽しめます	1	楽しめない	0	楽しめる
9	私は読書をしたり，雑誌や新聞を読むのを楽しめます	1	楽しめない	0	楽しめる
10	私はお茶の時間を楽しめます	1	楽しめない	0	楽しめる
11	私は晴れた日や友人とのおしゃべりなど，日常のなにげない事を楽しいと思います	1	楽しいと思わない	0	楽しいと思う
12	私はきれいな景色を見るとうれしくなります	1	うれしくならない	0	うれしくなる
13	私は人の役に立ったときにうれしく思います	1	うれしくない	0	うれしい
14	私は人から誉められると良い気分になります	1	良い気分にならない	0	良い気分になる

点数の合計が3またはそれ以上の場合anhedoniaと判定する

Nagayama et al. Int Med 2012; 51: 865-9 より引用．Nagayamaらのオリジナルでは回答は4段階に設定されている．例えば1の質問には，少しも楽しめない，楽しめない，楽しめる，とても楽しめるなどある．採点は肯定的な答えが0，否定的な答えが1と設定されているので，この表には肯定的な答え・否定的な答えを一緒にして示してある．

●参考文献

Fujiwara S, Kimura F, Hosokawa T, et al. Anhedonia in Japanese patients with Parkinson's disease. Geriatr Gerontol Int. 2011; 11: 275-81.

Isella S, Iurlaro S, Piolti R, et al. Physical anhedonia in Parkinson's disease. J Neurol Neurosurg Psychiatry. 2003; 74: 1308-11.

Leentjens AFG, Dujardin K, Marsh L, et al. Apathy and anhedonia rating scales in Parkinson's disease: Critique and recommendations. Mov Disord. 2008; 23: 2004-14.

Lemke MR, Brecht HM, Koester J, et al. Anhedonia, depression, and motor functioning in Parkinson's disease during treatment with pramipexole. J Neuropsychiat Clin Neurosci. 2005; 17: 214-20.

Lemke MR, Brecht HM, Koester J, et al. Effects of the dopamine agonist pramipexole on depression, anhedonia and motor functioning in Parkinson's disease. J Neurol Sci. 2006; 248: 266-70.

Nagayama H, Kubo S, Hatano T, et al. Validity and reliability assessment of a Japanese version of the snaith-hamilton pleasure scale. Intern Med. 2012; 51: 865-9.

Snaith RP, Hamilton M, Morley S, et al. A scale for the assessment of hedonic tone the Snaith-Hamilton Pleasure Scale. Br J Psychiatry. 1995; 167: 99-103.

F 疲労

1）パーキンソン病における疲労（Fatigue）

　疲労はここでは，それに見合う精神障害・運動障害がないのに精神活動あるいは動作・運動を開始し，それを継続して遂行することの困難さをいう（Lou et al. 2001; Friedman et al. 2007）．精神活動の疲労と肉体活動の疲労とは相関せず，パーキンソン病患者は2つの疲労を持つと考えられる（Lou et al. 2001）．疲労は非運動症状の1つとされているが，肉体活動の疲労では，動作緩慢との異同が問題となろう．

　パーキンソン病における疲労は，よくある非運動症状の1つで，その頻度は33～58％といわれる．疲労は運動症状，日常生活の質に影響する重要な因子である（Friedman et al. 2010）．本邦からの調査では，認知症のない361名の患者の41.8％が疲労を経験しており，パーキンソン病睡眠スケール（PDSS）およびPDQ-39と関連したが，うつスケール（Zungの自己評価うつスケール）とは関連しなかったと報告されている（Okuma et al. 2009）．しかし，海外からの報告では，うつとは相関するという報告，しないという報告両者が出されている．また睡眠とは相関しないとのデータもある（Friedman et al. 2007）．

　パーキンソン病における疲労の理解はまだ浅い．疲労は他の中枢神経疾患でも見られ，特に多発性硬化症では注目されている．パーキンソン病の場合，うつ，アパシー，アネドニア，認知症，動作緩慢がどのくらい関与しているかを考えながら，疲労を見てゆくことが大切であろう．運動症状の発症前から見られることもある．

2）疲労の診断

　疲労の診断には一般にスケールが用いられる．Movement Disorder Societyの特別委員会で，疲労の診断に用いられてきたスケールを色々検討して，Fatigue Severity Sclae（FSS）（Krupp et al. 1989）（表5-14）とParkinson Fatigue Scale（PFS）（Brown et al. 2005）（表5-15）が，疲労のスクリーニングと重症度の判定に有用であるとその使用が推奨されている（Friedman et

表 5-14 Fatigue Severity Scale (≧36: Fatigue (+))

During the past week, I have found that:	Disagree<--------->Agree
My motivation is lower when I am fatigued.	1 2 3 4 5 6 7
Exercise brings on my fatigue.	1 2 3 4 5 6 7
I am easily fatigued.	1 2 3 4 5 6 7
Fatigue interferes with my physical functioning.	1 2 3 4 5 6 7
Fatigue causes frequent problems for me.	1 2 3 4 5 6 7
My fatigue prevents sustained physical functioning.	1 2 3 4 5 6 7
Fatigue interferes with carrying out certain duties and responsibilities.	1 2 3 4 5 6 7
Fatigue is among my three most disabling symptoms.	1 2 3 4 5 6 7
Fatigue interferes with my work, family, or social life.	1 2 3 4 5 6 7
Total Score:	/63

(Krupp et al. 1989)

al. 2010).どちらも患者さんがつけるスケールで,FSS の場合は 36 点以上が疲労ありと判定され,PFS の場合は 16 の質問各項目の平均値を求め,それが 3.3 以上の場合に疲労が問題であると判定する.

3) 疲労の責任病巣・発症機序

責任病巣,発症機序も不明である.疲労は無動とはリンクせず,パーキンソン病の非運動症状の 1 つであるとの考え方が一般的である.

4) パーキンソン病における疲労の治療

確立したものはない.まずはパーキンソン病の薬物治療を十分行うことが大切であろう.本邦からプラミペキソール使用で疲労が軽くなるとの報告がある(Morita et al. 2011).

表 5-15 Parkinson's Disease Fatigue Scale

	Strongly disagree	Disagree	Do not agree or disagree	Agree	Strongly agree
01. I have to rest during the day.	1	2	3	4	5
02. My life is restricted by fatigue.	1	2	3	4	5
03. I get tired more quickly than other people I know.	1	2	3	4	5
04. Fatigue is one of my three worst symptoms.	1	2	3	4	5
05. I feel completely exhausted.	1	2	3	4	5
06. Fatigue makes me reluctant to socialize.	1	2	3	4	5
07. Because of fatigue it takes me longer to get things done.	1	2	3	4	5
08. I have a feeling of "heaviness."	1	2	3	4	5
09. If I was not so tired I could do more things.	1	2	3	4	5
10. Everything I do is an effort.	1	2	3	4	5
11. I lack energy for much of the time.	1	2	3	4	5
12. I feel totally drained.	1	2	3	4	5
13. Fatigue makes it difficult for me to cope with everyday activities.	1	2	3	4	5
14. I feel tired even when I have not done anything.	1	2	3	4	5
15. Because of fatigue I do less in my day than I would like.	1	2	3	4	5
16. I get so tired I want to lie down wherever I am.	1	2	3	4	5
Total					
Total/16=	Cut off point 3.3, 3.3 or greater: fatigue is a problem.				

(Brown et al. 2005)

●参考文献

Brown RG, Dittner A, Findley L, et al. The Parkinson fatigue scale. Parkinsonism Relat Disord. 2005; 11: 49-55.

Friedman JH, Brown RG, Comella C, et al. Fatigue in Parkinson's disease: A review. Mov Disord. 2007; 22: 297-308.

Friedman JH, Alves G, Hagell P, et al. Fatigue rating scales critique and recommendations by the Movement Disorders Society task force on rating scales for Parkinson's disease. Mov Disord. 2010; 25: 805-22.

Krupp LB, LaRocca NG, Muir-Nash J, et al. The fatigue severity scale. Application to patients with multiple sclerosis and systemic lupus erythematosus. Arch Neurol. 1989; 46: 1121-3.

Lou JS, Kearns G, Oken B, et al. Exacerbated physical fatigue and mental fatigue in Parkinson's disease. Mov Disord. 2001; 16: 190-6.

Morita A, Okuma Y, Kamei S, et al. Pramipexole reduces the prevalence of fatigue in patients with Parkinson's disease. Intern Med. 2011; 50: 2163-8.

Okuma Y, Kamei S, Morita A, et al. Fatigue in Japanese patients with Parkinson's disease: a study using Parkinson fatigue scale. Mov Disord. 2009; 24: 1977-83.

G 精神障害

1．幻覚

1）パーキンソン病における幻覚

　幻覚は大部分幻視であるが，稀に幻聴，体感幻覚がある．幻覚は，実際にいないのに物が見える異常である．最初はそこに誰かいるように感じる，あるいは後ろを誰か通ったように感じる．実際には見えない．このような感じは，昼間に起きることが多い．次には夜間トイレなどで目が覚めた時，廊下に何か動物がうずくまっているように見えたり，柱の時計などの出っ張りが人の顔に見えたり，カーテンが人の姿に見えたりする幻視である．これは最初の間はじっと見つめているとすぐ消える．昼間に出現する幻視は，知らない人が大勢部屋の中に入ってきたり，ベッドに女の人が寝ているとか，男の人が寝ている，ごはんがウジのように見えたりする幻視である．また壁の小さなゴミなどが動き出して虫のように見えることがある．

　幻聴は少ないが，音楽のメロディーが聞こえることがある．皮膚に何かがふれたような感覚は極めて少ない．

2）幻覚の原因

　幻視の原因は，薬物の過剰が誘因となることが多いが，実際は病気の進展により，脳が幻視を起こしやすい状況に変わってきていることがあげられる（Gilade et al. 2000）．原因となっている薬物を減量すると幻視は消えることが多い．しかし，それによりパーキンソン症状が悪くなることが多いので，減らすか減らさないかは慎重な判断が必要である．L-ドーパとドパミンアゴニストは，あらゆる幻覚を起こしうる．シンメトレル®は，壁の小さなしみが虫のように動き始める幻覚が多い．

　幻覚は認知症症状を合併すると起きやすくなる（Gilade et al. 2000）．稀ではあるが，きれいな幻視がでることがある．視野いっぱいに広がり，物語のような内容の幻視がでて，患者もそれを楽しむことがある．このような幻視は，peduncular hallucinosis と呼ばれる（Manford and Andermann 1998）．

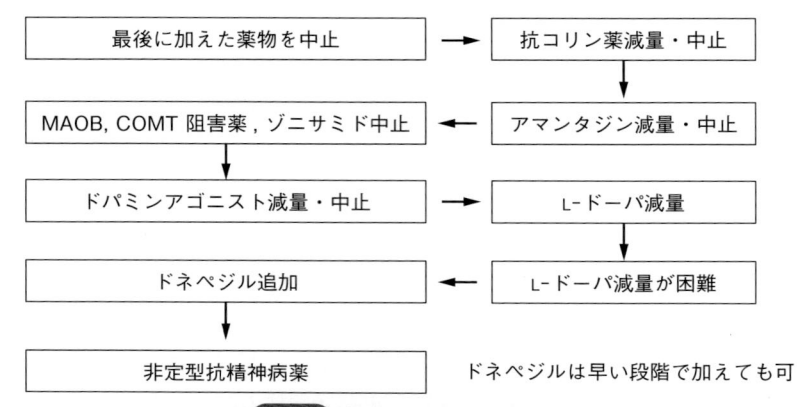

```
┌─────────────────────────┐     ┌─────────────────────┐
│   最後に加えた薬物を中止   │ ──→ │  抗コリン薬減量・中止  │
└─────────────────────────┘     └─────────────────────┘
                                           │
                                           ↓
┌─────────────────────────┐     ┌─────────────────────┐
│ MAOB, COMT阻害薬,ゾニサミド中止 │ ←── │  アマンタジン減量・中止 │
└─────────────────────────┘     └─────────────────────┘
          │
          ↓
┌─────────────────────────┐     ┌─────────────────────┐
│  ドパミンアゴニスト減量・中止 │ ──→ │     L-ドーパ減量     │
└─────────────────────────┘     └─────────────────────┘
                                           │
                                           ↓
┌─────────────────────────┐     ┌─────────────────────┐
│      ドネペジル追加       │ ←── │   L-ドーパ減量が困難  │
└─────────────────────────┘     └─────────────────────┘
          │
          ↓
┌─────────────────────────┐
│     非定型抗精神病薬      │     ドネペジルは早い段階で加えても可
└─────────────────────────┘
```

図 5-6 幻覚・妄想の治療方針

出てもすぐ消える幻覚で本人が幻覚と意識している場合は放置してもよい.

3) 幻覚の病態生理・責任病巣

幻覚は後頭葉皮質の異常で起きるのではないかと推定される. 後頭葉に器質的障害が起きるわけではないが, 幻覚のある患者では, 後頭葉の血流が落ちていることが報告されている (Boecker et al. 2007). 血流低下は機能が低下していることを意味するが, なぜ低下するかはよくわかっていない. Meynert 基底核からのアセチルコリン性ニューロンは, 全皮質に投射しているが, 後頭葉への投射が比較的少ないために, Meynert 基底核の障害の影響がでやすいためではないとの考え方もある.

4) 幻覚の治療

誰かが通ったようなきがするとか, 夜間に幻覚がでてもじっと見ているとすぐ消えるような幻覚は治療の必要がない. 患者さんに心配のないことをよく説明すればよい. 昼間でる幻覚でも, じっとみているとすぐ消えるようなものは心配ないが, 暫く続く場合, 幻覚の内容に応じて異常行動が見られる場合, ご飯がウジのように見える場合は, 治療の必要がある. 治療の方針は, その幻覚が起きる少し前に追加した薬物があれば, それを中止する. その他の場合は, 幻覚を起こしやすく, パーキンソン病症状の改善に比較的役立たないような薬物から減量ないし中止していゆく. その順番はおおよそ, 抗コリン薬, 塩酸アマンタジン (シンメトレル®), セレギリン (エフピー錠®),

エンタカポン（コムタン®），ゾニサミド（トレリーフ®），ドパミンアゴニスト，L-ドーパであろう（図5-6）．それぞれの薬物を中止したときパーキンソン症状が悪化していないか注意する．薬物を減量できない時は，ドネペジル（アリセプト®）を追加する．それでも駄目な時は，クエチアピン（セロクエル®）を追加する．クエチアピンは，ドパミンD_2受容体の選択的阻害薬であるが，長く受容体には結合していないので，パーキンソン症状はそれほどは悪化させない．しかし，眠気を起こすことが多く，患者にはあまり喜ばれない薬物である．妄想に移行しそうな幻覚は，多少パーキンソン症状が悪化しても，薬物の減量を計るべきである．

● 参考文献

> Boecker H, Ceballos-Baumann AO, Volk D, et al. Metabolic alterations in patients with Parkinson disease and visual hallucinations. Arch Neurol. 2007; 64: 984-8.
>
> Gilade N, Treves TA, Paleacu D, et al. Risk factors for dementiak depression and psychosis in long-standing Parkinson's disease. J Neural Transm. 2000; 107: 59-71.
>
> Manford M, Andermann F. Complex visual hallucinations. Clinical and neurobiological insights. Brain. 1998; 121: 1819-40.

2．妄想と精神症（Psychosis）

1）パーキンソン病の妄想・精神症

妄想は間違った思いこみである．例えば財布をとられたと思って警察に電話するとか，主人に女がいるに違いないと思いこむとかである．これらは，妄想の内容に従って行動するので，異常行動が現れる．妄想は幻覚に比べると頻度はずっと少ない．全パーキンソン病患者の5％くらいとの調査がある（Fénelon and Alves 2010）．また妄想は病初期には稀で，ある程度進行してから出現する（Papapetropoulos and Mash 2005）．妄想がでるような患者では，認知症症状がでていることが多く，興奮，見当識障害，異常行動，乱暴行為，性的行動の異常亢進などを伴い精神症（psychosis）に進展することも多い．

2）パーキンソン病の妄想・精神症の原因

薬物のちょっとした変更が引き金になることが多い．高温・多湿，脱水，感冒などの合併症も誘因となる．さらに認知症があると，昼夜逆転，不眠なども引き金になる（Friedman 2010）．

3）パーキンソン病の妄想・精神症の診断

妄想，異常行動，見当識障害があって疎通性が低下した場合には精神症の発症を考える．

4）パーキンソン病の妄想・精神症の治療

妄想の治療には抗パーキンソン病薬の減量が必要である．幻覚の治療に示した手順に従って減量する（図5-6）．減量にて改善しない場合は，クエチアピン（セロクエル®）40〜200 mg/日を使用する．L-ドーパはパーキンソン症状が極端に悪化しない程度に残しておく．重篤な場合は，精神症と考え入院，点滴を加えて治療を行い，リスペリドン（リスパダール®）の使用もやむをえない（1〜6 mg/日）．リスパダール®を用いるとパーキンソン症状は悪化するので，その間に歩行困難が進行しないような注意，転倒を防止する，誤嚥を避けるなどの注意が必要である．定型的抗精神病薬の使用は極力避ける．経口投与ができない場合は，ハロペリドール（セレネース®）1〜3 mg/日の筋注を短期間行うこともやむをえない．リスパダール®，セレネース®を使用するとパーキンソン症状は悪化する．この間骨折，誤嚥の発生に注意する．またリハビリテーションを行いパーキンソン症状の悪化に対処する．薬物治療でよくならない場合は，電気痙攣療法（modified electroconvulsive therapy）を行うこともある．

●参考文献

Fénelon G, Alves G. Epidemiology of psychosis in Parkinson's disease. J Neurol Sci. 2010; 289: 12-7.

Friedman JH. Parkinson's disease psychosis 2010: a review article. Parkinsonism Relat Disord. 2010; 16: 553-60.

Papapetropoulos S, Mash DC. Psychotic symptoms in Parkinson's disease. From description to etiology. J Neurol. 2005; 252: 753-64.

H Impulse control disorder と Dopamine dysregulation syndrome

1. Impulse control disorder

1) パーキンソン病の Impulse control disorder (ICD)

ICD とは，衝動や欲望を抑えられずに，本人または他人に危険な行動をしてしまう現象である．パーキンソン病に見られるものには，病的賭博，病的買い物，病的摂食，病的性欲亢進であるが（表5-16），さらに DSM-Ⅳには，Kleptomania（窃盗癖），Pyromania（放火癖），Tricillomania（抜毛癖）とその他の爆発的行動異常があげられている．病的賭博は，欧米ではスロットマシンが多いが，本邦ではパチンコが多い．100万円もパチンコですってしまうことがある．

2) Impulse control disorder の発症機序・責任病巣

ICD を起こす人はその発症前からそのような性格傾向があるといわれる．比較的若年で，目新しいことを求める傾向（novalty seeking），さらにドパミンアゴニストの使用が契機になることがある．D3 アゴニスト作用のあるプラミペキソール，ロピニロールで起きやすいといわれる（Perez-Lloret et al. 2010; Weintraub et al. 2010a）．また賭博行為や買い物行為から快感を得られることが多く，ドパミン受容体刺激による現象と考えられている．線条体の受容体というよりは，mesolimbic region のドパミン受容体刺激と考えられ（Perez-Lloret et al. 2010），D3 受容体アゴニスト作用の強いプラミペキ

表5-16 パーキンソン病における Impulse control disorder と Dopamine dysregulation syndrome

Impulse control disorder	Dopamine dysregulation syndrome
Pathological gambling Hypersexual behavior Pathological shoping Binge eating	Levodopa addiction Punding

ソール，ロピニロールが起こしやすいことと関連しているのではないかと考えられる．

3）Impusle control disorder の治療

ドパミンアゴニストを使用中に起きたら，それを漸減・中止することである．もしパーキンソニズムが悪くなるなら，L-ドーパを増量する．塩酸アマンタジンが効果があるという報告もある（Weintraub et al. 2010b）．海外のデータでは，ゾニサミドが有効であったとの報告（25 mg から 200 mg まで漸増）もある（Bermejo et al. 2010）．性衝動亢進のような他人に迷惑をかけるような行動がある場合には，L-ドーパも徐々に減量して，動けないようにすることも必要である．

2．Dopamine dysregulation syndrome

決められた以上に L-ドーパまたはドパミンアゴニストを欲しがる現象である．欲しがるのみでなく，自分で必要以上の高用量を服用することもある．高用量のドパミン性薬物を服用することにより精神的高揚感を感じることが多い．ウェアリングオフの出現している患者に多く見られ，オフを短く，軽くしたいという願望がある．オンになるとジスキネジアが著明に見られ，さらに興奮，hypomania，攻撃的になることもあり，病的賭博，病的買い物，病的飲食に走ることもある．これらの症状は今日 Impulse control disorder と位置づけられている（O'Sullivan et al. 2009）．

1）Dopamine dysregulation syndrome（DDS）の発症機序

Dopamine dysregulation syndrome の発症には，飲酒を好む，麻薬中毒の既往がある，新しいことを求める傾向が強い（novalty seeking）などの性格傾向がある人がなりやすいといわれる．抗パーキンソン病薬を異常に高用量使用することからくる快感は mesolimbic dopaminergic system の過剰刺激によると考えられている．また比較的若年発症者がなりやすいといわれる（O'Sullivan et al. 2009）．

薬物では L-ドーパが原因となることが最も多いが，アポモルフィンや経口ドパミンアゴニストが原因となることもある．吸収の早いことが快感につながると思われる．PET を用いて L-ドーパによるドパミンの分泌を DDS のあ

るパーキンソン病とそうでないパーキンソン病患者で比較した試験では，DDSのある患者の方がL-ドーパによるドパミンの分泌が腹側線条体で高かったとの報告がある（Evans et al. 2006）．DDSも以下に述べるICD，pundingにもある程度の共通性があり，報酬系をつかさどるmesolimbic systemの過剰興奮が根底にある可能性がある．

2）Dopamine dysregulation syndromeの治療

L-ドーパを減量し，パーキンソニズムの悪化に対してはドパミンアゴニストを増量する．さらに生活が乱れていることが多いので，家族・介護者はDDSの存在を意識して，患者の生活の質の向上に努める．

3．パーキンソン病のpunding

Pundingは，複雑で常同的な行動異常である．その内容は，細かいものを整理したり，引出しの中のものを入れたり出したり，細かいものを集めたり，どこへ行くともなく運転を続けたり，歩き回ったり，文字を延々と書き綴ったり，模様や小さな絵を描き続けたり，一日中パソコンに向かっていたりする（Fasano et al. 2006；Miwa and Kondo 2005；O'Sullivan et al. 2009）．これらの動作をやめられないことが特徴で無理にやめさせるとストレスが発生する．ひどい場合は，家族との軋轢，社会との隔絶，不眠にいたることもある．

Pundingは最初アンフェタミン中毒の患者に見られた．Pundingとはスエーデン語の俗語でまぬけとかでくの坊の意味である．アンフェタミン中毒の場合，pundingには恍惚感を伴うが，パーキンソン病の場合は快感ではなくて，強迫的にpundingをしてしまう（O'Sullivan et al. 2009）

1）パーキンソン病におけるpundingの発症機序

必要以上のドパミン性薬物の使用が，衝動性の亢進，若年発症がリスクになるが（Lawrence et al. 2007），pundingの発症機序は十分わかっていない．mesolimbic dopaminergic systemの可塑性に変化を来しているのではないかとの考えがある（Silveira-Moriyama et al. 2008）．Miwaら（2004）はクエチアピン（セロクエル®）が誘因となったのではないかと考えられるpundingの2症例を報告し，クエチアピンが5HT2受容体に親和性の高いことから，セロトニン受容体の刺激が誘因になった可能性をあげている．

2）パーキンソン病における punding の治療

L-ドーパまたはドパミンアゴニストを徐々に減量し，昼間他のことに注意を向けるよう指導する．家族・介護者が punding のあることを理解して，それに従事しないよう注意することが大切である．不眠を起こしてないかを聞き，ある場合には十分な睡眠薬の服用を勧める．最近塩酸アマンタジンの使用が punding の治療に有効であったとの報告があり，1 日 150〜300 mg を試みてもよい（Kashihara and Imamura 2008）．また quetiapine で改善した症例の報告もある（Miwa and Kondo 2005）．

●参考文献

Bermejo PE, Ruiz-Huete C, Anciones B. Zonisamide in managing impulse control disorders in Parkinson's disease. J Neurol. 2010; 257: 1682-5.

Diagnostic and Statistical Manual of Mental Disorders, Fourth Edition (DSM-Ⅳ). the American Psychiatric Association.

Evans AH, Pavese N, Lawrence AD, et al. Compulsive drug use linked to sensitized ventral striatal dopamine transmission. Ann Neurol. 2006; 59: 852-8.

Fasano A, Elia AE, Soleti F, et al. Punding and computer addiction in Parkinson's disease. Mov Disord. 2006; 21: 1217-75.

Kashihara K, Imamura T. Amantadine may reverse punding in Parkinson's disease: observation in a patient. Mov Disord. 2008; 23: 129-30.

Lawrence AJ, Blackwell AD, Barker RA, et al. Predictors of punding in Parkinson's disease: Results from a questionnaire survey. Mov Disord. 2007; 22: 2339-45.

Miwa H, Morita S, Nakanishi I, et al. Stereotyped behaviors or punding after quetiapine administration in Parkinson's disease. Parkinsonism Relat Disord. 2004; 10: 177-80.

Miwa H, Kondo T. Increased writing activity in Parkinson's disease: a punding-like behavior? Parkinsonism Relat Disord. 2005; 11: 323-5.

O'Sullivan SS, Evans AH, Lees AJ. Dopamine dysregulation syndrome. An overview of its epidemiology, mechanisms and management. CNS Drugs. 2009; 23: 157-70.

Perez-Lloret S, Bondon-Guitton E, Rascol O, et al. Adverse drug reactions to dopamine agonists: a comparative study in the French Pharmacovigilance Database. Mov Disord. 2010; 25: 1876-80.

Silveira-Moriyama L, Evans AH, Katzenschlager R, et al. Punding and

dyskinesias. Mov Disord. 2006; 21: 2214-7.
Weintraub D, Koester J, Potenza MN, et al. Impulse control disorders in Parkinson disease: a cross-sectional study of 3090 patients. Arch Neurol. 2010a; 67: 589-95.
Weintraub D, Sohr M, Potenza MN, et al. Amantadine use associated with impulse control disorders in Parkinson disease in cross-sectional study. Ann Neurol. 2010b; 68: 963-8.

I 認知障害

1．パーキンソン病における認知症
（Parkinson's Disease with Dementia）

1）パーキンソン病における認知症の頻度

　パーキンソン病における認知症は，パーキンソン病の非運動症状の中で最後に現れる異常である．早い場合は，運動症状がでて1年くらいで出現する場合もあるが，普通は10年以上たってから出現する（Aarsland et al. 2003）．高齢発症者ほど運動症状が出現してから認知症の発現までの期間が短い．若年発症者は罹病期間が長くなっても認知症の頻度は低い（Schrag et al. 1998）．パーキンソン病の認知症の頻度は，大部分時点有病率（cross sectional study）であるが，Emre らの総説によると（2007），厳密にレビー小体型認知症を除外して，パーキンソン病における認知症の頻度は，1,832例中575例，31.5％であったという．その他にも48％（Hobson and Meara 2004），23％（Athey et al. 2005），22％（de Lau et al. 2005）という数字が報告されている．一方長く経過しても認知症が出現しない症例もある．パーキンソン病患者の生涯にわたる認知症の頻度は調査が難しいが，発症から15年経過した時点での認知症48％（Hely et al. 2005），8年間の累積有病率78％であったとの報告がある（Aarsland et al. 2003）．発症15年での認知症の時点有病率が48％ということは，約半数は15年たっても認知症には至っていないことを意味するであろう．

2）パーキンソン病における認知症の特徴

　パーキンソン病の認知症の特徴は，遂行障害である（Litvan et al. 1991；Emre et al. 2007）．遂行障害とは，概念形成の障害，いくつかの手順を踏む行動を計画することの障害，行動計画を遂行することの障害，問題を解決することの障害，概念を切り替えてゆくことの障害などを含む．例えば認知症を伴うパーキンソン病では，マカロニグラタンを作るのにどのような材料が必要か，どのような手順で料理を行えばよいかが難しくなる．実験や経理の手順を順序よく考え，施行することが困難になる．例えば動物の名前をできる

だけ沢山あげるように命ずると，家のまわりの動物から始め，次に概念をシフトさせて動物園やアフリカにいる動物を思いめぐらすことが困難になる（Verbal fluency test）．

周囲への関心・注意力（attention）が低下するのも特徴である．またこのような注意力の低下に日による変動が見られることがある．PDDでは29%に，DLBでは42%に，認知症を伴わないパーキンソン病では4%に見られたとの報告がある（Ballard et al. 2002）．さらに思考のプロセスがのろくなって，質問したことになかなか答えが返ってこない（bradyphrenia）．進行するとボーッとして1日何をするでもなく過ごすようになり，apatheticになる．

一方記憶や計算力は最初の間は保たれる．アルツハイマー病では最初に記憶が障害されるのと好対照である．しかし，やがて障害される．新しいことを記憶する機能が低下し，昔のことはよく覚えている．進行すれば家族の顔もわからなくなる．

もう1つの特徴は，構成能力が低下することである．例えば時計の文字盤を書いて時間をいれるようなタスクは正確にできないことが多い（Emre et al. 2004）．視空間の認知障害である．

次に幻覚であるがPDDでもDLBでも頻度が高く，PDDでは45〜65%（Aarsland et al. 2003; Fenelon et al. 2000），DLBでは60〜80%（Aarsland et al. 1999; Ballard et al. 1999）と報告されている．PDD，DLBの幻覚は幻視が多く，昼間でることも夜間にでることもある．はっきりとした物（家族，他人，動物，情景など）が見えるのが特徴で，色がついている場合や，ストーリーがある場合がある．抗パーキンソン病薬が引き金になることもあるが，病気本来の症状として出現することもある．妄想はこれより少ない．

3）パーキンソン病の認知症の診断

認知症の定義は，DSM-Ⅳによると意識障害や精神障害がないのに，知的機能の障害で日常生活・社会生活を一人では送れなくなった状態である．多くの治験などでは，簡易知能検査（Minimental State Examination, MMSE，表5-17）を行い，26点以下の場合，認知症があると判断することが多い．ただし，MMSEはパーキンソン病の認知症を計るよい方法ではなく，遂行障害があるのにMMSEは，27点以上のことがある．

表 5-17 Minimental State Examination

1（5点）時間の見当識	「今日は何日ですか」	日	0　1
	「今年は何年ですか」	年	0　1
	「今の季節は何ですか」		0　1
	「今日は何曜日ですか」	曜日	0　1
	「今月は何月ですか」	月	0　1
2（5点）場所の見当識	「ここは都道府県でいうと何ですか」		0　1
	「ここは何市（＊町・村・区など）ですか」		0　1
	「ここはどこですか」		0　1
	「ここは何階ですか」	階	0　1
	「ここは何地方ですか」		0　1
3（3点）即時想起	「今から私がいう言葉を覚えてくり返し言ってください．『さくら，ねこ，電車』はい，どうぞ」 ＊テスターは3つの言葉を1秒に1つずつ言う．その後，被験者にくり返させ，この時点でいくつ言えたかで得点を与える． ＊正答1つにつき1点．合計3点満点． 「今の言葉は，後で聞くので覚えておいてください」 ＊この3つの言葉は質問5で再び復唱させるので3つ全部答えられなかった被検者については，全部答えられるようになるまでくり返す（ただし6回まで）．		0　1 2　3
4（5点）計算	「100から順番に7をくり返しひいてください」 ＊5回くり返し7を引かせ，正答1つにつき1点．合計5点満点． 　正答例：93　86　79　72　65 ＊答えが止まってしまった場合は「それから」と促す．		0　1　2 3　4　5
5（3点）	遅延再生 「さっき私が言った3つの言葉は何でしたか」 ＊質問3で提示した言葉を再度復唱させる．		0　1 2　3
6（2点）物品呼称	時計（又は鍵）を見せながら「これは何ですか？」 鉛筆を見せながら「これは何ですか？」 ＊正答1つにつき1点．合計2点満点．		0　1　2

表 5-17 つづき

7（1点） 文の復唱	「今から私がいう文を覚えてくり返し言ってください. 『みんなで力を合わせて綱を引きます』」 ＊1回で正確に答えられた場合1点を与える.	0	1
8（3点） 口頭指示	＊紙を机に置いた状態で教示を始める. 「今から私がいう通りにしてください. 右手にこの紙を持ってください．それを半分に折りたたんでください. そして私にください」 ＊各段階毎に正しく作業した場合に1点ずつ与える．合計3点満点.	0 2	1 3
9（1点） 書字指示	「この文を読んで，この通りにしてください」 「目を閉じてください」 ＊被験者は音読でも黙読でもかまわない．実際に目を閉じれば1点を与える.	0	1
10（1点） 自発書字	「この部分に何か文章を書いてください．どんな文章でもかまいません」 ＊テスターが例文を与えてはならない．意味のある文章ならば正答とする. （＊名詞のみは誤答，状態などを示す四字熟語は正答）	0	1
11（1点） 図形模写	「この図形を正確にそのまま書き写してください」 ＊模写は角が10個あり，2つの五角形が交差していることが正答の条件. 手指のふるえなどはかまわない.	0	1

得点合計　　／30

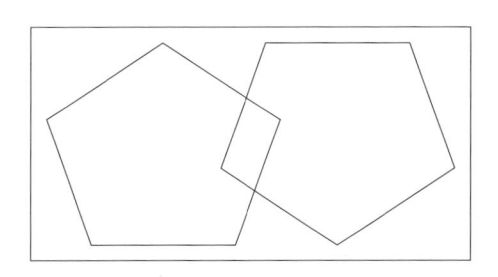

遂行障害のスクリーニングには，verbal fluency test を行うのがよい．これは1分間動物の名前をいくつ思い出せるか，"か"で始まる言葉をいくつ思い出せるかなどを聞くテストである．これは単に思い出せるかどうかを聞いているのではなく，概念をシフトさせていって次々に色々なカテゴリーのものを思い出せるかどうかを聞くテストである．正常では，まわりにいる犬，猫からはじめ，動物園でみられるサル，チンパンジー，ゴリラなどからアフリカで見られる象，ライオン，ヒョウなどへと進んでゆく．

遂行機能の心理テストでよく使われるのは Frontal Association Battery，Wisconsin Card Sorting Test などである．

4）パーキンソン病に伴う認知症の発症機序・責任病巣

パーキンソン病に伴う認知症の責任病巣は，Meynert 基底核，扁桃体，大脳皮質などが考えられている．Meynert 基底核は，大脳皮質全般にコリン作動性の支配を行っており，幻覚・妄想の発症機序にもあげられている．パーキンソン病では高頻度に Meynert 基底核の障害がみられ，レビー小体も出現する．扁桃体もレビー小体が高頻度に出現する．嗅索からの入力があり，認知症を伴うパーキンソン病では高頻度に嗅覚の低下が知られている．大脳皮質には広範にレビー小体が出現することがあり，老人斑も出現することがある．認知症を伴うパーキンソン病では，扁桃体など limbic system にまではレビー小体が出現することが多いが，大脳皮質のレビー小体はでることとでないことがある．MRI でみても大脳皮質の萎縮は年齢相応程度で，どこが認知症の責任病巣であるか指摘することが難しいことが多い．

5）パーキンソン病に伴う認知症の治療

ドネペジル（アリセプト®）が第1選択である．これは中枢性のアセチルコリンエステラーゼの阻害作用があり，Meynert 基底核から発するコリン作動性ニューロンのシナプスで効いて，アセチルコリンの分解を阻止する．臨床面での改善は，意欲・自発性低下の改善が見られ，ボーッとした精神状態も改善することがある．記憶に対する改善はあまり期待できない．このような点からも，パーキンソン病の知能低下には，かなり Meynert 基底核の障害が関与しているのではないかと推定される．最近発売されたメマンチン（メマリー®）は，NMDA 受容体の阻害薬で，グルタメートの神経伝達を阻害する．

またアセチルコリンエステラーゼ阻害作用をもつ薬物もガランタミン（レミニール®），リバスチグミン（エクセロンパッチ®）が発売され，今後パーキンソン病の認知症への検討が行われることが期待される．リバスチグミンは海外では認知症を伴うパーキンソン病に有効であるとの報告があるが，本邦ではまだない（Emre et al. 2004）．

　パーキンソン病の認知症は，運動障害プラス認知症症状ということで，進行すると家庭での介護は難しくなる．認知症症状が出現すると，抗パーキンソン病薬の反応も悪くなり，運動障害もヤールの重症度でⅣ度，Ⅴ度となることが少なくなく，できるだけ施設での介護が望ましい．

●参考文献

- Aarsland D, Ballard C, Larsen JP, et al. A comparative study of psychiatric symptoms in dementia with Lewy bodies and Parkinson's disease with and without dementia. Int J Geriatr Psychiatry. 2001; 16: 528-36.
- Aarsland D, Andersen K, Larsen JP, et al. Prevalence and characteristics of dementia in Parkinson disease: an 8-year prospective study. Arch Neurol. 2003; 60: 387-92.
- Athey RJ, Porter RW, Walker RW. Cognitive assessment of a representative community population with Parkinson's disease (PD) using the Cambridge Cognitive Assessment-Revised (CAMCOG-R). Age Ageing. 2005; 34: 268-73.
- Ballard C, Holmes C, McKeith I, et al. Psychiatric morbidity in dementia with Lewy bodies: a prospective clinical and neuropathological comparative study with Alzheimer's disease. Am J Psychiatry. 1999; 156: 1039-45.
- Ballard CG, Aarsland D, McKeith I, et al. Fluctuations in attention: PD dementia vs DLB with parkinsonism. Neurology. 2002; 59: 1714-20.
- de Lau LM, Schipper CM, Hofman A, et al. Prognosis of Parkinson disease: risk of dementia and mortality: the Rotterdam Study. Arch Neurol. 2005; 62: 1265-9.
- Emre M, Aarsland D, Albanese A, et al. Rivastigmine for dementia associated with Parkinson's disease. N Engl J Med. 2004; 351: 2509-18.
- Emre M, Aarsland D, Brown R, et al. Clinical diagnostic criteria for dementia associated with Parkinson's Disease. Mov Disord. 2007; 22:

1689-707.
Fenelon G, Mahieux F, Huon R, et al. Hallucinations in Parkinson's disease: prevalence, phenomenology and risk factors. Brain. 2000; 123: 733-45.
Hely MA, Morris JG, Reid WG, et al. Sydney Multicenter Study of Parkinson's disease: non-L-dopa-responsive problems dominate at 15 years. Mov Disord. 2005; 20: 190-9.
Hobson P, Meara J. Risk and incidence of dementia in a cohort of older subjects with Parkinson's disease in the United Kingdom. Mov Disord. 2004; 19: 1043-9.
Litvan I, Mohr E, Williams J, et al. Differential memory and executive functions in demented patients with Parkinson's and Alzheimer's disease. J Neurol Neurosurg Psychiatry. 1991; 54: 25-9.
Schrag A, Ben-Schlomo Y, Brown R, et al. Young-onset Parkinson's disease revisited-clinical features, natural history, and mortality. Mov Disord. 1998; 13: 885-94.

2．レビー小体型認知症
1）レビー小体型認知症の特徴

　レビー小体型認知症とパーキンソン病に伴う認知症の異同については長く論じられている．レビー小体型認知症の定義は，認知症症状が運動症状に先行するか，この両者が殆ど同時に出現することである（McKeith et al. 2005）．一方パーキンソン病に伴う認知症においては，よく確立されたパーキンソン病に認知症が伴う．したがって必ず運動障害が先行する．以前運動症状が出現してから1年以内に発症した認知症は，レビー小体型認知症に含まれていたが（McKeith et al. 1996），外来でこれを適用するのは困難を伴うことがあるということで現在ははずされている．ただし，臨床研究などを行う場合は，認知症発症が1年までは遅れてもレビー小体型認知症に含めてよいことになっている（McKeith et al. 2005）．

　レビー小体型認知症の特徴は，遂行障害を主とする認知症，幻視，パーキンソニズムである．また認知症の程度に日による変動がある．すなわち周囲への注意力（attention）と覚醒度（alertness）に変動がある（McKeith et al.

2005). 遂行障害を主とする認知症は，パーキンソン病の認知症に述べた特徴と変わることがない．記憶は初期には保たれるが，やがて出現する．さらに視空間の認知障害が加わることが多い．幻覚は，はっきりとした形やストーリーのあるものがしばしば出現する．抗パーキンソン病薬が原因のこともあるが，それによらない幻視もしばしば見られる．幻視のある症例は，側頭葉下面および前部・扁桃体にレビー小体の出現が多いといわれる (Harding et al. 2002). この辺りは複雑なイメージの出現に関与している．また幻覚のある症例では，後頭葉視覚野のグルコース取り込みが低下しており (Higuchi et al. 2000), アセチルコリンが低下している (Perry et al. 1991).

このような認知症症状にパーキンソン症状が加わるが，パーキンソン症状については，パーキンソン病の臨床所見に見られるような症状は全て出現する．ただし振戦は比較的少なく，姿勢反射障害と歩行障害が強い (Burn et al. 2003). また仮面様顔貌が強いといわれる (McKeith et al. 2005). さらに，便秘，頻尿，起立性低血圧，心筋 MIBG uptake の低下，レム睡眠行動障害，うつ状態，嗅覚低下なども高頻度に見られ，その特徴はパーキンソン病と変わりない．

2) レビー小体型認知症の診断

認知症の有無には，MMSE が使用されることが多い．ただし，レビー小体型認知症の特徴は遂行障害であるので，MMSE は正常範囲のこともある．パーキンソン病の認知症のところで述べた verbal fluency test を用いるとよい．さらに前頭葉の機能テストには，Frontal Association Battery, Wisconsin Card Sorting Test などが使用される．遂行機能の障害があり，パーキンソン症状があって，両者がほぼ同時に出現しているが，認知症症状が先行しているときは，レビー小体型認知症を疑う．検査では頭部 MRI では，年齢相応の変化しかなく，脳ドパミントランスポーター SPECT での線条体における取り込み低下，心筋 MIBG が低下していれば (Hanyu et al. 2006), アルツハイマー病との鑑別が可能である．初期には海馬の萎縮を示す側脳室下角の拡大は見られない．また D2 受容体をブロックする作用のある定型的・非定型的抗精神病薬に対しては高い感受性を示すことがあり，パーキンソニズムの急速な悪化，意識障害を呈することがある (McKeith et al. 2002).

3）レビー小体型認知症の発症機序・責任病巣

　レビー小体型認知症ではパーキンソン病の病理所見に加えて，辺縁系のレビー小体の出現，または辺縁系プラス大脳皮質への広範なレビー小体の出現，老人斑の出現が特徴である（McKeith et al. 2005）．病理学的には，び漫性レビー小体病（DLBD）の所見である（Kosaka et al. 1976; Kosaka 1978）．McKeith らが，DLB に注目する 20 年前に，Kosaka らが既に本症の存在に着目していたことを強調したい．ただし，臨床的にレビー小体型認知症をとっていても，レビー小体の出現は脳幹と大脳辺縁系までにとどまることがある（Limbic form of LB disease）（McKeith et al. 2005）．パーキンソン病に伴う認知症においても，脳病理は脳幹と大脳辺縁系の LB 出現か，DLBD である．このように，パーキンソン病に伴う認知症と，レビー小体型認知症の間には，1：1 の臨床病理学的相関がない，神経心理学的検査，大脳 MRI 所見，心筋 MIBG 所見も両者で同じである．違いは，認知症が先または運動障害とほとんど同時にでるかどうかである．レビー小体型認知症のレビー小体の出現は，大脳から下に下がってくるという説もあるが，迷走神経，末梢の交感神経，脳幹にはすでに障害が起きており（レム睡眠行動障害は高頻度に起きる），黒質の障害も必発であり，50％の神経細胞が脱落しないと運動障害は出現しないことを考えると，この両者が別の疾患単位であるとする根拠は薄い．事実 2005 年の DLB Consortium の結論でも，DLB と PDD の違いは，認知症とパーキンソニズムとどちらが先にでるかのみで，その他の臨床所見，検査所見では区別ができないと結論されている（McKeith et al. 2005）．

4）レビー小体型認知症の治療

　薬物は抗パーキンソン病薬の治療とドネペジル（アリセプト®）である．最近アセチルコリンエステラーゼ阻害薬で，ガランタミン（レミニール®），リバスチグミン（エクセロンパッチ®）が，また NMDA 受容体に対する非競合的阻害薬であるメマンチン（メマリー®）がアルツハイマーの治療薬として本邦で発売された．これらの薬物は DLB に対する効果は本邦では発表されていないが，有効である可能性があり，治験が行われることが期待される．ドネペジルは，意欲低下や周囲への無関心に効果がある．記憶にはあまり効かない．幻視には有効であるが（McKeith et al. 2004），これは後頭葉のアセチ

ルコリンが下がっているためと考えられる（Perry et al. 1991）．ドネペジルは，1日3 mgから始め10 mgまで使用する．3 mgで始めるのは，本邦だけで5 mgから始めても大丈夫であるが，中には3 mgの方がよいという人もいる．夜間幻覚がある場合には，夕食後服薬し，昼間もある場合には，朝あるいは朝夕2回に分けて服用する．幻覚がない場合には，原則朝1回で服用する．

　精神症状が強くなってくるとドネペジルはこれらの症状にはあまり効かず，個別に対応が必要になる．幻視に対しては，話題を変えるように努める．幻視の内容を議論してはいけない．妄想を伴い興奮状態を示す場合は，パーキンソン病の幻覚妄想の治療に従い，運動症状の悪化に気をつけながら抗パーキンソン病薬を減量する．抗パーキンソン病薬の減量が難しい場合，減量しても精神症状がよくならない場合は，クエチアピン（セロクエル®）を追加する．40 mgから始め1日200 mgくらいまで使用する．DLBの患者は，非定型的抗精神病薬にも高い感受性を呈してパーキンソニズムの悪化，意識障害を起こすことがあるので，クエチアピンを使用する場合にも十分注意する．興奮がひどい場合，脱水にならないよう注意が必要であり，入院補液が必要なこともある．興奮がひどい場合，L-ドーパを減量して無動にもってゆくこともある．不潔行為，無断外出，場所や人に対する失見当識が始まったら施設でケアをすることが望ましい．

●参考文献

- Burn DJ, Rowan EN, Minett T, et al. Extrapyramidal features in Parkinson's disease with and without dementia and dementia with Lewy bodies: a cross-sectional comparative study. Mov Disord. 2003; 18: 884-9.
- Hanyu H, Shimizu S, Hirao K, et al. Comparative value of brain perfusion SPECT and ［123I］ MIBG myocardial scintigraphy in distinguishing between dementia with Lewy bodies and Alzheimer's disease. Eur J Nucl Med Mol Imaging. 2006; 33: 248-53.
- Harding AJ, Broe GA, Halliday GM. Visual hallucinations in Lewy body disease relate to Lewy bodies in the temporal lobe. Brain. 2002; 125: 391-403.
- Higuchi M, Tashiro M, Arai H, et al. Glucose hypometabolism and

neuropathological correlates in brains of dementia with Lewy bodies. Exp Neurol. 2000; 162: 247-56.
Kosaka K, Oyanagi S, Matsushita M, et al. Presenile dementia with Alzheimer-, Pick- and Lewy-body changes. Acta Neuropathol (Berl). 1976; 36: 221-33.
Kosaka K. Lewy bodies in cerebral cortex. Report of three cases. Acta Neuropathol (Berl). 1978; 42: 127-34.
McKeith I, Fairbairn A, Perry R, et al. Neuroleptic sensitivity in patients with senile dementia of Lewy body type. BMJ. 1992; 305: 673-8.
McKeith IG, Wesnes KA, Perry E, et al. Hallucinations predict attentional improvements with rivastigmine in dementia with lewy bodies. Dement Geriatr Cogn Disord. 2004; 18: 94-100.
McKeith IG, Dickson DW, Lowe J, et al. Diagnosis and management of dementia with Lewy bodies. Third report of the DLB consortium. Neurology. 2005; 65: 1863-72.
McKeith IG, Galasko D, Kosaka K, et al. Consensus guidelines for the clinical and pathologic diagnosis of dementia with Lewy bodies (DLB): report of the consortium on DLB international workshop. Neurology. 1996; 47: 1113-24.
Perry EK, McKeith I, Thompson P, et al. Topography, extent, and clinical relevance of neurochemical deficits in dementia of Lewy body type, Parkinson's disease and Alzheimer's disease. Ann NY Acad Sci. 1991; 640: 197-202.

6 パーキンソン病の非薬物療法

1. 手術療法

1) パーキンソン病に対する手術療法

　手術療法は，L-ドーパの出現以前には，振戦と固縮に対し，視床 Vim 核の破壊が行われたが（Narabayashi and Ohye 1980），L-ドーパの出現により無動の改善が得られるようになってあまり行われなくなった．ただし，薬物に反応しない振戦に対しては有効である．両側行うと，言語障害が強くなるので，症状の強い側反対側の破壊が行われる．

　L-ドーパの出現により，無動の改善が得られるようになったが，L-ドーパ開始後 4〜5 年後より wearing off が始まり，やがてジスキネジアも出るようになる．これらの症状に対する薬物療法の工夫はすでに 42 頁以下に記載したが，これらの工夫を行っても，強い wearing off とオン時の強いジスキネジアに悩む患者がいる．このような患者に対し，最初淡蒼球内節（GPi）の高頻度電気刺激療法（DBS）が効果のあることが示され，やがて視床下核（STN）の電気刺激でも同様の効果の得られることがわかった（Ashkan et al. 2004）．両者を比べてみると，GPi の場合には，薬物の維持量を減量することは難しく，従来通りの服薬が必要であるが（Ghika et al. 1998），STN の場合には，薬物を 1/2 から 1/3 に減量できることがわかり（Ashkan et al. 2004），現在は，STNDBS が主流となっている．二重盲検試験も行われ，生活の質を含めパーキンソン病患者の 1 日トータルでの症状の改善が得られることが示されている（Deuschl et al. 2006）．

2) パーキンソン病に対する手術療法の適応

　STNDBS の適応は，著明なジスキネジアと wearing off があり，あらゆる薬物療法の工夫を重ねたが，症状の改善が得られない場合である．さらに認

知症および薬物の副作用ではない幻覚のないことである．年齢はおおよそ70歳くらいまでが適応であるが，それ以上でも生活年齢が比較的若い人は考慮に入れてよい．

視床 Vim 核の破壊または電気刺激の適応は，片側に強いふるえがあり，あらゆる薬物療法の工夫をしてもよくならない場合である．

3）深部脳電気刺激術の実際

手術は局所麻酔で行われる．刺激部位の効果を確認しなければならないからである．頭部をフレームに固定して MRI をとる．それをもとにターゲットの位置を計算し，まず刺激電極を挿入する．バックグラウンドのノイズにより，視床下核を同定し，高頻度刺激により振戦，固縮，動作緩慢などの症状が改善するかどうかを見る．位置が確定したら，刺激電極を挿入・固定する．次いで前胸部に刺激装置を挿入し，皮下に電線を通して刺激電極に接続する．

4）深部脳電気刺激療法のリスクと副作用

手術に関連した副作用としては，針が運悪く血管にあたって小出血を起こすことがある．頻度は 2〜12.5％と報告されているが，あとに症状を残すのは 0.6％であったという（Benabid et al. 2009）．その他には，刺激電極の感染，刺激電線の断線がある．

副作用としては，言語障害の悪化，ふるえが十分改善しない，うつ状態になる，躁状態になる，皮下を通した電線の一部に痛みを感じる，などがある．言語障害は，声が小さくなり発音がはっきりしなくなる現象である．両側性の視床破壊術を行ったときに見られるような言語障害である．感情の変化は，刺激が周辺組織に流れることが考えられている．

5）深部脳刺激術の長期予後

現在最長 15 年くらいまでのデータがある．深部脳刺激術を行ってもパーキンソン病の進行自体は遅くならない．STNDBS でよくなるのは，wearing off とジスキネジアで，薬物でのベストオンの状態をこえる改善は得られない．手術で症状がよくなったとされるのは，薬物療法を十分に行っていない症例に手術を行った場合である．Wearing off とジスキネジアに対する改善は，大体 10 年後も続くといわれている（Ashkan et al. 2004）．ドパミン系以外の部位への病変の進展からくる症状に関しては，効果が期待できない．ま

たジスキネジアや wearing off は軽くはなるが，完全にはきえない場合が少なくない．

●参考文献
Ashkan K, Wallace B, Bell BA, et al. Deep brain stimulation of the subthalamic nucleus in Parkinson's disease 1993-2003: where are we 10 years on? Br J Neurosurg. 2004; 18: 19-34.
Benabid AL, Chabardes S, Mitrofanis J, et al. Deep brain stimulation of the subthalamic nucleus for the treatment of Parkinson's disease. Lancet Neurol. 2009; 8: 67-81.
Deuschl G, Schade-Brittinger C, Krack P, et al. A randomized trial of deep-brain stimulation for Parkinson's disease. N Engl J Med. 2006; 355: 896-908.
Ghika J, Villemure JG, Fankhauser H, et al. Efficiency and safety of bilateral contemporaneous pallidal stimulation (deep brain stimulation) in levodopa-responsive patients with Parkinson's disease with severe motor fluctuations: a 2-year follow-up review. J Neurosurg. 1998; 89: 713-8.
Narabayashi H, Ohye C. Importance of microencephalotgomy for tremor alleviation. App Neurophysiol. 1980; 40: 222-7.

2．磁気刺激療法

　磁気を発生するコイルを使い，脳の外側から脳の運動野や補足運動野を刺激して中枢における伝導速度などを計測する方法がある．これをパーキンソン病の治療に応用して効果を確かめた研究が二重盲検で本邦で行われた．それによるとパーキンソン病の動作緩慢に改善が認められた（Hamada et al. 2009）．刺激のあとしばらく効果が続くのが特徴である．まだ研究が少なく実験段階ではあるが，非侵襲的であるので，今後の発展が期待される．

●参考文献
Hamada M, Ugawa Y, Tsuji S, et al. High-frequency rTMS over the supplementary motor area improves bradykinesia in Parkinson's disease: subanalysis of double-blind sham-controlled study. J Neurol Sci. 2009; 287: 143-6.

3. リハビリテーション・音楽療法

　リハビリテーションの効果は古くから言われていたが，最近になって二重盲検試験でリハビリテーションの効果が示されるまでは，プラセボ効果などが入ってくるため不明であった．もちろん運動をすることにより，色々良い点があることは間違いないが，運動をすることにより，あることが上手にできるようになるとか，あることが少なくなったという証明は二重盲検試験でないとわからない．最近になって多数の二重盲検試験が行われるようになり，リハビリテーションの効果は証明されている．（Allen et al. 2010；Müller and Muhlack 2010；Smania et al. 2010）．

　問題は，運動療法を行える施設が余り多くなく，週1～2回行うのみであることが多い．通院して行うのは，そのくらいでもよいが，家庭で習ってきたことを継続することが大切である．また比較的病初期で職業を持っている人では，通院して運動療法を行わなくとも，通勤の行き帰りの歩行，勤務先での活動などのが自然の運動療法になっていることも認識すべきであろう．

　音楽療法に関する研究はまだ少ないが（Brown et al. 2009；Pacchetti et al. 2000），音楽のリズムがパーキンソン病の症状に良い効果を示すことは容易に推定できる．例えば足がすくむ場合，音楽のリズムに合わせて歩くと改善する．例えば家の中で歩くときは，リズムのはっきりした音楽をかけておくとよい．外で歩く時も，そのリズムを頭の中に再現しながら歩くとよい．音楽療法はもっとパーキンソン病の治療に取り入れられることが望ましい．

●参考文献

　　Allen NE, Canning CG, Sherrington C, et al. The effects of an exercise program on fall risk factors in people with Parkinson's disease: a randomized controlled trial. Mov Disord. 2010; 25: 1217-25.
　　Brown LA, de Bruin N, Doan JB, et al. Novel challenges to gait in Parkinson's disease: the effect of concurrent music in single- and dual-task contexts. Arch Phys Med Rehabil. 2009; 90: 1578-83.
　　Müller T, Muhlack S. Effect of exercise on reactivity and motor behaviour in patients with Parkinson's disease. J Neurol Neurosurg Psychiatry. 2010; 81: 747-53.

Pacchetti C, Mancini F, Aglieri R, et al. Active music therapy in Parkinson's disease: an integrative method for motor and emotional rehabilitation. Psychosom Med. 2000; 62: 386-93.

Smania N, Corato E, Tinazzi M, et al. Effect of balance training on postural instability in patients with idiopathic Parkinson's disease. Neurorehabil Neural Repair. 2010; 24: 826-34.

4．患者さんならびに配偶者に伝えること

　ここに書くことはエビデンスに基づかない話であるが，筆者が長年パーキンソン病の患者さんを診てきて感じたことである．若い担当医もこれらのことをパーキンソン病の患者さんならびにその配偶者に伝えるとよいと思うが，最初からは伝えにくいものである．ある程度患者さんとのコンタクトが取れてきて，問題があると感じたときは伝えるようにするとよい．

1）パーキンソン病の患者さんは家の中が最も歩きにくい

　パーキンソン病の患者さんは外や診察室では比較的上手に歩けても家の中に入ると途端にすり足歩行になったり，すくみ足がでたりする．広い所は上手に歩けても狭い所では上手に歩けない．家の中には色々なものがあって自由に歩けるスペースが少ないのが一因である．家の中で上手に歩けない理由はこれのみではないと思うが，家の中はできるだけ片づけられるものを片づけて，歩くスペースを広くする．さらに家に帰ってもある程度の緊張感を持って歩くことが大切である．

2）パーキンソン病の患者さんは考えながら何かをするのが困難

　2つの異なる動作が困難であることはよく知られている．動作ではないが，パーキンソン病の患者さんは，考えながら歩くとすり足となり，すくみ足がでて転倒することがある．すくみ足による転倒は家庭での転倒の最大原因である．主婦であれば，歩きながら今夜のおかずは何にしようかとか，スーパーへ行って何を買おうかと考えながら歩くことはよくあることである．パーキンソン病の患者さんでは，歩くときは他のことは考えず，頭の中ではかかと，かかとと念じながら，かかとから足をつけて歩くことに専念する．物を考えたいときは立ち止まって考える．これを励行することにより，すり足になる

ことは軽減できる．

3）すくみ足には床にテープを張ることが最善

オフ時のすくみ足には，wearing off の治療をすることによりある程度の改善が得られるが，それでも完全にはなくならない．さらにオン時のすくみ足には薬物は無効である．すくみ足のおきる場所に黒いテープを歩幅に合わせて 2～3 本張り，患者はそのテープをまたぐように足を出す．曲がり角とか，居間への入り口とか，食堂の椅子の横とか，トイレの中とかとにかくすくみ足の起きる場所にあちこちペタペタ張っておく．トイレの中での方向転換の難しい人には便器の前に黒いテープを"米"の字に張っておく．

4）パーキンソン病の患者さんには国内旅行，海外旅行を勧める

パーキンソン病の患者さんで，家の中での歩行障害が強いと，つい旅行に行くのをためらってしまう．しかし，旅にでればそこは外で，家庭の中よりは上手に歩ける人が大部分である．旅行にでることにより気分も優れる．行ける余裕のある人には旅行を勧めるとよい．人生を楽しめる実感を持ってもらうことが大切である．

5）ご主人が患者さんの場合，奥様に色々症状のことを言われるのが嫌

「また背中が丸くなっているわよ」，とか「またよだれがおちるわよ」，と奥様から言われるのはとてもつらいものである．主治医はこれらの症状がとれるよう頑張っているが，それでもどうしようもない場合がある．そのような場合は，奥様は症状には目をつぶって何もいわないことが大切である．ご主人は症状のことはわかっているがどうしようもないことがある．ご主人が散歩に行くときは，奥様はついていってあげるとか，病気を理解して優しく接してあげることが大切である．たまに奥様はよくやっているのに，ご主人は奥様の態度に不満を持っていることがある．このような場合奥様は理屈で何とかしようとして，優しさが少しかけていることがある．優しさの大切さを奥様に伝えるのも主治医の仕事である．

6）奥様が患者さんの場合，ご主人はそれとなく手伝ってあげるのが大切

奥様が何をやるのものろいと怒り出すご主人がいる．そうでなくて優しくそれとなく手伝ってあげることが大切である．掃除，洗濯，物干しなどもできる範囲で手伝ってあげる．特に食事の後片付けは患者さんにはつらい．食

事の準備は患者さんがされても，後片付けは手伝ってあげることが大切である．さらに時にはきれいな着物を着せて，街にでたり，食事にいったり，旅行に連れて行ってあげることも大切である．

　このようなことを通じて，パーキンソン病があっても，人生を楽しめるということを実感してもらえるよう，主治医は工夫をすることが大切である．

7 パーキンソン病における救急

1．イレウス

　パーキンソン病では消化管の運動が低下しおり，何日も便がでない状態が続くと麻痺性イレウスに進展することがある．イレウスになると消化管の中に水分が漏出し，血圧が下がり，ショック状態になることがある．立位で腹部単純撮影ができれば，消化管の中に水分とその上に空気の層が現れる nibeau 形成が見られる．立位がとれないときは，仰臥位で CT をとると水平断でやはり nibeau 形成が見られる．このような場合は，直ちに入院とし，消化器内科の応援を得て，経口イレウス管の挿入，腸管内容を吸引，絶食とし中心静脈栄養を行う．また肛門からブジーを挿入し腸管の減圧を計る．閉塞性イレウスの心配がなければグリセリン浣腸 100 mL を行う．L-ドーパは静注用ドパストン®を1日3回に分けて静注する．その前の経口 L-ドーパ/DCI 100 mg につき1回ドパストン®を 100 mg ゆっくりと静注する．さらに消化管の動きを促進するためパンテノール 500 mg を1日3〜6回静注，イレウス管よりドンペリドン1日 30 mg，モサプリド1日 15 mg を投与する．それでも腸の動きが悪い場合，ネオスチグミン（ワゴスチグミン®）の筋注（1回 0.25〜1 mg，1日1〜3回），ピリドスチグミン臭化物（メスチノン®）などの投与（経管で1回 60 mg，1日3回）を行う．消化管の動きが改善したら経口摂取を始めるが，以後は便秘にならないよう注意が必要である．

2．パーキンソン病における悪性症候群

1）悪性症候群の臨床症候

　悪性症候群は最初抗精神病薬の副作用の1つとして報告されたもので，高熱，意識障害，固縮，発汗，脱水，横紋筋融解，腎不全を示す極めて重篤な

症状を呈するが，これと同じような症状が抗パーキンソン病薬の中断で起きることが知られている．早く気が付かないと横紋筋融解によりミオグロビン血症を呈し，これが腎尿細管につまって急性腎不全を起こし死亡することもある．

　抗パーキンソン病薬の中では L-ドーパの中断が多いが，ドパミンアゴニストでも知られている．L-ドーパ中断の理由は，風邪などをひいて患者が一時抗パーキンソン病薬を中断してしまうことことが多いが，他の薬を飲んでも決して L-ドーパを中断してはいけない．早く気がついて処置をすれば，高熱の段階で止めることができる．また wearing off のひどい人のオフ状態がきっかけになって発病することがある．この場合も水分摂取の低下などが背景にあることがあり，ことに夏の暑いときは水分補給につとめることが大切である．また抗パーキンソン病薬の中断がなくても，風邪や脱水を契機に悪性症候群になることがあり，高熱患者が意識朦朧となった場合は，すぐ悪性症候群の可能性を考え入院治療が大切である（藤竹純子他 1984；Ikebe et al. 2003）．血清 CPK は著明に増加する（Takubo et al. 2003）．

2）悪性症候群の治療

　意識障害がある場合は絶食とし，経管栄養で状態を保つ．1 日 3000 mL 位の補液が必要である．さらに注射用ドパストンを 1 日 3 回にわけ静注する．入院前に服用していた L-ドーパ/DCI 100 mg につきドパストン 1 回 100 mg を静注する．さらに経管的にブロモクリプチン 15 mg を投与する．意識が回復したらブロモクリプチンは漸減中止する．意識があって高熱が主の場合は，絶食とする必要はなく，補液を十分行うことで回復する．横紋筋融解から急性腎不全に陥った場合は，透析が必要である（藤竹純子他 1984；Ikebe et al. 2003）．

●参考文献

　　藤竹純子，久野貞子，西谷　裕.「悪性症候群」様状態を呈したパーキンソニズム 8 例の検討. 臨床神経. 1984；24：371-8.
　　Ikebe S, Harada T, Hashimoto T, et al. Prevention and treatment of malignant syndrome in Parkinson's disease: a consensus statement of the malignant syndrome research group. Parkinsonism Relat

Disord. 2003; 9 Suppl 1: S47-9.

Takubo H, Shimoda-Matsubayashi S, Mizuno Y. Serum creatine kinase is elevated in patients with Parkinson's disease: a case controlled study. Parkinsonism Relat Disord. 2003; 9 Suppl 1: S43-6.

3．骨折・頭部外傷

　パーキンソン病患者の転倒の最も頻度の高い原因は，家庭でのオフ時のすくみ足である．またすり足歩行になってつまずいて転ぶ場合もある．骨折までゆくことは少ないが，骨折の中では大腿骨骨頭の骨折が多い．しかし，その他にもあらゆる部位に骨折は起きる．骨折が起きるとその部位に激痛があり，機能障害が起き，例えば大腿骨骨頭であれば歩行が困難となる．しばらくすると皮下に出血が現れる．とにかく転倒してこれらの症状がある場合には，整形外科を受診し，レントゲンにて骨折の有無を確かめ，もしあればしかるべき処置が必要である．大腿骨骨頭であれば，できるだけ手術により人工骨頭に変えたほうがよい．

　頭部外傷では顔面を打って眼窩を構成する骨に骨折を起こすことがある．複視が現れ，眼球の周りに皮下出血が現れる．手術は必要ないがしばらくの間安静が必要である．頭部外傷では硬膜下血腫を起こすことがあることにも注意が必要である．顔面・頭部を打った場合には，すぐCTをとることが重要であるが，その後1カ月は注意深く経過を観察し，CTを繰り返すことが大切である．

4．誤嚥・誤嚥性肺炎

　誤嚥性肺炎は，胃の中のものを嘔吐してそれを肺に吸引した場合に重症な誤嚥性肺炎を引き起こす．胃酸が肺組織を損傷するためである．直ちに入院とし，呼吸器内科の応援を得て，ハイドロコーチゾン，抗生物質の静注を開始する．

　パーキンソン病患者では，逆流性食道炎が多い．これも誤嚥性肺炎の原因となることがある．逆流性食道炎には，制酸薬が使用されるが，制酸薬はL-

ドーパの吸収を妨げることがあるので，その使用は慎重に行う．
　食事を誤嚥をしたときは，激しい咳嗽を生じるが，これは重篤な誤嚥性肺炎に発展することは多くない．食事の誤嚥を防ぐには，柔らかい食事を少しずつ飲み込むことと，二度飲み込みの癖をつけることが大切である．二度飲み込みとは，食事を1回飲み込むたびに，白湯を少量飲んで，喉にたまっているかもしれない食物を胃の方に落とすことである．

5．急性精神症（Acute psychosis）

1）急性精神症の臨床症候

　これは，薬などの変更や軽い感染症状などを契機として，急に見当識障害を来し，妄想，乱暴行為，性的行動の亢進などを来す状態である．患者の多くは長期にパーキンソン病を患い，多種の薬物を服用し，認知症がある場合もあるが，ない場合もある．普段から軽い幻覚を有する場合も少なくない．このような場合，薬の変更は慎重に少しずつ行うことが必要である．著者の経験した重症例は，薬を少し動かしたことが契機となって，妻のベッドの横に男がねているという妄想が現れ，これは黙っていられないので，妻に向かって殴る蹴るの暴力行為を始め，妻が泣きながら足蹴りを加えたところ，これが効いてやっと皆でとり抑えたという経験がある．

2）急性精神症の治療

　最近動かした薬物があればまずそれを中止し，さらに抗コリン薬，塩酸アマンタジン，L-ドプス，ゾニサミド，セレギリン，エンタカポン，ドパミンアゴニストなどを順次中止してゆく．それでも乱暴行為がおさまらない場合は，L-ドーパ/DCI を減らして無動のため乱暴行為ができないようにする．この場合は，悪性症候群を起こさないよう注意が必要である．
　次に治療が必要なのは，昼夜のリズムを取り戻すことである．夕食後ゾルピデム（マイスリー®）10 mg，クエチアピン（セロクエル®）25～75 mg を服用させ夜はぐっすり眠ってもらう．次に妄想に対する治療であるが，これにはドネペジル（アリセプト®）5～10 mg を朝服用する．昼間にもクエチアピンを使用してもよいが，眠気を催すので，できるだけ夜服用がよい．興奮状態がなかなかおさまらない場合は，電気痙攣療法が有効なことがある．

精神症がおさまったらL-ドーパを徐々に増やす．他の抗パーキンソン病薬はしばらくは使用しない方がよい．よくなってから検討する．

・基礎編・

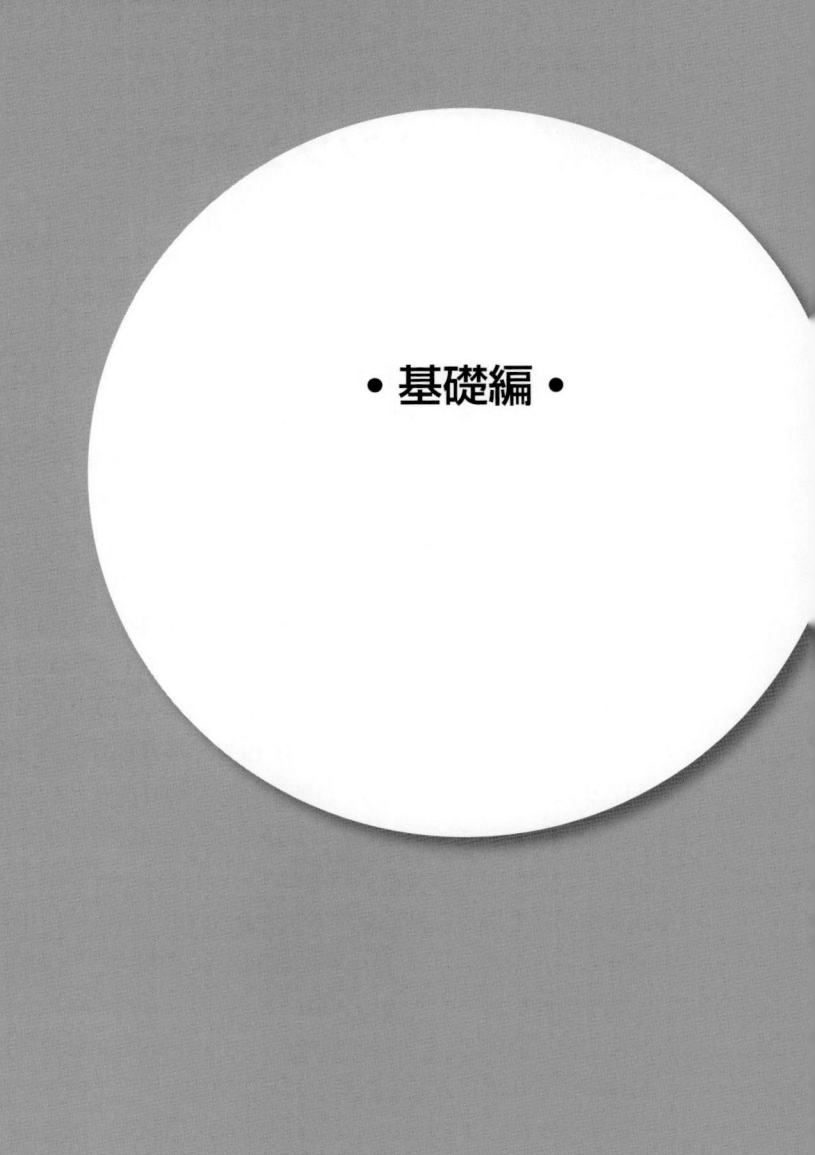

8 パーキンソン病の疫学

　パーキンソン病の有病率は人口10万に対し150人から250人である．温暖な地帯の白人に多く，東洋人は人口10万に対し100人から150人，アフリカの黒人は50人以下である．もっとも黒人では正確な調査が難しいこと，平均余命が白人より短い点などで低くでている可能性もある．アジアでは1965年から2008年までの調査の総説があるが，有病率は，人口10万につき51.3から176.9人，発症率は，年間人口10万につき8.3人で欧米の有病率，発症率よりやや低い（Muangpaisan et al. 2009）．本邦米子で行われた調査では，粗有病率は，1980年4月1日の時点で人口10万につき80.6人，発症率は人口10万につき1年あたり10.2人（1975年から1979年にかけて）と報告されている（Harada et al. 1983）．一方1992年4月1日の調査では，粗有病率は117.9人，発症率は15.0人（1989年から1992年にかけて）と増加している（Kusumi et al. 1996）．さらに2004年4月1日のデータでは，粗有病率は180.3人，発症率は18.4人と増加している（Yamawaki et al. 2009）．高齢者の増加が有病率増加の因子であると結論されている．2004年の日本の人口に合わせた訂正有病率は，1980年に145.8人，1992年に147.0人，2004年に166.8人と報告されている．また訂正発症率は，1980年に10.2人，1992年に9.8人，2004年に10.3人（何れも人口10万に対し）と報告されている．

　発症率，有病率に人種差があることは明瞭で，アメリカで在住の白人，黒人，東洋人の間での65歳以上の人口でのパーキンソン病の有病率は，白人で2.168%（人口10万につき2168人），黒人で1.036%，東洋人で1.139%と報告されている．発症率は黒人の場合有病率から考えられるより高く（OD＝0.76），東洋人の場合は有病率から考えられる程度であった（OR＝0.69）．有病率も発症率も農村地帯よりも都会の方が高かったと結論している（Wright Willis et al. 2010）．

地域別に見ると，2003年から2007年にインドのコルコタで行われた住民100,802人を対象とした調査では，有病率は人口10万につき52.85人，発症率は人口10万につき年間5.71人で（Das et al. 2010），イスラエル在住のアラブ人での有病率は，人口10万につき43.24で（Masalha et al. 2010），欧米や我が国の頻度に比べて低い．2001年にイングランドの農村地帯で行われた疫学調査では，人口10万につき有病率178の数字が報告されている（Walker et al. 2010）．

　北部Swedenで2004年から2007年に行われた調査では，年間発症率は人口10万につき22.5人と報告されている．Bulgariaでの発症率は，年間人口10万につき，男性17.46人，女性7.24人，地域別では都市部12.97人，農村部9.55人と都市部の方が高い（Hristova et al. 2010）．一方ロシアで2006年から2008年に行われた調査では年間発症率は人口10万につき9.03と低い（Winter et al. 2010）．都市部の方が有病率が高いことは台湾での調査でも同じで，約2倍の有病率であった（Chen et al. 2009）．

● 参考文献

　　Chen CC, Chen TF, Hwang YC, et al. Different prevalence rates of Parkinson's disease in urban and rural areas: a population-based study in Taiwan. Neuroepidemiology. 2009; 33: 350-7.
　　Das SK, Misra AK, Ray BK, et al. Epidemiology of Parkinson disease in the city of Kolkata, India: a community-based study. Neurology. 2010; 75: 1362-9.
　　Harada H, Nishikawa S, Takahashi K. Epidemiology of Parkinson's disease in a Japanese city. Arch Neurol. 1983; 40: 151-4.
　　Hristova D, Zachariev Z, Mateva N, et al. Incidence of Parkinson's disease in Bulgaria. Neuroepidemiology. 2010; 34: 76-82.
　　Kusumi M, Nakashima K, Harada H, et al. Epidemiology of Parkinson's disease in Yonago City, Japan: comparison with a study carried out 12 years ago. Neuroepidemiology. 1996; 15: 201-7.
　　Linder J, Stenlund H, Forsgren L. Incidence of Parkinson's disease and parkinsonism in northern Sweden: a population-based study. Mov Disord. 2010; 25: 341-8.
　　Masalha R, Kordysh E, Alpert G, et al. The prevalence of Parkinson's disease in an Arab population, Wadi Ara, Israel. Isr Med Assoc J.

2010; 12: 32-5.

Muangpaisan W, Hori H, Brayne C. Systematic review of the prevalence and incidence of Parkinson's disease in Asia. J Epidemiol. 2009; 19: 281-93.

Walker RW, Hand A, Jones C, et al. The prevalence of Parkinson's disease in a rural area of North-East England. Parkinsonism Relat Disord. 2010; 16: 572-5.

Winter Y, Bezdolnyy Y, Katunina E, et al. Incidence of Parkinson's disease and atypical parkinsonism: Russian population-based study. Mov Disord. 2010; 25: 349-56.

Wright Willis A, Evanoff BA, Lian M, et al. Geographic and ethnic variation in Parkinson disease: a population-based study of US Medicare beneficiaries. Neuroepidemiology. 2010; 34: 143-51.

Yamawaki M, Kusumi M, Kowa H, et al. Changes in prevalence and incidence of Parkinson's disease in Japan during a quarter of a century. Neuroepidemiology. 2009; 32: 263-9.

9 パーキンソン病の病因（環境因子）

1．環境因子

　病因とは原因である．細胞死までの経過は問わず何が原因になっているかを研究する領域である．残念ながらまだ原因はわかっていないが，発症のリスクになる因子が沢山報告されている．発症のリスクは odds ratio であらわされるが，ある事象に暴露された人と暴露されていない人でその後のパーキンソン病の発症を比較し，暴露された人は暴露されていない人に比べて何倍パーキンソン病になりやすいか，あるいはなりにくいかを比較するものである．

　環境因子でパーキンソン病発症のリスクを高める因子として報告されたものは，農村地帯での生活（Ho et al. 1989），職業としての農業（Zorzon et al. 2002），15歳以前における井戸水の使用（Wright et al. 2005）などである．これらはパーキンソン病発症の危険因子の1つとされるが，最近井戸水の中の殺鼠剤，殺虫剤などの濃度を計り，リスクの70～90％程度はこれらの混在により説明できるとする報告がある（Gatto et al. 2009）．殺虫剤（Gorell et al. 1998），殺鼠剤（Gorell et al. 1998），除草剤（Gorell et al. 1998），工業に用いられる化学薬品（Tanner et al. 1989）などについての報告もある．

2．農薬・殺虫剤

　殺虫剤，殺鼠剤，除草剤への暴露は昔から PD へのリスクが高くなるとされている．これらは農業従事者で高く，15歳以前の農業地域での生活は PD のリスクを高くする（Zorzon et al. 2002）．さらに井戸水の使用もリスクを上げるとされている（Wright et al. 2005）．ことに paraquat や rotenone は実験的パーキンソン病の作成に使用されるばかりでなく，ミトコンドリアの

complex I を阻害することで知られているが，これらを含む殺鼠剤は PD のリスクを高くする（OR for rotenone＝2.5，OR for paraquat＝2.5）（Tanner et al. 2011）．職業的に殺虫剤への暴露があった集団でも，パーキンソン病の発症が 1.8 倍高くなることが報じられている（Elbaz et al. 2009）．毒性物質への暴露と遺伝的素因の関係をみたものでは，peroxigenase 1 遺伝子の変異型をもったものが，有機リンに暴露されるとパーキンソン病発症のリスクが2 倍になるとの報告がある（Manthripragada et al. 2010）．ドパミントランスポーターのリスク遺伝子をもったものでは，パラコートあるいはマネブに暴露されるとパーキンソン病のリスクが 3 倍，小胞体ドパミントランスポーターのリスク遺伝子と両方を併せ持った場合は 4 倍になるとの報告がある（Ritz et al. 2009）．

3．金属

　金属では黒質で鉄と亜鉛が高く銅が低いが，日本で食事からのこれら重金属の摂取をパーキンソン病（249 例）と対照（368 例）で比較した結果では，鉄，マグネシウム，亜鉛の摂取は高くなるほど PD のリスクは下がり（OR はそれぞれ 0.24，0.33，0.50），銅とマグネシウムの摂取は PD のリスクに影響していなかった（Miyake et al. 2011）．

4．喫煙とコーヒー

　一方パーキンソン病発症の予防因子として報告されているものには，喫煙（Nicoletti et al. 2010），コーヒー（Ascherio et al. 2004），NSAID（Chen et al. 2003），ワイン（Nicoletti et al. 2010），高尿酸値（Wingquist et al. 2010）がある．

　喫煙に関しては喫煙がパーキンソン病発症の防御因子になるという報告がならないという報告より圧倒的に多いが，最近行われた調査でも，過去に喫煙をした人のパーキンソン病獲得のリスクは，OR 0.78 で非喫煙者より低く，現在も喫煙している人の OR は，0.56 とさらに低いことが報告されている（Chen et al. 2010）．しかし，喫煙は肺癌や動脈硬化の原因になるので，勧められる治療法ではない．

コーヒーの飲用は男性においてパーキンソン病のリスクを低くするが，女性においてはリスクに影響しないとの報告がある（Ascherio et al. 2004）．

5．薬物

非ステロイド抗炎症薬については，PDの予防因子になる，ならないと相反するデータが発表されていたが，アスピリン，アセトアミノフェンについて，パーキンソン病4,026例，対照15,969例について，その長期使用はパーキンソン病のリスクに影響しないことが報告された（Becker et al. 2011）．一方イブプロフェンについては，136,197名の症例を調べて，その使用はPD発症のリスクを下げると報告されている（OR＝0.62）（Gao et al. 2011）．メタアナリシスでは，アスピリンとアセトアミノフェンにはリスクを下げる効果はなく，イブプロフェンおよびその他のNSAIDにはリスクを下げる効果があったと報告されている（OR＝0.85）（Gagne and Power 2010）．L-typeのカルシウムチャネルブロッカーを2年以上使用しているとパーキンソン病発症のリスクが低くなる（OD＝0.73）（Ritz et al. 2010）．

6．血液成分

血液成分では血清尿酸が低いと男女ともにパーキンソン病のリスクが高くなるとの報告がある（Winquist et al. 2010）一方，男性ではリスクが高くなるが（Weisskopf et al. 2007），女性では尿酸はリスクにならない（O'Reilly et al. 2010）との報告もある．

日本で行われた調査では，高血圧，高コレステロール血症，糖尿病は，それぞれパーキンソン病発症の予防因子になる（ORはそれぞれ0.43，0.58，0.33）（Miyake et al. 2010）．

●参考文献

Ascherio A, Weisskopf MG, O'Reilly EJ, et al. Coffee consumption, gender, and Parkinson's disease mortality in the cancer prevention study II cohort: the modifying effects of estrogen. Am J Epidemiol. 2004; 160: 977-84.

Becker C, Jick SS, Meier CR. NSAID use and risk of Parkinson disease: a population-based case-control study. Eur J Neurol. 2011; 18: 1336-42.

Chen H, Huang X, Guo X, et al. Smoking duration, intensity, and risk of Parkinson disease. Neurology. 2010; 74: 878-84.

Chen H, Zhang SM, Hernán MA, et al. Nonsteroidal anti-inflammatory drugs and the risk of Parkinson disease. Arch Neurol. 2003; 60: 1059-64.

Elbaz A, Clavel J, Rathouz PJ, et al. Professional exposure to pesticides and Parkinson disease. Ann Neurol. 2009; 66: 494-504.

Gagne JJ, Power MC. Anti-inflammatory drugs and risk of Parkinson disease: a meta-analysis. Neurology. 2010; 74: 995-1002.

Gao X, Chen H, Schwarzschild MA, et al. Use of ibuprofen and risk of Parkinson disease. Neurology. 2011; 76: 863-9.

Gatto NM, Cockburn M, Bronstein J, et al. Well-water consumption and Parkinson's disease in rural California. Environ Health Perspect. 2009; 117: 1912-8.

Gorell JM, Johnson CC, Rybicki BA, et al. The risk of Parkinson's disease with exposure to pesticides, farming, well water, and rural living. Neurology. 1998; 50: 1346-50.

Ho SC, Woo J, Lee CM. Epidemiologic study of Parkinson's disease in Hong Kong. Neurology. 1989; 39: 1314-8.

Manthripragada AD, Costello S, Cockburn MG, et al. Paraoxonase 1, agricultural organophosphate exposure, and Parkinson disease. Epidemiology. 2010; 21: 87-94.

Miyake Y, Tanaka K, Fukushima W, et al. Case-control study of risk of Parkinson's disease in relation to hypertension, hypercholesterolemia, and diabetes in Japan. J Neurol Sci. 2010; 293: 82-6.

Miyake Y, Tanaka K, Fukushima W, et al. Dietary intake of metals and risk of Parkinson's disease: a case-control study in Japan. J Neurol Sci. 2011; 306: 98-102.

Nicoletti A, Pugliese P, Nicoletti G, et al. The FRAGAMP study: environmental and genetic factors in Parkinson's disease, methods and clinical features. Neurol Sci. 2010; 31: 47-52.

O'Reilly EJ, Gao X, Weisskopf MG, et al. Plasma urate and Parkinson's disease in women. Am J Epidemiol. 2010; 172: 666-70.

Ritz BR, Manthripragada AD, Costello S, et al. Dopamine transporter genetic variants and pesticides in Parkinson's disease. Environ Health Perspect. 2009; 117: 964-9.

Ritz B, Rhodes SL, Qian L, et al. L-type calcium channel blockers and Parkinson disease in Denmark. Ann Neurol. 2010; 67: 600-6.

Tanner CM, Chen B, Wang W, et al. Environmental factors and Parkinson's disease: a case-control study in China. Neurology. 1989; 39: 660-4.

Tanner CM, Kamel F, Ross GW, et al. Rotenone, paraquat, and Parkinson's disease. Environ Health Perspect. 2011; 119: 866-72.

Weisskopf MG, O'Reilly E, Chen H, et al. Plasma urate and risk of Parkinson's disease. Am J Epidemiol. 2007; 166: 561-7.

Winquist A, Steenland K, Shankar A. Higher serum uric acid associated with decreased Parkinson's disease prevalence in a large community-based survey. Mov Disord. 2010; 25: 932-6.

Wright JM, Keller-Byrne J. Environmental determinants of Parkinson's disease. Arch Environ Occup Health. 2005; 60: 32-8.

Zorzon M, Capus L, Pellegrino A, et al. Familial and environmental risk factors in Parkinson's disease: a case-control study in north-east Italy. Acta Neurol Scand. 2002; 105: 77-82.

10 パーキンソン病の遺伝的素因

　パーキンソン病の発生には，パーキンソン病になりやすい体質が重要である．たとえば身内に1人パーキンソン病の患者がいると，残りの人の発症率はパーキンソン病の患者がいない家系の約2倍になる（Payami et al. 1994）．一方一卵性双生児の研究では遺伝の要素は高くないとの結果が最初に報告されたが，50歳以下発症の患者にかぎると遺伝の影響があると報告されている（Tanner et al. 1999）．

　パーキンソン病の遺伝的素因は，最初候補遺伝子をとり，その遺伝子多型を調べ，それぞれについてパーキンソン病患者と対照患者について遺伝子多型の頻度を比較する方法で行われた．症例数は各群最低200例は必要と考えられたが，それでもある報告では陽性，別の所から出た報告では陰性ということが続き，最近では染色体全体の遺伝子多型を対象にし，各群数千例という多数の症例についての遺伝子多型がパーキンソン病に多くないかの検討が行われている（Genom-wide Association Study, GWAS）．これまで報告された主なものを紹介すると次の通りになる．

1．外因性物質の代謝に関連する酵素遺伝子の多型

　肝の酵素サイトクロームP450系がこれに当たる．最初に調べられたのはdebrisoquine hydroxylase（CYP2D6）である．そのpoor metabolizerになる遺伝子多型がパーキンソン病のリスクを高くすると報告され（Smith et al. 1999），メタアナリシスも行われて，ORは1.48（95% CI 1.10-1.99）と報告されたが（Christianson et al. 1998），別のグループによる研究では，パーキンソン病のリスクは高くならないと報告されている（Dick et al. 2007）．

　N-acetyltransferase 2（NAT2）は薬物や毒物の代謝を行う酵素で，基質のアセチル化が遅い遺伝子多型がある．最初パーキンソン病のリスクを高める

との報告があったが（Bandmann et al. 1997），最近のメタアナリシスによると本酵素の遺伝子多型はパーキンソン病のリスクにはならない（Borlak and Reamon-Buettner 2006）．

Peroxonase 1（PON1）は殺虫剤や殺鼠剤の代謝を行う酵素であるが，メタアナリシスで酵素活性が低くなる遺伝子多型とパーキンソン病の関連が報告されている（OR=1.32，95% CI 1.10-1.50）（Zintzaras and Hadjigeogiou 2004）．

Alcohol dehydrogenase（ADHIC）は色々な外来物質の代謝を行う酵素であるが，その遺伝子多型とパーキンソン病との関連が報告されている（Buervenich et al. 2005）．しかし，パーキンソン病発症のリスクとなる遺伝子多型はパーキンソン病患者の2％，コントロール患者の0.6％にしか見られす，この変異の臨床的意味は不明である．

2．活性酸素の代謝に関連する酵素の遺伝子多型

スーパーオキサイドディスムターゼ1（SOD1）は細胞質にあってスーパーオキサイドアニオンを過酸化水素と酸素に代謝する酵素であるが，その遺伝子多型はパーキンソン病のリスクとはならないことが報告されている（Farin et al. 2001）．

スーパーオキサイドディスムターゼ2（SOD2）はミトコンドリアの中にあって同様の反応を触媒する酵素であるが，我々はミトコンドリアターゲッティングシークエンスの中にあるVal-9Ala遺伝子多型のAlaアリルがパーキンソン病のリスクになることを報告したが（Shimoda-Matsubayashi et al. 1996），その後の検討では否定されている（Grasbon-Erodl et al. 1999）．アラニンアリルはターゲッティングシークエンスをアルファヘリックス構造に変え，ミトコンドリア膜を通過しやすくなることが推定される．

グルタチオンS転移酵素（glutahione S-transferase, GSTs）は色々な毒物に還元型のグルタチオンを結合させて解毒を画る酵素である．相反するデータが報告されていたが，最近の多数例（n=959）についての報告では，パーキンソン病のリスクとはならないと報告されている（Dick et al. 2007）．

一酸化窒素合成酵素（nitric oxide synthase）はフリーラディカルの一酸化

窒素を合成する．したがって本酵素の遺伝子多型に関心がもたれたが，本酵素の遺伝子の1つ NOS2A の遺伝子多型が検索され，リスクとはならないとの報告（Schulte et al. 2006）と，リスクとなり，さらに発症年齢とも関係するとの報告がなされている（Hancock et al. 2006）．

3．ミトコンドリア蛋白の遺伝子多型

Complex I のサブユニットのひとつ 24-kDa 蛋白（NDUFV2）の遺伝子多型は，パーキンソン病発症のリスクになることを我々は報告したが（Hattori et al. 1998），海外からの発表ではリスクにならないと報告されている（Mellick et al. 2004）．

ミトコンドリアの transcription initiation factor 3（MITF3）はミトコンドリア DNA にエンコードされる蛋白の transcription に関連した蛋白であるが，その遺伝子多型はミトコンドリアの酸化ストレスに関連する可能性がある．この遺伝子多型とパーキンソン病の関連が報告されている（Abahuni et al. 2007）．

4．カテコールアミン関連蛋白の遺伝子多型

チロシン水酸化酵素はカテコールアミン合成の律速酵素であるが，その遺伝子多型はパーキンソン病の発症を高くしない（Planté-Bordeneuve et al. 1994）．

モノアミン酸化酵素はモノアミン類の代謝を行う酵素である．モノアミン酸化酵素 A も B もその遺伝子に dinucleotide repeat があるが，そのリピート数が遺伝子多型を示し，それぞれがパーキンソン病発症との間に関連があることが報告されている（Parsian et al. 2004）．この遺伝子多型とパーキンソン病との関係については，国による違いがあるらしく，中国人の間では MAOB のリピート数とパーキンソン病の間には関連がない（Mellick et al. 2000）．

カテコール-O-メチル転移酵素はカテコールリングの3位の O にメチル基を転移する代謝酵素であるが，その遺伝子多型がパーキンソン病のリスクを増すかどうかについては賛否両論ある（Hoda et al. 1996；Yoritaka et al.

1997).本酵素には酵素活性の高低をきめる遺伝子多型もあるが,活性の高い遺伝子多型を持つ患者は高用量のL-ドーパを必要とすることが報告されている(Bialecka et al. 2008).

ドパミントランスポーター遺伝子多型(*SLC6A3*)とカテコラミン貯蔵顆粒モノアミントランスポーター遺伝子多型(*VMA2*)とパーキンソン病発症の関連については否定的である(Planté-Bordeneuve et al. 1997).

ドパミン受容体についてはD2受容体の遺伝子多型とパーキンソン病発症の間に関連があるとの報告がなされたが(Planté-Bordeneuve et al. 1997),最近の多数例での分析では否定されている(Dick et al. 2007).

5．神経栄養因子蛋白の遺伝子多型

BDNF(brain derived neurotrophic factor)についてはパーキンソン病の発症とは関連なしと報告されている(Zintzaras and Hadjigeogiou 2005).

Fibroblast growth factor 20は主に黒質に発現している神経栄養因子であるが,その遺伝子多型とパーキンソン病発症の関連については賛否両論の結果が報告されている(van der Walt et al. 2004;Clarimon et al. 2005).

6．家族性パーキンソン病の原因遺伝子多型

α-シヌクレイン遺伝子(*SNCA*)は,PARK1/4の原因遺伝子であり,孤発型パーキンソン病においてもその異常凝集が発症機序に深くかかわっていると考えられている蛋白である.α-シヌクレイン遺伝子多型と孤発型パーキンソン病発症の関係については相反する結果が報告されていたが,最近のGWASの結果では一様に3'側の遺伝子多型とパーキンソン病発症のリスクの間に高い関連が示されている(Mueller et al. 2005;Satake et al. 2009).*SNCA*にはもう1箇所promotor領域にRep1と呼ばれる遺伝子多型が存在するが,その遺伝子多型と孤発型パーキンソン病発症のリスクの関係については,賛否両論の結果が出されていたが,多数例での解析で発症のリスクになるらしいことが報告された(Maraganore et al. 2006).

*Parkin*遺伝子はPARK2の原因遺伝子であるが,劣性遺伝性若年発症のパーキンソン病を起こす.*Parkin*遺伝子多型と孤発型パーキンソン病の関

連については相反する結果が報告されている（Tan et al. 2005；Ross et al. 2007）．

UCHL-1（Ubiquitin carboxyhydrolase L-1）は polyubiquitin 鎖の最後を切断してフリーのユビキチンを生成する酵素であるが，その遺伝子の S18Y 多型がパーキンソン病の発症に対し保護的に働くことが報告されている（Maraganore et al. 2004）．しかし，多数例での解析ではこの関連は否定されている（Healy et al. 2006）．

LRRK2 は PARK8 の原因遺伝子で優性遺伝のパーキンソン病を起こす．G2385R は東洋人でパーキンソン病発症のリスクになることが示されている（Di Fonzo et al. 2006；Miyake et al. 2010）．その後 R1628P も漢民族の間で孤発型パーキンソン病発症の危険因子になることが報告されている（Zhang et al. 2009）．

タウ（microtuble-associated protein）遺伝子（*MAPT*）は染色体 17 番に連鎖する前頭側頭型認知症の原因遺伝子である．H1/H2 と呼ばれる遺伝子多型があり，白人では 70〜80％が H1 ハプロタイプであるのに対し，本邦では 100％ H1 である．白人では *MAPT* locus の遺伝子多型が孤発型パーキンソン病発症の保護因子となることが示されているが（Simón-Sánchez et al. 2009），本邦ではパーキンソン病発症には関係しない．

アポプロテイン E は 4 つの variant を持つが，そのうちアポプロテイン E4 は孤発型アルツハイマー病発症の危険因子になることが知られている．パーキンソン病ではアポプロテイン E2 が孤発型パーキンソン病発症のリスクになるというデータと（Huang et al. 2004），E4 がリスクになり E3 は保護因子となるというデータが報告されている（Li et al. 2004）．さらにパーキンソン病に伴う認知症発症のリスクになるかどうかも興味ある点であるが，これについてもアポプロテイン E4 がリスクになるとの報告と（Papapetropoulos et al. 2007），ならないという報告がなされている（Janiska-Myga et al. 2007）．

7. Glucocerebrosidase 欠損症（Gaucher's disease）とパーキンソン病

　Glucocerebrosidase 欠損症は常染色体性劣性遺伝の脂質蓄積症を起こす．原因遺伝子は glucocerebrosidase 遺伝子（*GBA*）である．*GBA* 保因者の中に孤発型パーキンソン病発症者が多いことが知られ，現在ではパーキンソン病発症の最も大きな危険因子として知られている．発端は Type 1 Gaucher 病の患者の中に発症した 6 例のパーキンソン病患者の報告である（Neudorfer et al. 1996）．30 代から 50 代の発症で，進行は早く，抗パーキンソン病薬の効果も低かったことが報告されている．その後 Gaucher 病に合併したパーキンソン病剖検脳で Lewy 小体も観察された（Tayebi et al. 2003）．また Gaucher の保因者の中にもパーキンソン病患者があることが報告され（Goker-Alpan et al. 2004），*GBA* の N370S とパーキンソン病の関連分析も行われて，結果は有意差には達しなかったが，160 例のパーキンソン病患者のうち 17 例に N370S 変異が見られ，そのうち 15 例は保因者であったことが報告された（Clark et al. 2005）．その後ヨーロッパでの 1,130 例の家族性および孤発性パーキンソン病患者の中で *GBA* 変異は 76 例（6.7%）に見られ，対照症例の中での *GBA* 変異は 4 例（1.0%）であったと報告されている．本邦では 534 例のパーキンソン病患者のうち 50 例（9.4%）に *GBA* 変異が報告されている（Mitsui et al. 2009）．メタ解析も行われて *GBA* の変異を持つとパーキンソン病の頻度が持たない患者に比べて 5.43 倍になると報告されている（Sidransky et al. 2009）．

　なぜ *GBA* 変異があるとパーキンソン病にかかりやすいかはまだよくわかってはいないが，GBA はライソソームに発現している酵素であり，パーキンソン病でもライソソームの異常がパーキンソン病の発症機序に関係していることが，判明しているので，GBA に変異のある蛋白が発現していることにより，ライソソームの変化が起きやすくなるのではないかと推定できる．*GBA* 変異を持つ細胞を培養すると蛋白の分解が阻害され α-シヌクレインが蓄積することが報告されている（Mazzulli et al. 2011）．

8. Genom-wide association study (GWAS)

　候補遺伝子の遺伝子多型の頻度を調べる方法では，結果が報告者により一致しないことがあることが判明し，染色体全体を網羅する遺伝子多型をとり，それぞれの遺伝子多型との関連を多数例のパーキンソン病患者と対照症例で比較する方法がとられるようになった．これまでに SNCA locus が極めて高い有意差でパーキンソン病発症の危険因子になることが判明し（Satake et al. 2009；Simón-Sánchez et al. 2009），さらにヨーロッパでは *MAPT* locus の遺伝子多型がパーキンソン病発症の保護因子になることが判明している（Simón-Sánchez et al. 2009）．本邦の研究では，さらに PARK16 locus が 1p36 に同定され，BST18 locus が発症の危険因子になることが報告されている（Satake et al. 2009）．BST18 はヨーロッパ人においてもリスクとなることが報じられ，さらに 12q24 にもリスクとなる部位があることが報告された（Saad et al. 2011）．しかし，これら GWAS で見つかっている部位の OR（odds ratio），すなわちその遺伝子多型を持たない人に比べて，持つ人は何倍パーキンソン病にかかりやすいかという指標は 2 を超えるものがなく，全パーキンソン病患者の一部に過ぎない．

　さらに染色体4番の短腕 GAK region に新たな孤発性パーキンソン病発症のリスクとなる部位が発見され，PARK17（Pankratz et al. 2009）と名付けられ，6番染色体短腕の HLA region にも孤発性パーキンソン病のリスクとなる部位が発見され PARK18 loci と命名されている（Hamza et al. 2010）．

●参考文献

　　Abahuni N, Gispert S, Bauer P, et al. Mitochondrial transcription initiation factor 3 polymorphism associated with Parkinson's disease. Neurosci Lett. 2007; 414: 126-9.
　　Bandmann O, Vaughan J, Holmans P, et al. Association of slow acetylator genotype for N-acetyltransferase 2 with familial Parkinson's disease. Lancet. 1997; 350: 1136-9.
　　Bialecka M, Kurzawski M, Klodowska-Duda G, et al. The association of functional catechol-O-methyltransferase haplotypes with risk of Parkinson's disease, levodopa treatment response, and complications.

Pharmacogenetic Genomics. 2008; 18: 815-21.

Borlak J, Reamon-Buettner SM. N-acetyltransferase 2 (NAT2) gene polymorphism in Parkinson's disease. BMC Med Genet. 2006; 7: 30.

Buervenich S, Carmine A, Galter D, et al. A rare truncating mutation in ADHC1 (G78Stop) shows significant association with Parkinson's disease in a large international sample. Arch Neurol. 2005; 62: 74-8.

Christianson PM, Gotzsche PC, Brosen K. The sparteine/debrisoquine (CYP2D6) oxidation polymorphism and the risk of Parkinson's disease. A meta-analysis. Pharmacogenetics. 1998; 8: 473-9.

Clarimon J, Xenomerisiou G, Eerola J, et al. Lack of evidence for a genetic association between FGF20 and Parkinson's disease in Finish and Greek patients. BMC Neurol. 2005; 5; 11.

Clark LN, Nicolai A, Afridi S, et al. Pilot association study of the beta-glucocerebrosidase N370S allele and Parkinson's disease in subjects of Jewish ethnicity. Mov Disord. 2005; 20: 100-3.

Dick FD, De Palma G, Ahmadi A, et al. Geoparkinson Study Group. Gene-environment interactions in parkinsonism and Parkinson's disease: the geoparkinson study. Occup Environ Med. 2007; 64: 673-80.

Di Fonzo A, Wu-Chou YH, Lu CS, et al. A common missense variant in the LRRK2 gene, Gly2385Arg associated with Parkinson's disease risk in Taiwan. Neurogenetics. 2006; 7: 133-8.

Farin FM, Hitosis Y, Hallagan SE, et al. Genetic polymorphism of superoxide dismutase in Parkinson's disease. Mov Disord. 2001; 16: 705-7.

Goker-Alpan O, Schiffmann R, et al. Parkinsonism among Gaucher disease carriers. J Med Genet. 2004; 41: 937-40.

Grasbon-Erodl EM, Kosel S, Riess O, et al. Analysis of mitochondrial targeting sequence and coding reion polymorphisms of the manganese superoxide dismutase gene in German Parkinson disease patients. Biochem Biophys Res Commun. 1999; 255: 749-52.

Hancock DB, Martin ER, Fujiwara K, et al. NOS2A and the modulating effect of cigarette smoking in Parkinson's disease. Ann Neurol. 2006; 60: 366-73.

Hamza TH, Zabetian CP, Tenesa A, et al. Common genetic variation in the HLA region is associated with late-onset sporadic Parkinson's disease. Nat Genet. 2010; 42: 781-5.

Hattori N, Yoshino H, Tanaka M, et al. Genotype in the 24-kDa subunit gene (NDUFV2) of mitochondrial complex I and susceptibility to Parkinson disease. Genomics. 1998; 49: 52-8.

Healy DG, Abou-Sleiman PM, Casas JP, et al. UCHL-1 is not a Parkinson's disease susceptibility gene. Ann Neurol. 2006; 59: 627-33.

Hoda F, Nicholl D, Bennett P, et al. No association between Parkinson's disease and low-activity alleles of catechol O-methyltransferase. Biochem Biophys Res Commun. 1996; 228: 780-4.

Huang X, Chen PC, Poole C. ApoE-[epsilon] 2 allele associated with higher prevalence of sporadic Parkinson disease. Neurology. 2004; 62: 2198-202.

Janiska-Myga B, Opara G, Goetz CG, et al. Apolipoprotein E gene polymorphism, total plasma cholesterol level, and Parkinson's disease dementia. Arch Neurol. 2007; 64: 261-5.

Li YJ, Hauser MA, Scott WK, et al. Apolipoprotein controls the risk and age at onset of Parkinson's disease. Neurology. 2004; 62: 2005-9.

Maraganore DM, de Andrade M, Elbaz A, et al. Collaborative analysis of alpha-synuclein gene promotor variability and Parkinson's disease. JAMA. 2006; 296: 661-70.

Maraganore DM, Lesnick TG, Elbaz A, et al. UCHL-1 is a Parkinson's disease susceptibility gene. Ann Neurol. 2004; 55: 512-21.

Mazzulli JR, Xu YH, Sun Y, et al. Gaucher disease glucocerebrosidase and α-synuclein form a bidirectional pathogenic loop in synucleinopathies. Cell. 2011; 146: 37-52.

Mellick GD, Buchanan DD, Silburn PD, et al. The monoamine oxidase B gene GP repeat polymorphism and Parkinson's disease in a Chinese population. J Neurol. 2000; 247: 52-5.

Mellick GD, Silburn PA, Prince JA, et al. A novel screen for nuclear mitochondrial gene associations with Parkinson's disease. J Neural Transm. 2004; 111: 191-9.

Mitsui J, Mizuta I, Toyoda A, et al. Mutations for Gaucher disease confer high susceptibility to Parkinson disease. Arch Neurol. 2009; 66: 571-6.

Miyake Y, Tsuboi Y, Koyanagi M, et al. *LRRK2* Gly2385Arg polymorphism, cigarette smoking, and risk of sporadic Parkinson's disease: A case-control study in Japan. J Neurol Sci. 2010; 297: 15-188.

Mueller JC, Fuchs J, Hofer A, et al. Multiple regions of α-synuclein are associated with Parkinson's disease. Ann Neurol. 2005; 57: 535-41.

Neudorfer O, Giladi N, Elstein D, et al. Occurrence of Parkinson's syndrome in type I Gaucher disease. QJM. 1996; 89: 691-4.

Pankratz N, Wilk JB, Latourelle JC, et al. Genomewide association study for susceptibility genes contributing to familial Parkinson disease. Hum Genet. 2009; 124: 593-605.

Papapetropoulos S, Farrer MJ, Stone JT, et al. Phenotypic association of tau and ApoE in Parkinson's disease. Neurosci Lett. 2007; 414: 141-4.

Parsian A, Racette B, Zhang BH, et al. Associations of variations in monoamine oxidase A and B with Parkinson's disease subgroup. Genomics. 2004; 83: 454-60.

Payami H, Larsen K, Bernard S, et al. Increased risk of Parkinson's disease in parents and siblings of patients. Ann Neurol. 1994; 36: 659-61.

Planté-Bordeneuve V, Davis MB, Maraganore DM, et al. Tyrosine hydroxylase polymorphisms in familial and sporadic Parkinson's disease. Mov Disord. 1994; 9: 337-9.

Planté-Bordeneuve V, Taussig D, Thomas F, et al. Evaluation of four candidate genes encoding proteins of the dopamine pathway in familial and sporadic Parkinson's disease: evidence for association of a DRD2 allele. Neurology. 1997; 48: 1589-93.

Ross OA, Haugarvoll K, Stone JT, et al. Lack of evidence for association of Parkin promotor polymorphism (PAKN258) with increased risk of Parkinson's disease. Parkinsonism Rel Disord. 2007; 13: 386-8.

Saad M, Lesage S, Saint-Pierre A, et al. Genome-wide association study confirms BST1 and suggests a locus on 12q24 as the risk loci for Parkinson's disease in the European population. Hum Mol Genet. 2011; 20: 615-27.

Satake W, Nakabayashi Y, Mizuta I, et al. Genome-wide association study identifies common variants at four loci as genetic risk factors for Parkinson's disease. Nature Genetics. 2009; 41: 1303-7.

Schulte C, Sharma M, Mueller JC, et al. Complihensive association analysis of the NOS2A gene with Parkinson's disease. Neurology. 2006; 67: 2080-2.

Shimoda-Matsubayashi S, Matsumine H, Kobayashi T, et al. Structural dimorphism in the mitochondrial targeting sequence in the human MnSOD gene. A predictive evidence for conformational change to influence mitochondrial transport and a study of allelic association in Parkinson's disease. Biochem Biophys Res Commun. 1996; 226: 561-5.

Sidransky E, Nalls MA, Aasly JO, et al. Multicenter analysis of glucocerebrosidase mutations in Parkinson's disease. N Engl J Med. 2009; 361: 1651-61.

Simón-Sánchez J, Schulte C, Bras JM, et al. Genome-wide association study reveals genetic risk underlying Parkinson's disease. 2009; 41: 1308-12.

Smith CA, Gough AC, Leigh PN, et al. Debrisoquine hydroxylase gene polymorphism and susceptibility to Parkinson's disease. Lancet. 1992; 339: 1375-7.

Tan EK, Puong KY, Chan DK, et al. Impaired transcriptional upregulation of Parkin promotor variant under oxidative stress and proteasomal inhibition: clinical association. Hum Genet. 2005; 118: 484-8.

Tanner CM, Ottman R, Goldman SM, et al. Parkinson's disease in twins: an etiologic study. JAMA. 1999; 281: 341-6.

Tayebi N, Walker J, Stubblefield B, et al. Gaucher disease with parkinsonian manifestations: does glucocerebrosidase deficiency contribute to a vulnerability to parkinsonism? Mol Genet Metab. 2003; 79: 104-9.

van der Walt JM, Noureddinne MA, Kittappa R, et al. Fibroblast growth factor 20 polymorphism and haplotypes strongly influence risk of Parkinson's disease. Am J Hum Genet. 2004; 74: 1121-7.

Yoritaka A, Hattori N, Yoshino H, et al. Catechol-O-Methyltransferase genotype and susceptibility to Parkinson's disease in Japan. J Neural Transm. 1997; 104: 1313-7.

Zhang Z, Burgunder JM, An X, et al. *LRRK2* R1628P variant is a risk factor of Parkinson's disease among Han-Chinese from mainland China. Mov Disord. 2009; 24: 1902-5.

Zintzaras E, Hadjigeogiou GM. Association of paraoxonase I gene polymorphism with risk of Parkinson's disease. A meta-analysis. J Hum Genet. 2004; 49: 474-81.

Zintzaras E, Hadjigeogiou GM. The role of G196A polymorphism in the brain-drived neurotrophic factor gene in the cause of Parkinson's disease. A meta-analysis. J Hum Genet. 2005; 50: 560-6.

11 パーキンソン病の病理

　パーキンソン病の運動症状の責任病巣は，黒質緻密層の神経細胞死である（図 11-1）．これは 1921 年 Trétiakoff によって明らかにされた（Trétiakoff 1919）．Trétiakoff はロシア生まれで，パリに留学中パリ大学へ提出した学位論文「Contribution à l'étude de l'anatomie pathologique du locus niger. Thesis, University of Paris, 1919」を書いた．入手の極めて困難な論文であるが，2008 年の Lee らの論文に要点が記載されている（図 11-2）．Trétiakoff はロシア人であったため，名前は Konstantin であるが，パリでこの論文を出版したため，そちらには Chonstantin と C で始まっている．パーキンソン病の病理学的特徴である Lewy 小体は，Lewy により 1912 年 Meynert の基底核にて発見された（Lewy 1912）（図 11-3）．またパーキンソン病の病理学的特徴の 1 つ，青斑核，迷走神経背側運動核，Meynert 基底核の変性は，1920 年代前半に既にパリの Charles Foix により単行本に記載されているらしいが，この本の題名などは不明である（Lees et al. 2008）．最近は免疫染色の導入により，黒質を含め脳幹すべてのドパミン性ニューロン，青斑核，縫線核，橋腕核の中の substance P 含有ニューロン，延髄の neuropeptide Y を含むアドレナリンニューロン，substance P を含む延髄の背側運動核に障害が見られることが報告されている（Halliday et al. 1990）．さらに黒質中では腹側の中央部が最も強く障害され（Halliday et al. 1990; Gibb and Lees 1991; Damier et al. 1999），この部分は被殻後部に投射し，motor striatum といわれる部分であることが判明している．

　2003 年 Braak ら（Braak et al. 2003a, b）は Lewy 小体の分布を 41 例のパーキンソン病脳と 69 例の incidental Lewy body disease 剖検脳について調べ，Lewy 小体は迷走神経背側運動核に始まり，徐々に脳幹を上行して橋網様体の諸核，例えば縫線核，青斑核を障害し，次いで中脳におよび黒質を障害し，

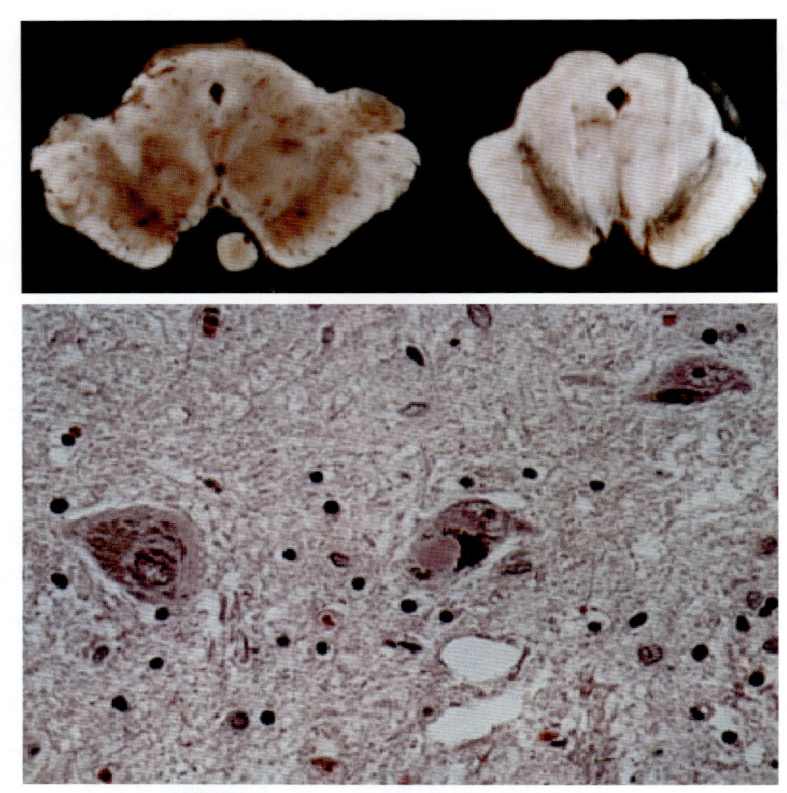

図 11-1 パーキンソン病の黒質病理（自験例）

上の左はパーキンソン病，右は対照患者の中脳．パーキンソン病患者では黒質の黒色が失われ茶褐色となっている．下はパーキンソン病患者の黒質顕微鏡写真で，黒質の神経細胞数の減少，神経メラニンを失いかけた変性過程の神経細胞が見られる．中央の神経細胞の胞体にはLewy小体が見られる．グリアの増生もめだつ．

さらにMeynert基底核を障害する．病変はさらに上行して扁桃体を障害，最後は大脳皮質を障害すると述べた（図11-4）．この仮説が多くの専門家に認められている．パーキンソン病に見られる多くの非神経症状の進展様式も彼の仮説に合わせるとよく理解できる．

Lewy小体は末梢のMeysner，Auerbach神経叢にも見られ（図11-5）

11. パーキンソン病の病理　177

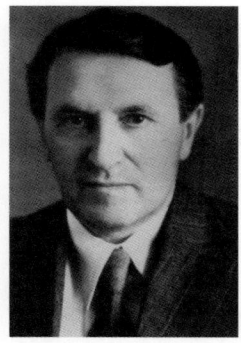

KonstantinTrétiakoff
1892 - 1956
Trétiakoff C. Contribution
à l'étude de l'anatomie
pathologique du locus niger.
Thesis, University of Paris,
1919

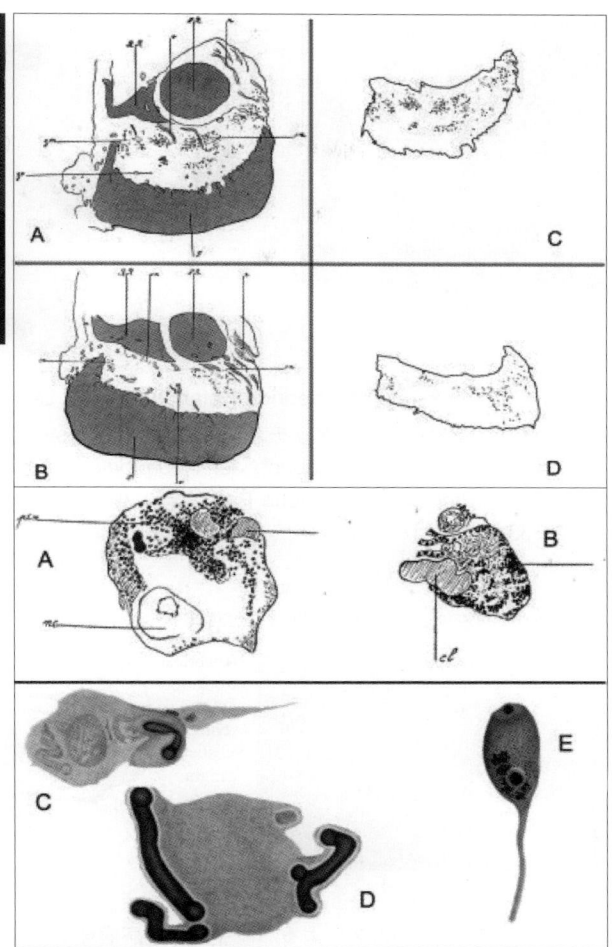

図 11-2　Konstantin Trétiakoff と黒質

Trétiakoff の黒質のスケッチ．黒質の神経細胞脱落や Lewy 小体の存在が描かれている．(Lees et al. Mov Disord. 2008; 23: 777-83 より引用)

(Wakabayashi et al. 1988)，食道下 1/3 に最も多い．さらに心臓の交感神経細胞にも変性と Lewy 小体の存在が示され (Orimo et al. 2008)，パーキンソン病の病変は末梢に始まり次第に上行するという説が有力となっている．さ

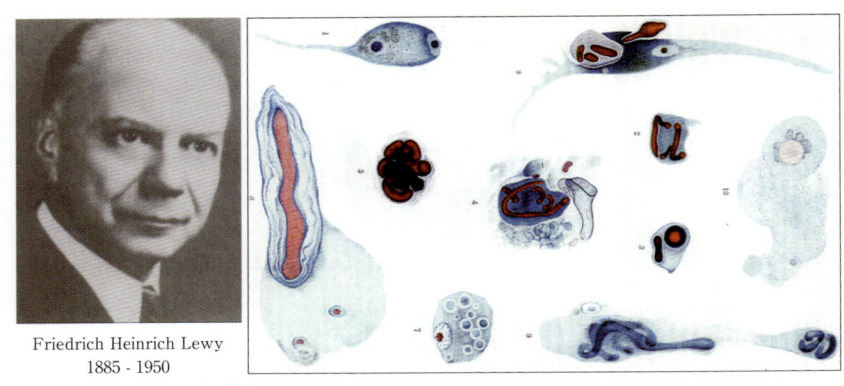

図 11-3 Friedrich Heinrich Lewy と Lewy body

Lewy による封入体のスケッチ．(Lewy FH. Paralysis agitans. Ⅰ. Pathologische Anatomie. In: Handbuch der Neurologie. herausgegeben von Lewndowsky. 3ter Band. Spezielle Pathologie Ⅱ. Berlin: J Springer; 1912. p. 920-33 より引用)

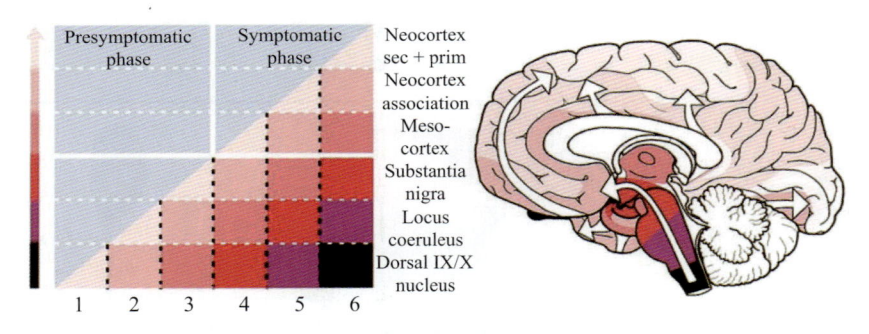

図 11-4 Braak によるパーキンソン病病理所見進展のステージ

病変は迷走・舌咽神経延髄背側運動神経核に始まり，橋の青斑核，中脳の黒質と上行する．Stage 3 ではまだ黒質の障害は軽く，運動症状の出る前のステージである（Presymptomatic phase）．Stage 4 以後 symptomatic となり，病変は大脳皮質に及ぶ．(Braak H, et al. J Neural Transm, 2003; 110: 517-36 より引用)

らに嗅神経・嗅球にも Lewy 小体が出現する．

　Braak の論文には記載されていないが，橋の橋腕核は障害される（Hirsch et al. 1987）．ここは脳幹の歩行中枢に近く，L-ドーパに反応しない歩行障害

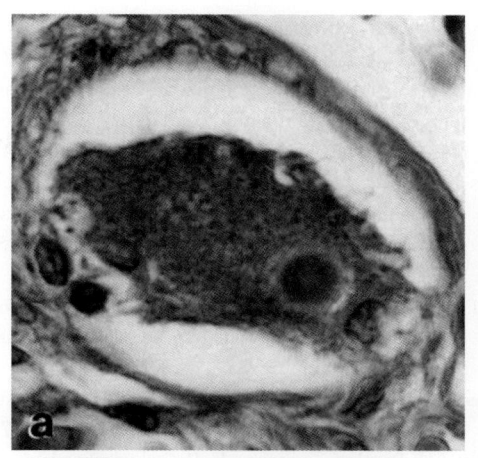

図 11-5 Meyenteric plexus の神経細胞に見られれた Lewy 小体
(Wakabayashi et al. Acta Neuropath. 1988; 76: 217-21 より転載)

やすくみ足の原因の1つに考えられている．また Meynert 基底核が障害されることも古くから報告されている（Candy et al. 1983）．

　Lewy 小体の主成分は α-シヌクレインであることが判明し（Spillantini et al. 1997），Lewy 小体の出現するところには，α-シヌクレインの凝集体が存在することが免疫組織化学で明らかにされている．

●参考文献

Braak H, Tredici KDT, Rüb U, et al. Staging of brain pathology related to sporadic Parkinson's disease. Neurobiol Aging. 2003a; 24: 197-211.

Braak H, Rüb U, Gai WP, et al. Idiopathic Parkinson's disease: possible routes by which vulnerable neuronal types may be subject to neuroinvasion by an unknown pathogen. J Neural Transm. 2003b; 110: 517-36.

Candy JM, Perry RH, Perry EK, et al. Pathological changes in the nucleus of Meynert in Alzheimer's and Parkinson's diseases. J Neurol Sci. 1983; 59: 277-89.

Damier P, Hirsch EC, Agid Y, et al. The substantia nigra of the human brain. II. Patterns of loss of dopamine-containing neurons in Parkinson's disease. Brain. 1999; 122: 1437-48.

Gibb WR, Lees AJ. Anatomy, pigmentation, ventral and dorsal subpopulations of the substantia nigra, and differential cell death in Parkinson's disease. J Neurol Neurosurg Psychiatry. 1991; 54: 388-96.

Hirsch EC, Graybiel AM, Duyckaerts C, et al. Neuronal loss in the pedunculopontine tegmental nucleus in Parkinson disease and in progressive supranuclear palsy. Proc Natl Acad Sci USA. 1987; 84: 5976-80.

Halliday GM, Li YW, Blumbergs PC, et al. Neuropathology of immunohistochemically identified brainstem neurons in Parkinson's disease. Ann Neurol. 1990; 27: 373-85.

Lees AJ, Selikhova M, Andrade LA, et al. The black stuff and Konstantin Nikolaevich Tretiakoff. Mov Disord. 2008; 23: 777-83.

Lewy FH. Paralysis agitans, I. Pathologische Anatomie. In: Handbuch der Neurologie. herausgegeben von Lewndowsky. 3ter Band. Spezielle Pathologie II. Berlin: J Springer; 1912. p. 920-33.

Orimo S, Uchihara T, Nakamura A, et al. Axonal a-synuclein aggregates herald centripetal degeneration of cardiac sympathetic nerve in Parkinson's disease. Brain. 2008; 131: 642-50.

Trétiakoff C. Contribution à l'étude de l'anatomie pathologique du locus niger. Thesis, University of Paris, 1919.

Wakabayashi K, Takahashi H, Takeda S, et al. Parkinson's disease; the presence of Lewy bodies in Auerbach's and Meissner's plexuses. Arch Neuropathol. 1988; 76: 217-21.

12 パーキンソン病の生化学

1. ドパミン，ノルアドレナリン，アドレナリン

　ドパミンニューロンは，中脳黒質と腹側被蓋野にあり，前者は線条体に，後者は側坐核，大脳辺縁系および大脳皮質に広く投射している．パーキンソン病の生化学で最初に見つかった異常は，黒質におけるドパミンの低下である（図 12-1）(Ehringer and Hornykiewicz 1960)．オーストリアの Hornykiewicz の発見・報告によるが，これと同じ年に大阪大学の佐野が日本語ではあるが，線条体におけるドパミンの低下を報告していることは今日では世界によく知られている（図 12-2）(佐野 1960)．

Hornykiewicz と Birkmayer

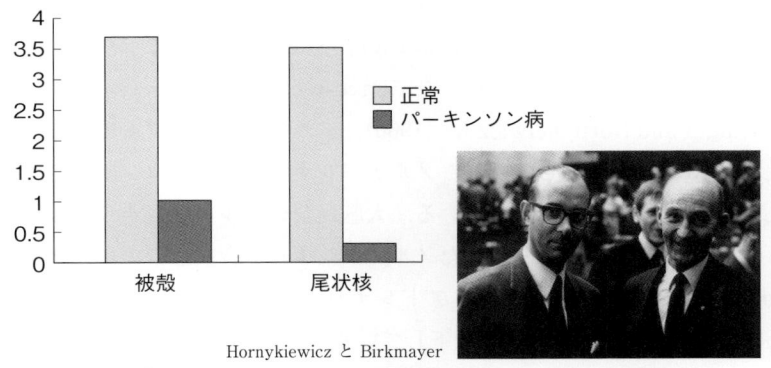

図 12-1 Hornykiewicz による線条体ドパミン低下の発見
(Ehringer and Hornykiewicz. Klin Wschr. 1960; 38: 1236-9 より引用)

右下の写真は Hornykiewicz（左）と Birkmayer（右）．Birkmayer は Hornykiewicz の結果を人に試し，L-ドーパでパーキンソン症状のよくなることを示した．

Table 2 Dopamine content of the various parts of the brain of a patient with Parkinsonism, estimated 5 hours after death. (μg/g)	
Hypothalamus	1.44
Nucl. caudatus	2.88
Pallidum	0.64
Putamen	0.24
Nucl. ruber et Subst. nigra	0.24

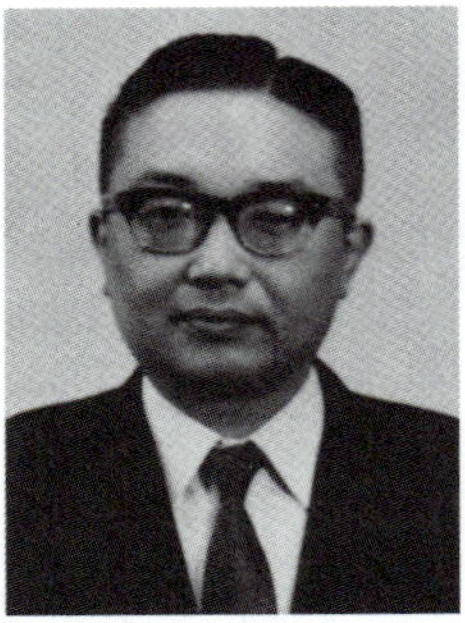

図 12-2 佐野　勇教授も同じ時期に線条体ドパミン低下を発見（佐野　勇. 錐体外路系の生化学．神経進歩．1960; 5: 42-8 より引用）

　黒質のわずか頭側にある腹側被蓋野（ventral tegmental area）にもドパミン性ニューロンがあるがここの tyrosine hydroxylase も低下していて障害がある（Javoy-Agid and Agid 1980），大脳皮質のドパミンも低下している（Scatton et al. 1983）．

　その後ドパミン生合成にあずかる酵素（tyrosine hydroxylase, dopa decarboxylase）も線条体で低下していることが報告された（McGeer and McGeer 1976; Nagatsu et al. 1977）．最近は PET，SPECT を用いてドパミンニューロンの障害が示されるようになった（Pavese et al. 2011）．

　Ehringer and Hornykeiwicz は（1960），ノルアドレナリンも線条体にて低下していることを報告している．ノルアドレナリンニューロンは橋青斑核に発し，広く大脳皮質に分布している．大脳皮質のノルアドレナリンは低下している（Scatton et al. 1983）．またノルアドレナリン合成酵素の律速酵素である dopamine-β-hydroxylase，アドレナリン合成酵素の phenylethanolamine-N-methyltransferase も低下している（Nagatsu et al. 1977）．

2．セロトニン

　セロトニンニューロンは橋の縫線核に発し，線条体および大脳皮質に広く分布している．線条体ではセロトニントランスポーターを測定して，対照に比べてやや上昇していると報告されている（Bédard et al. 2011）．これは線条

体ではドパミントランスポーターの低下が著しいので，その影響が考えられる．大脳皮質では低下が報告されている（Scatton et al. 1983）．セロトニン合成の律速酵素である tryptophane-hydroxylase も低下している．

最近は PET あるいは SPECT でセロトニン系の異常が研究され，線条体，大脳皮質ではセロトニントランスポーターが低下している（Politis et al. 2010）．中脳のセロトニントランスポーターを計測した調査では軽度低下と報告されているが（Roselli et al. 2010），初期では異常なしとの報告もある（Beucke et al. 2011）．以上より縫線核セロトニンニューロンはパーキンソン病で障害はされるが，ドパミン系ほどは強くないと考えられる．L-ドーパ治療によるジスキネジアの発生にも線条体セロトニン終末の関与が考えられており，パーキンソン病でもかなり残っていると考えられる．パーキンソン病のうつの発生機序にセロトニン系の障害がよく考えられるが，パーキンソン病のうつは，セロトニン系のみならず，ドパミン，ノルアドレナリン，アセチルコリンも関与していると推定され，セロトニン系薬物ではうつに対する効果が判然としない．

3．アセチルコリン

アセチルコリン性ニューロンは，線条体の interneuron, nucleus basalis of Meynert から広く大脳皮質に投射するニューロン，橋腕核から視床に投射するニューロンがパーキンソン病では重要である．剖検脳でアセチルコリンそのものを測定するのは困難であるので，その合成酵素である choline acetyl-transferase が測定される．大脳皮質，尾状核，被殻では低下しており，認知症を伴う症例では前頭葉での低下が著明であったと報告されている（Ruberg et al. 1982; Dubois et al. 1983; Nordberg et al. 1985）．また大脳皮質のムスカリニック受容体は上昇していた．これはパーキンソン病で障害される Meynert 基底核の cholinergic neuron の変性を現していると考えられる．

4．GABA，グルタミン酸

GABA は線条体の midium spiny neurons に発現しており，線条体・淡蒼球内節の間接経路，線条体・淡蒼球内節の直接経路の神経伝達物質として働

いている．さらに線条体における interneuron にも GABA を伝達物質とするものがある．何れの部位でも GABA は抑制性の伝達物質として働いている．グルタミン酸は，大脳皮質から線条体に入力するニューロンの伝達物質をしており，さらに視床下核から淡蒼球内節に向かうニューロンの伝達物質をしている．何れも興奮性の伝達物質である．

　GABA の測定では被殻の後方で顕著な上昇を示したとの報告がある（Kish et al. 1986）．この部位はドパミン低下の最も著しい部位である．しかし，GABA は死後上昇するので，GABA の測定には剖検脳の膜分画を用いアイソトープラベルされた GABA の high affinity binding をみる方法が行われている．パーキンソン病においては，黒質では GABA binding は著明に低下しているが，他の部位では線条体，淡蒼球を含め正常である（Lloyd et al. 1977）．黒質での低下は，黒質ドパミン神経細胞の上に GABA ニューロンの終末があることを意味する．他の部位で低下のないことは，パーキンソン病では GABA ニューロンは障害されないことを意味している．

　グルタミン酸については死後脳で計測したデータではパーキンソン病 9 例中 2 例で被殻後方のグルタミン酸が著明に上昇していたとの報告がある（Kish et al. 1986）．

5．ペプタイド

　Met-enkephalin は，線条体から淡蒼球外節に向かう GABA ニューロンと共存しているが，パーキンソン病では低下が報告されている（Taquet et al. 1983）．GABA には変化はない．Substance P は線条体から淡蒼球内節に向かう GABA 性の直接経路に共存しているが，線条体と黒質での低下が報告されている（Tenovuo et al. 1984）．Cholecystokinin-8 は線条体の interneuron にあると考えられているが，パーキンソン病では変化はない（Fernandez et al. 1992）．Neurotensin については海馬で，bombesin については尾状核と淡蒼球で低下していた（Bissette et al. 1985）．

　大脳皮質の somatostatin はパーキンソン病で著明に低下している（Allen et al. 1985）．一方 neuropeptide Y は低下していない（Allen et al. 1985）．Vasoactive intestinal peptide も大脳皮質で低下していない（Jégou et al.

1988).β-Endorphine は視床下部で測定されているがこれも正常である（Pique et al. 1985）.

現在はパーキンソン病における神経ペプチドの研究は下火になっているが，線条体 GABA ニューロンは正常であるのに，その co-transmitter である substance P や Met-Enkephalin がなぜ下がるのか，治療との関係はどうか，ジスキネジアの発現と関連していないかなど興味ある問題が残されている．また大脳皮質における somatostatin の低下はパーキンソン病の認知症と関係していないかなど，興味ある問題が残されている．

6．サイトカイン

主にグリア細胞が産生し，ニューロンに働く物質である．炎症作用を高めるものが多い．パーキンソン病の線条体あるいは黒質または線条体では tumor necrosis factor-alpha（TNF-alpha）（Varani et al. 2010），interleukin-2（Mogi et al. 1966），interleukin-1β（Mogi et al. 1994），interleukin-6（Mogi et al. 1994），epidermal growth factor（Mogi et al. 1994），transforming growth factor-α（Mogi et al. 1994），NF-κB（Hunot et al. 1997），Bcl-2（Mogi et al. 1996）の上昇が知られている．Basic fibroblast growth factor（Tooyama et al. 1993），brain derived growth factor（Mogi et al. 1999），nerve growth factor（Mogi et al. 1999）は黒質で低下している．

●参考文献

 Allen JM, Cross AJ, Crow TJ, et al. Dissociation of neuropeptide Y and somatostatin in Parkinson's disease. Brain Res. 1985; 337: 197-200.

 Bédard C, Wallman MJ, Pourcher E, et al. Serotonin and dopamine striatal innervation in Parkinson's disease and Huntington's chorea. Parkinsonism Relat Disord. 2011; 17: 593-8.

 Beucke JC, Plotkin M, Winter C, et al. Midbrain serotonin transporters in de novo and L-DOPA-treated patients with early Parkinson's disease--a [123I]-ADAM SPECT study. Eur J Neurol. 2011; 18: 750-5.

 Bissette G, Nemeroff CB, Decker MW, et al. Alterations in regional brain concentrations of neurotensin and bombesin in Parkinson's disease. Ann Neurol. 1985; 17: 324-8.

Dubois B, Ruberg M, Javoy-Agid F, et al. A subcortico-cortical cholinergic system is affected in Parkinson's disease. Brain Res. 1983; 288: 213-8.

Ehringer H, Hornykiewicz O. Verteilung von Noradrenalin und Dopamin (3-Hydroxytyramin) im Gehirn des Menschen und ihr Verhalten bei Erkrankungen des Extrapyramidalen systems. Klin Wschr. 1960; 38: 1236-9.

Fernandez A, de Ceballos ML, Jenner P, et al. Striatal neuropeptide levels in Parkinson's disease patients. Neurosci Lett. 1992; 145: 171-4.

Hunot S, Brugg B, Ricard D, et al. Nuclear translocation of NF-kB is increased in dopaminergic neurons of patients with Parkinson's disease. Proc Natl Acad Sci USA. 1997; 94: 7531-6.

Javoy-Agid F, Agid Y. Is the mesocortical dopaminergic system involved in Parkinson disease? Neurology. 1980; 30: 1326-30.

Jégou S, Javoy-Agid F, Delbende C, et al. Regional distribution of vasoactive intestinal peptide in brains from normal and parkinsonian subjects. Peptides. 1988; 9: 787-93.

Kish SJ, Rajput A, Gilbert J, et al. Elevated gamma-aminobutyric acid level in striatal but not extrastriatal brain regions in Parkinson's disease: correlation with striatal dopamine loss. Ann Neurol. 1986; 20: 26-31.

Lloyd KG, Shemen L, Hornykiewicz O. Distribution of high affinity sodium-independent [3H] gamma-aminobutyric acid [3H] GABA binding in the human brain: alterations in Parkinson's disease. Brain Res. 1977; 127: 269-78.

McGeer PL, McGeer FG. Enzymes associated with the metabolism of catecholamines, acetylcholine and GABA in human controls and patients with Parkinson's disease and Huntington's chorea. J Neurochem. 1976; 26: 65-76.

Mogi M, Harada M, Kondo T, et al. Interleukin-1β interleukin-6, epidermal growth factor and transforming growth factor-α are elevated in the brain from parkinsonisn patients. Neurosci Lett. 1994; 180: 147-50.

Mogi M, Harada M, Kondo T, et al. *bcl-2* Protein is increased in the brain from parkinsonian patients. Neurosci Lett. 1996; 215: 137-9.

Mogi M, Harada M, Kondo T, et al. The soluble form of Fas molecule is elevated in parkinsonian brain tissues. Neurosci Lett. 1996; 220: 195-8.

Mogi M, Harada M, Kondo T, et al. Interleukin-2 but not basic fibroblast growth factor is elevated in parkinsonian brain. J Neural Transm. 1996; 103: 1077-81.

Mogi M, Togari A, Kondo T, et al. Brain-derived growth factor and nerve growth factor concentrations are decreased in the substantia nigra in Parkinson's disease. Neurosci Lett. 1999; 270: 45-8.

Nagatsu T, Kato T, Numata (Sudo) Y, et al. Phenylethanolamine N-methyltransferase and other enzymes of catecholamine metabolism in human brain. Clin Chim Acta. 1977; 75: 221-32.

Nordberg A, Nyberg P, Windblad B. Topographic distribution of choline acetyltransferase activity and muscarinic and nicotinic receptors in Parkinson brains. Neurochem Pathol. 1985; 3: 223-36.

Pavese N, Rivero-Bosch M, Lewis SJ, et al. Progression of monoaminergic dysfunction in Parkinson's disease: a longitudinal 18F-dopa PET study. Neuroimage. 2011; 56: 1463-8.

Pique L, Jegou S, Bertagna X, et al. Pro-opiomelanocortin peptides in the human hypothalamus: comparative study between normal subjects and Parkinson patients. Neurosci Lett. 1985; 54: 141-6.

Politis M, Wu K, Loane C, et al. Staging of serotonergic dysfunction in Parkinson's disease: an in vivo 11C-DASB PET study. Neurobiol Dis. 2010; 40: 216-21.

Roselli F, Pisciotta NM, Pennelli M, et al. Midbrain SERT in degenerative parkinsonisms: a 123I-FP-CIT SPECT study. Mov Disord. 2010; 25: 1853-9.

Ruberg M, Ploska A, Javoy-Agid F, et al. Muscarinic binding and choline acetyltransferase activity in Parkinsonian subjects with reference to dementia. Brain Res. 1982; 232: 129-39.

佐野　勇. 錐体外路系の生化学. 神経進歩. 1960; 5: 42-8.

Scatton B, Javoy-Agid F, Rouquier L, et al. Reduction of cortical dopamine, noradrenaline, serotonin and their metabolites in Parkinson's disease. Brain Res. 1983; 275: 321-8.

Taquet H, Javoy-Agid F, Hamon M, et al. Parkinson's disease affects differently Met5- and Leu5-enkephalin in the human brain. Brain Res. 1983; 280: 379-82.

Tenovuo O, Rinne UK, Viljanen MK. Substance P immunoreactivity in the post-mortem parkinsonian brain. Brain Res. 1984; 303: 113-6.

Tooyama I, Kawamata T, Walker D, et al. Loss of basic fibroblast growth factor in substantia nigra neurons in Parkinson's disease. Neurology. 1993; 43: 372-6.

Varani K, Vincenzi F, Tosi A, et al. A2A adenosine receptor overexpression and functionality, as well as TNF-alpha levels, correlate with motor symptoms in Parkinson's disease. FASEB J. 2010; 24: 587-98.

13 パーキンソン病の発症機序 (Pathogenesis)

　発症機序とは，原因はともかくとして神経細胞死に至る途中の道のりである．これに関しては，沢山の進歩があった．最初にみつかった異常は，酸化的障害の亢進とミトコンドリア異常である．

　酸化的障害については，活性酸素の生成増大が見つかった．活性酸素とは，酸素分子が水までに還元される途中の段階で生じる毒性の高い酸素分子種である（図13-1）．酸素が消費される場所は大部分ミトコンドリアであるが，ミトコンドリアの電子伝達系に障害があると，完全に水まで還元される前に，スーパーオキサイドアニオン（O_2^-），過酸化水素（H_2O_2），ハイドロキシルラジカル（HO・）の3種の活性酸素が生成する．これらは酸素分子がそれぞれ1電子，2電子，3電子還元を受けた分子種である．4電子還元を受けると水になり，正常では大部分が水に還元される．活性酸素は寿命が極めて短いので，それら自体を計測するのは困難で，活性酸素が働いた結果生じる分子を計測する．例えば，脂質と活性酸素の反応で増える過酸化脂質（Dexter et al. 1989），蛋白と活性酸素の反応で増える hydroxynonenal（Yoritaka et al. 1996），核酸と活性酸素の反応で増える 8-hydroxydeoxyguanine（Shimura-Miura et al. 1999）がパーキンソン病の黒質で上昇していることが報告されている．またパーキンソン病の黒質では鉄の上昇があることが知られている（Youdim et al. 1989）．鉄は大部分3価で存在するが，一部2価になり Haber-Weiss reaction を触媒してハイドロキシラジカルを生成する可能性がある（図13-1）．さらに還元型のグルタチオンの低下がある（Perry and Yong 1986）．

　ミトコンドリアに関しては，最初電子伝達系の complex I の低下が報告された（Schapira et al. 1989），我々は Western blotting での complex I 構成蛋白の減少（Mizuno et al. 1989），免疫組織化学で complex I 蛋白の低下し

$$
\begin{aligned}
&1.\ ^3O_2 + e^- \longrightarrow O_2^- \\
&2.\ 2O_2^- + 2H^+ \longrightarrow H_2O_2 + {}^3O_2 \\
&3.\ H_2O_2 + Fe^{2+} \longrightarrow HO\cdot + OH^- + Fe^{3+} \\
&4.\ O_2^- + H_2O_2 \longrightarrow HO\cdot + OH^- + {}^1O_2 \\
&5.\ O_2^- + H_2O_2 \xrightarrow{Fe^{2+}} HO\cdot + OH^- + {}^3O_2 \\
&6.\ NO + O_2^- \longrightarrow ONOO^- \\
&7.\ RCH_2\text{-}NH_2 + O_2 + H_2O \xrightarrow{MAO} RCHO + NH_3 + H_2O_2
\end{aligned}
$$

図 13-1 活性酸素の種類とその相互関係

1. は酸素分子が1電子還元を受けてスーパーオキサイドアニオン (O_2^-) ができるところ.
2. はスーパーキサイドアニオンがさらに1電子還元を受けて過酸化水素ができるところ.
3. は2価鉄の存在下で過酸化水素がさらに1電子還元を受けてハイドロキシルラジカルができるところ.
4. は Haber-Weiss reaction でスーパーオキサイドアニオンと過酸化水素からハイドロキシルラジカルと水酸基と1重項酸素ができるところ.
5. は2価鉄の存在下で Haber-Weiss reaction で1重項酸素の代わりに3重項酸素ができるところ.
6. はスーパーオキサイドアニオンと一酸化窒素でパーオキシナイトライトができるところ.
7. はモノアミン酸化酵素の触媒する反応で, 基質に酸素分子と水が入り, アルデヒドとアンモニア, 過酸化水素が生成するところ.

た神経細胞の黒質での増加を報告した (Hattori et al. 1991). さらに complex II に電子を供与する TCA cycle のコハク酸を合成する α-ketoglutarate dehydrogenase complex も低下していることを報告した (Mizuno et al. 1994). これらの所見は, 黒質の選択的毒性物質である MPTP の酸化体の MPP^+ が complex I (Mizuno et al. 1987a) と α-ketoglutarate dehydrogenase complex (Mizuno et al. 1987b) を阻害することにヒントを得て得られた結果である. 図 13-2 に TCA cycle と電子伝達系を図示したが, complex I と α-ketoglutarate dehydrogenase complex が障害されると, 電子伝達は著しく低下することが予想される. その結果は, 活性酸素の生成増大, energy

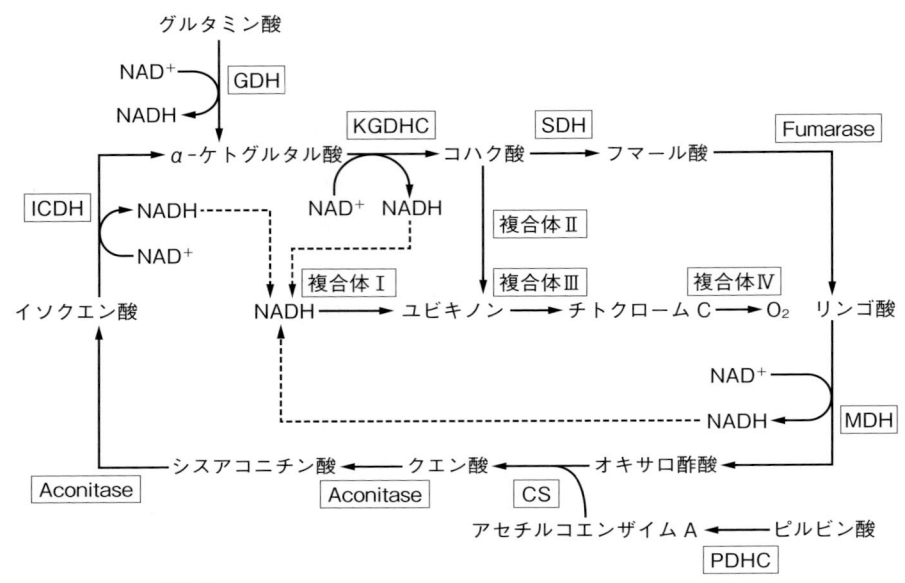

図 13-2 ミトコンドリア TCA サイクルと電子伝達系模式図

crisis が予想される．活性酸素の生成増大でミトコンドリアの脂質，蛋白，核酸はさらに障害を受け，電子伝達が低下する．すなわち，ミトコンドリアの呼吸低下と活性酸素の生成増大は悪循環を形成し，障害が進展すると考えられる．ミトコンドリアの問題は，最近 PARK2，PARK6 の神経細胞死の重要な機序として注目されており PARK2 の所で紹介する．

さてその後わかった重要なことは α-シヌクレインの役割である．α-シヌクレインは二次構造を持たないニューロン特異的蛋白で，シナプス前膜と核に存在するが（Maroteaux et al. 1988），その機能はシナプス伝達に関係するであろうと推定されているが，詳しくは分かっていない．シナプス前膜への移動には lipid raft の重要性が指摘されている（Fortin et al. 2004）．パーキンソン病の病理学的特徴である Lewy 小体の主成分が，α-シヌクレインの凝集体であることがわかり（Spillantini et al. 1997），また α-シヌクレイン遺伝子の変異が PARK1 を起こすことが判明して（Polymeropoulos et al. 1997），α-シヌクレインの凝集が細胞死にとって重要であろうと考えられ始めた．α-シ

ヌクレインの凝集物が毒性であるのか，細胞保護的に働く物質なのかは，長く議論されているが，凝集体になるまえの α-シヌクレインが数分子凝集し，まだ可溶性を保った状態のオリゴマーに毒性があると考えられている（Sharon et al. 2003; Outeiro et al. 2008）．α-シヌクレインの凝集体が問題となると，α-シヌクレインのオリゴマーあるいは凝集体を代謝する機構に問題があるのではないかと考えられる．細胞内の蛋白あるいは凝集体を除去する機構は，26S プロテアソームとライソソームオートファジー系である．α-シヌクレインのオリゴマーや凝集体は主にライソソームオートファジー系で代謝されると考えられる（Cuervo et al. 2004）．

　酸化的ストレスとミトコンドリア障害との関係であるが，酸化的ストレスは，α-シヌクレインの凝集を促進させる（Esteves et al. 2009）．α-シヌクレインのオリゴマーは，細胞内の膜系を障害し，ドパミン貯蔵顆粒に働いて，貯蔵顆粒からドパミンを放出させることが示されている（Volles and Lansbury 2002）．細胞質に出現したドパミンは，モノアミン酸化酵素で酸化され，過酸化水素を発生させ，酸化的ストレスを助長する．このように，悪循環が形成される可能性が高い．一方，ミトコンドリア膜に働くとミトコンドリア機能を障害し，アポトーシス誘発物質である cytochrome C を遊離させる．実際パーキンソン病ではアポトーシスの関与が有ることが示されている（Mochizuki et al. 1996）．

　また α-シヌクレインオリゴマーは，26S プロテアソームおよびライソソーム系を障害し，オリゴマーおよび凝集体の分解を障害する．さらにドパミンが α-シヌクレインの凝集を促進し，オリゴマーを形成する実験的なデータも発表されている（Cappai et al. 2005）．このようにして，α-シヌクレインの凝集体の蓄積が進み，一部は Lewy 小体形成へ進むと考えられる．樹状突起や軸索の中でも α-シヌクレインの凝集は進み，軸索流を障害して，細胞の生存にとって重要な物質の流れを阻害することが考えられる．このような発症機序は，変性が神経細胞の末端から始まって徐々に上行するという考えに一致する．パーキンソン病の発症機序の模式図を図 13-3 に示した．オリゴマーが神経毒性の中心的物質との考えから，薬物でこれをとかそうとの試みがパーキンソン病の治療をめざして始まっている（Caruana et al. 2011; Näs-

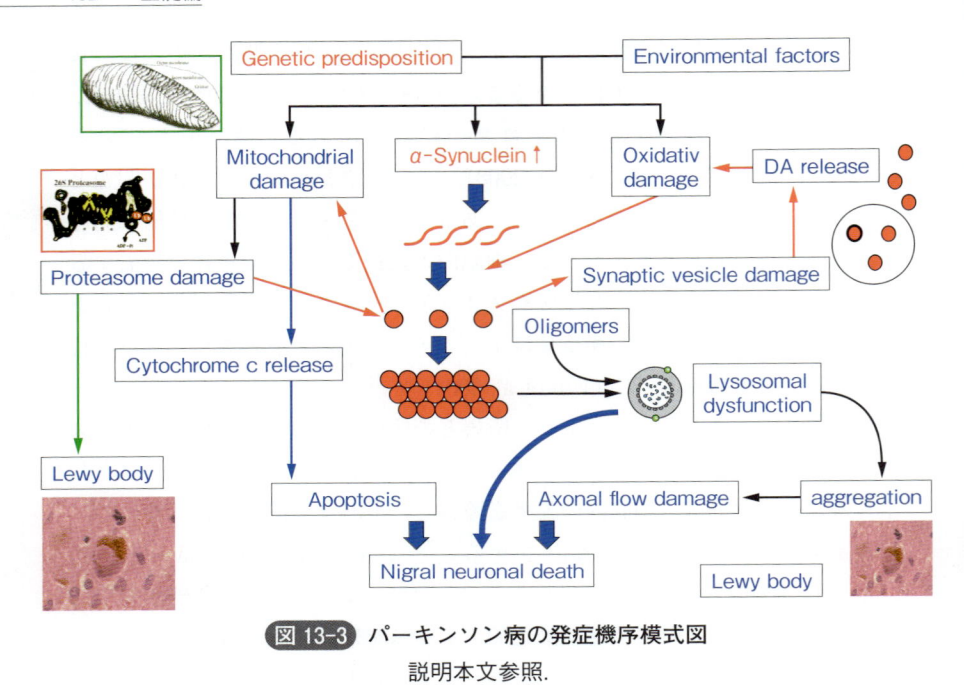

図 13-3 パーキンソン病の発症機序模式図
説明本文参照.

ström et al. 2011).

　パーキンソン病病変の進展に関しては，Lewy 小体が最初迷走神経の背側運動核にできてだんだん上行してゆく機構について，Lewy 小体が死んだ神経細胞から排出され，近傍の神経細胞に取り込まれてその神経細胞を障害し，だんだん上行するのではないかと考えられている（Desplatsa et al. 2009; Olanow and Prusiner 2009）．その際，オリゴマーも近傍の神経細胞に取り込まれ，取り込まれたところで凝集体を作るのではないかと考えられている（Danzer et al. 2009）．つまり Prion 病の進展様式に似た機序があるのではないかとの仮説である．

　パーキンソン病の発症機序には他の因子も重要視されている．すなわち炎症反応，神経栄養因子の欠乏，グルタメート毒性，カルシウム毒性である．これらの因子は発症機序の主たる因子ではないと思うが，病気の進展に寄与している因子と考えられる．炎症反応に関しては，アストロサイトあるいは

ミクログリアからでる色々なサイトカインの上昇がパーキンソン病黒質であり，神経細胞死に関与しているのではないかと考えられている．炎症性サイトカインでパーキンソン病の黒質線条体系で上昇が報告されたものには，tumor necrosis factor-α（Varani et al. 2010），β_2-microglobulin（Mogi et al. 1995），interleukin-2（Mogi et al. 1996），interleukin-6（Mogi et al. 1994）がある．これらは過剰に産生されると神経細胞に働き障害を起こすことがある．

Neurotrophic factor もグリア細胞から分泌されるが，パーキンソン病の黒質で低下が報告されているものには，basic fibroblast growth factor（Tooyama et al. 1993），GDNF（Chauhan et al. 2001），BDNF（Mogi et al. 1999），NGF（Mogi et al. 1999）がある．GDNF は黒質ドパミン神経細胞に対する強力な神経栄養因子である．

グルタメートおよびカルシウム毒性については，グルタメートによる神経伝達の際，カルシウムの細胞内への流入が起きる．カルシウムの細胞内濃度は細胞外に比べ，きわめて低いので一時的にカルシウム濃度が上昇する．正常ではカルシウムが一時的に上昇しても，細胞毒性は起きないが，パーキンソン病ではそれが起きるのではないかと推定されている．例えばパーキンソン病で最も障害の強いのは，黒質の ventral tier の外側であるが，ここの神経細胞には，カルシウム結合蛋白であるカルビンディン濃度がもともと低い（Damier et al. 1999）．ここには pedunculopontine nucleus からグルタメート性の入力があり，カルビンディンが低いために障害が強くなるのではないかとの仮説がある（Damier et al. 1999）．逆に calbindin-D28K の高い部分は比較的障害が軽いことが報告されている（Yamada et al. 1990）．

●参考文献

Cappai R, Leck SL, Tew DJ, et al. Dopamine promotes alpha-synuclein aggregation into SDS-resistant soluble oligomers via a distinct folding pathway. FASEB J. 2005; 19: 1377-9.

Caruana M, Högen T, Levin J, et al. Inhibition and disaggregation of α-synuclein oligomers by natural polyphenolic compounds. FEBS Lett. 2011; 585: 1113-20.

Chauhan NB, Siegel GJ, Lee JM. Depletion of glial cell line-derived neurotrophic factor in substantia nigra neurons of Parkinson's disease brain. J Chem Neuroanat. 2001; 21: 277-88.

Cuervo AM, Stefanis L, Fredenburg R. et al. Impaired degradation of mutant alpha-synuclein by chaperone-mediated autophagy. Science. 2004; 305: 1292-5.

Damier P, Hirsch EC, Agid Y, et al. The substantia nigra of the human brain. I . nigrosomes and the nigral matrix, compartmental organization based on calbindin D28K immunohistochemistry. Brain. 1999; 122; 1421-36.

Danzer KM, Krebs SK, Wolff M, et al. Seeding induced by alpha-synuclein oligomers provides evidence for spreading of alpha-synuclein pathology. J Neurochem. 2009; 111: 192-203.

Desplatsa P, Leeb HJ, Baeb EJ, et al. Inclusion formation and neuronal cell death through neuron-to-neuron transmission of α-synuclein. Proc Nat Acad Sci USA. 2009; 106: 13010-5.

Dexter DT, Carter CJ, Wells FR, et al. Basal lipid peroxidation in substantia nigra is increased in Parkinson's disease. J Neurochem. 1989; 52: 381-9.

Esteves AR, Arduíno DM, Swerdlow RH, et al. Oxidative stress involvement in alpha-synuclein oligomerization in Parkinson's disease cybrids. Antioxid Redox Signal. 2009; 11: 439-48.

Fortin DL, Troyer MD, Nakamura K, et al. Lipid rafts mediate the synaptic localization of α-synuclein. J Neurosci. 2004; 24: 6715-23.

Hattori N, Tanaka M, Ozawa T, et al. Immunohistochemical studies on Complex I, II, III, and IV of mitochondria in Parkinson's disease. Ann Neurol. 1991; 30: 563-71.

Maroteaux L, Campanelli JT, Scheller RH. Synuclein: a neuron-specific protein localized to the nucleus and presynaptic nerve terminal. J Neurosci. 1988; 8: 2804-15.

Mizuno Y, Matuda S, Yoshino H, et al. An immunohistochemical study on α-ketoglutarate dehydrogenase complex in Parkinson's disease. Ann Neurol. 1994; 35: 204-10.

Mizuno Y, Ohta S, Tanaka M, et al. Deficiencies in Complex I subunits of the respiratory chain in Parkinson's disease. Biochem Biophys Res Commun. 1989; 163: 1450-5.

Mizuno Y, Saitoh T, Sone N. Inhibition of mitochondrial NADH-ubiquinone oxidoreductase activity by 1-methyl-4-phenylpyridinium ion. Biochem Biophys Res Commun. 1987a; 143: 294-9.

Mizuno Y, Saitoh T, Sone N. Inhibition of mitochondrial alpha-ketoglutarate dehydrogenase by 1-methyl-4-phenylpyridinium ion. Biochem Biophys Res Commun. 1987b; 143: 971-6.

Mochizuki H, Goto G, Mori H, Mizuno Y. Histochemical detection of apoptosis in Parkinson's disease. J Neurol Sci. 1996; 137: 120-3.

Mogi M, Harada M, Kondo T, et al. Interleukin-1β, interleukin-6, epidermal growth factor and transforming growth factor-α are elevated in the brain from parkinsonisn patients. Neurosci Lett. 1994; 180: 147-50.

Mogi M, Harada M, Kondo T, et al. Brain beta 2-microglobulin levels are elevated in the striatum in Parkinson's disease. J Neural Transm. 1995; 9: 87-92.

Mogi M, Harada M, Kondo T, et al. Interleukin-2 but not basic fibroblast growth factor is elevated in parkinsonian brain. J Neural Transm. 1996; 103: 1077-81.

Mogi M, Togari A, Kondo T, et al. Brain-derived growth factor and nerve growth factor concentrations are decreased in the substantia nigra in Parkinson's disease. Neurosci Lett. 1999; 270: 45-8.

Näsström T, Gonçalves S, Sahlin C, et al. Antibodies against alpha-synuclein reduce oligomerization in living cells. PLoS One. 2011; 6: e27230.

Olanow CW, Prusiner SB. Is Parkinson's disease a prion disorder? Proc Natl Acad Sci USA. 2009; 106: 12571-2.

Outeiro TF, Putcha P, Tetzlaff JE, et al. Formation of toxic oligomeric alpha-synuclein species in living cells. PLoS One. 2008; 3: e1867.

Perry TL, Yong VW. Idiopathic Parkinson's disease, progressive supranuclear palsy and glutathione metabolism in the substantia nigra of patients. Neurosci Lett. 1986; 67: 269-74.

Polymeropoulos MH, Lavedan C, Leroy E, et al. Mutation in the α-synuclein gene identified in families with Parkinson's disease. Science. 1997; 276: 2045-7.

Schapira AHV, Cooper JM, Dexter D, et al. Mitochondrial complex I deficiency in Parkinson's disease. Lancet. 1989; 1: 1269.

Sharon R, Bar-Joseph I, Frosch MP, et al. The formation of highly soluble oligomers of alpha-synuclein is regulated by fatty acids and enhanced in Parkinson's disease. Neuron. 2003; 37: 583-95.

Shimura-Miura H, Hattori N, Kang D, et al. Increased 8-oxo-dGTPase in the mitochondria of substantia nigral neurons in Parkinson's disease. Ann Neurol. 1999; 46: 920-4.

Spillantini MG, Schmidt ML, Lee AMY, et al. α-Synuclein in Lewy bodies. Nature. 1997; 388: 839-40.

Tooyama I, Kawamata T, Walker D, et al. Loss of basic fibro-blast growth factor in substantia nigra neurons in Parkinson's disease. Neurology. 1993; 43: 372-6.

Varani K, Vincenzi F, Tosi A, et al. A2A adenosine receptor overexpression and functionality, as well as TNF-alpha levels, correlate with motor symptoms in Parkinson's disease. FASEB J. 2010; 24: 587-98.

Volles MJ, Lansbury PT Jr. Vesicle permeabilization by protofibrillar α-synuclein is sensitive to Parkinson's disease-linked mutations and occurs by a pore-like mechanism. Biochemistry. 2002; 41: 4595-602.

Yamada T, McGeer PL, Baimbridge KG, et al. Relative sparing in Parkinson's disease of substantia nigra dopamine neurons containing calbindin-D28K. Brain Res. 1990; 526: 303-7.

Yoritaka A, Hattori N, Uchida K, et al. Immunohistochemical detection of 4-hydroxynonenal protein adducts in Parkinson's disease. Proc Natl Acad Sci USA. 1996; 93: 2696-701.

Youdim MBH, Ben-Shachar D, Riederer P. Is Parkinson's disease a progressive siderosis of substantia nigra resulting in ion and melanin induced neurodegeneration? Acta Neurol Scand. 1989; 126: 47-54.

14 パーキンソン病の遺伝

　家族性パーキンソン病が発見される前から，パーキンソン病の発症には遺伝の関与があるのではないかと考えられていた．その頃の研究は 2 通り行われ，1 つは一卵性双生児の片方がパーキンソン病にかかった場合，他方もかかるかどうかという研究と，家系内に 1 人パーキンソン病患者がでた場合，家系内の残りの人のパーキンソン病発症率は，一般の発症率に比べて高いかどうかという問題である．一卵性双生児の研究で，Ward ら（1983）は，1 人がパーキンソン病に罹患した 43 組の一卵性双生児をとりあげ，もう一方が発症しているかどうかを検討したが，明らかに発症しているのは，1 組のみであったと報告している．一卵性双生児におけるパーキンソン病の発症率は，一般の発症率とかわりなく，遺伝の影響はないと結論している．Tanner ら（1999）は，一方がパーキンソン病に罹患している 71 組の一卵性双生児と 90 組の二卵性双生児のパーキンソン病発症の一致率を比較したところ，どちらも低かったが（一卵性で 0.155，二卵性で 0.129），50 歳までに診断された組で比較すると一卵性では 16 組のうち 4 組で発症が一致し，遺伝の影響が認められた．

　一方孤発型パーキンソン病が 1 例でた場合，残りの家族の発症のリスクは，Marder ら（1996）の多数例についての検索では，1 人パーキンソン病患者がいた場合，残りの家族の一親等の人達のパーキンソン病発症のリスクは，一般の 2.3 倍になるとの結果が報告されている．同一家族は同じ環境にさらされていいることが多いので，このリスクが全て遺伝の影響とはいえないであろう．両親と兄弟のパーキンソン病発症率を対照症例と比較した調査でも（Payami et al. 1994），パーキンソン病患者 16％に家族歴が認められ，対照の 4％より高く，遺伝の影響があると結論されている．

●参考文献
- Marder K, Tang M-X, Mejia H, et al. Risk of Parkinson's disease among first-degree relatives: a community-based study. Neurology. 1996; 47: 155-60.
- Payami H, Larsen K, Bernard S, et al. Increased risk of Parkinson's disease in parents and siblings of patients. Ann Neurol. 1994; 36: 659-61.
- Tanner CM, Ottman R, Goldman SM, et al. Parkinson's disease in twins: an etiologic study. JAMA. 1999; 281: 341-6.
- Ward CD, Duvoisin RC, Ince SE, et al. Parkinson's disease in 65 pairs of twins and in a set of quadruplets. Neurology. 1983; 33: 815-24.

15 遺伝性パーキンソン病

　遺伝性パーキンソン病は，単一遺伝子の変異で起きるパーキンソン病である．現在まで18の遺伝性病型が報告されており，原因遺伝子は10発見されている．遺伝形式は常染色体性優性，常染色体性劣性が知られている．これら遺伝性パーキンソン病に共通するのは，黒質に障害があることと，L-ドーパが有効な点であるが，中には知的機能障害，核上性眼球運動障害，錘体路徴候などを伴う症例もあり，孤発型パーキンソン病のように上行する進展様式がはっきりしないものもある．したがって孤発型パーキンソン病とは疾患単位としては異なる疾患と考えておいた方がよい．しかし，孤発型パーキンソン病の発症機序に沢山の示唆を与えるデータが報告されている．

1．PARK1/PARK4

1）PARK1/4-linked PD

　PARK1/4-linked PD は，α-シヌクレイン遺伝子の変異で起きる常染色体性優性遺伝のパーキンソン病である（Polymeropoulos et al. 1997）．α-シヌクレイン遺伝子（*SNCA*）は4番染色体の長腕にあり（4q21-23），117 kb の長さで6個のエクソンからなる α-シヌクレインをコードしている（図 15-1）．α-シヌクレインは，分子量 14,460，140個のアミノ酸よりなる蛋白で，二次構造を持たない蛋白であり，核と細胞質に発現している（Maroteauxe et al. 1988）．細胞質では神経終末部に高発現しており，シナプス伝達に何らかの役割をしているが，詳しい機能はわかっていない．現在 A53T（Polymeropoulos et al. 1997），A30P（Krüger et al. 1988），E46K（Zarranz et al. 2004）と3種の点変異と α-シヌクレイン遺伝子の3重重複，2重重複が報告されている（Singleton et al. 2003; Chartier-Harlin et al. 2004; Ibanez et al. 2004; Nishioka et al. 2006）．

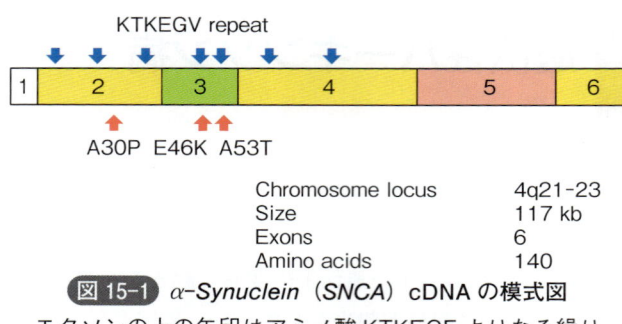

図 15-1 α-Synuclein（SNCA）cDNA の模式図

エクソンの上の矢印はアミノ酸 KTKEGF よりなる繰り返し配列をコードしている部位を示す．エクソン 1 は spliced out されて成熟蛋白には入らない．PARK1 における 3 つの点変異の部位はエクソンの下の矢印で示す．さらに PARK4 では SNCA 全体に及ぶ duplication と triplication が報告されている．

Chromosome locus　4q21-23
Size　117 kb
Exons　6
Amino acids　140

2）PARK1/4 の神経症候

PARK1 の家系は最初 Golbe ら（1990）により報告された大きな家系で，臨床症状は孤発型パーキンソン病と同じである．認知症を伴う症例もあり，剖検では Lewy 小体が確認されている．E46K の家系は高度の認知症を伴い，臨床的には DLB の症例が多い．病理所見は，び漫性レビー小体病の所見である（Zarranz et al. 2004）．

PARK4 の家系はアメリカ在住の大きな優性遺伝の家系である．最初遺伝子座が 4 番染色体短腕に同定されたが（Farrer et al. 1999），これが誤りであることがわかり，後に α-シヌクレイン遺伝子の 3 重重複（triplication）であることが判明した（Singleton et al. 2003）．この家系は認知症が著明であり，臨床病型は DLB に似る症例が多い．剖検でもび漫性レビー小体病の所見が確認されている．その後重複（duplication）の家系が多数報告され（Chartier-Harlin et al. 2004；Ibanez et al. 2004；Nishioka et al. 2006），重複の家系は遺伝子異常があっても発症しない症例があったり，認知症を合併する症例も多くはなく，孤発型パーキンソン病の症例に似ている．

3）PARK1/4 の神経病理

神経病理学的所見は孤発性パーキンソン病と本質的に同じである．遺伝子

異常の種類により，び漫性レビー小体病（Singleton et al. 2003；Zarranz et al. 2004）から辺縁系レビー小体病までの所見が報告されている（Nishioka et al. 2006；Seidel et al. 2010）．

4）PARK1/4の発症機序

これら重複症例では，α-シヌクレインの発現量が高く，それ自体がパーキンソン病の引き金になる．3重重複ではシヌクレイン凝集体の分布も大脳皮質まで及んでおり，一方2重重複では辺縁系までにとどまる症例があり，α-シヌクレインの発現量と病変の程度にある程度の相関が見られる．点変異を有する α-シヌクレインは凝集しやすいことが報告されており，孤発型パーキンソン病の発現にもシヌクレインの凝集のしやすさが重要であることが示唆されている．

● 参考文献

- Chartier-Harlin MC, Kachergus J, Roumier C, et al. Alpha-synuclein locus duplication as a cause of familial Parkinson's disease. Lancet. 2004; 364: 1167-9.
- Golbe LI, Di Iorio G, Bonavita V, et al. A large kindred with autosomal dominant Parkinson's disease. Ann Neurol. 1990; 27: 276-82.
- Farrer M, Gwinn-Hardy K, Muenter M, et al. A chromosome 4p haplotype segreagating with Parkinson's disease and postural tremor. Hum Mol Genet. 1999; 8: 81-5.
- Ibanez P, Bonnet AM, Debarges B, et al. Causal relation between α-synuclein gene duplication and familial Parkinson's disease. Lancet. 2004; 364: 1169-71.
- Krüger R, Kuhn W, Müller T, et al. Ala30Pro mutation in the gene encoding α-synuclein in Parkinson's disease. Nature Genet. 1998; 18: 106-8.
- Maroteaux L, Campanelli JT, Scheller RH. Synuclein: a neuron-specific protein localized to the nucleus and presynaptic nerve terminal. J Neurosci. 1988; 8: 2804-15.
- Nishioka K, Hayashi S, Farrer MJ, et al. Clinical heterogeneity of α-synuclein gene duplication in Parkinson's disease. Ann Neurol. 2006; 52: 298-309.
- Polymeropoulos MH, Lavedan C, Leroy E, et al. Mutation in the α-synuclein gene identified in families with Parkinson's disease. Science. 1997; 276: 2045-7.

Seidel K, Schöls L, Nuber S, et al. First appraisal of brain pathology owing to A30P mutant alpha-synuclein. Ann Neurol. 2010; 67: 684-9.

Singleton AB, Farrer M, Johnston J, et al. α-Synuclein locus triplication causes Parkinson's disease. Science. 2003; 302: 841.

Zarranz JJ, Alegre J, Gémez-Esteban J, et al. The new mutation, E46K, of α-synuclein causes Parkinson and Lewy body dementia. Ann Neurol. 2004; 55: 164-73.

2．PARK2

1）PARK2-linked PD

　PARK2 は，常染色体性劣性遺伝若年発症，パーキン遺伝子の変異によって起きるパーキンソン病である（Kitada et al. 1998）．最初 AR-JP（常染色体性劣性若年性パーキンソニズム）として報告されていたが，その後レビー小体の存在する剖検例が報告され，L-ドーパ反応性があり，パーキンソン病と呼ぶ方がよいように思う．パーキン遺伝子は 6 番染色体長腕の先端付近にあり（6q25.2-27）（Matsumine et al. 1997），サイズは 1.4 Mb とジストロフィン遺伝子についで大きい．12 のエクソンを持ち，465 個のアミノ酸からなるパーキン蛋白をコードしている（Kitada et al. 1998）（図 15-2）．パーキン蛋

Chromosome locus	6q25.2-27
Size	1,380 kb
Exons	12
Amino acids	465

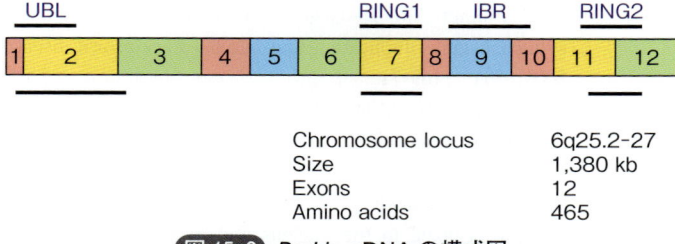

図 15-2 *Parkin* cDNA の模式図

変異は全 parkin 遺伝子領域に報告されているが，変異の多い場所（mutational hot spots）をエクソン下の黒い線で示してある．エクソン上の略字はそれぞれ UBL=ubiquitin-like domain, RING1=RING structure-like motif 1, IBR=inbetween RINGs, RING2=RING structure-like motif 2 をコードする領域を示してある．

白は，アミノ基末端にユビキチン様の構造を持ち，カルボキシル側には2個のRING fingers様構造を持ち，ユビキチンライゲース活性を持つことが明らかにされている（Shimura et al. 2000）．ユビキチンライゲースとは，26Sプロテアソームにより分解を受ける蛋白に，プロテアソーム結合の指標となるポリユビキチン鎖を結合させるのに必要なユビキチンシステムの3番目の酵素であり，沢山の種類があるが，その1種であることが判明している（Tanaka et al. 1998）（図15-3）．

2）PARK2の臨床症候

発症年齢は通常20歳から50歳であるが（Hattori et al. 1998; Hedrich et al. 2004; Yamamura et al. 1998），我々は8歳発症の症例を経験したことがある．また最近は70歳くらいまでの発症が知られている．高齢発症の患者の中には，変異が1個しかみつからない症例があり，その発症機序を巡って議論がある．劣性遺伝であるから変異が2つ見つからないと発症しないはずであるが，変異が1個しか見つからない症例（heterozygote）がかなり報告されている（Klein et al. 2007; Sun et al. 2006）．

臨床症候は，孤発型と本質的には同じであるが，孤発型に比べて振戦発症例が少なく，歩行障害発症例が多い（Yamamura et al. 1998）．発症年齢が若いとジストニアを伴う傾向があり，ジストニア性の歩行障害が初発症状になることがある．経過中動作緩慢，固縮，振戦，突進現象がでる．L-ドーパによく反応する代わりに，早期からwearing off現象やジスキネジアが出やすい．進行は極めて遅く，高齢になるまで歩行可能の症例が多い．認知症も伴わない症例が多い．孤発型パーキンソン病と違うのは末梢の自律神経に始まり，上行性に病変が進展するという形式がはっきりしない点である．嗅覚は正常例が多く，心筋MIBGも正常例が多い．レム睡眠行動異常もない例が多い．

3）PARK2の神経病理

最初の頃の病理所見は，レビー小体の出現を伴わない黒質の単純萎縮の症例であった（Mori et al. 1998）（図15-4）．青斑核にも神経変性はくるが，迷走神経背側運動核の障害は軽く，大脳皮質も異常所見のない症例であった．その後レビー小体出現を伴うPARK2の剖検所見が続き，レビー小体出現がないことを特徴としてよいかどうか疑問を生じている．Farrerらの症例は，

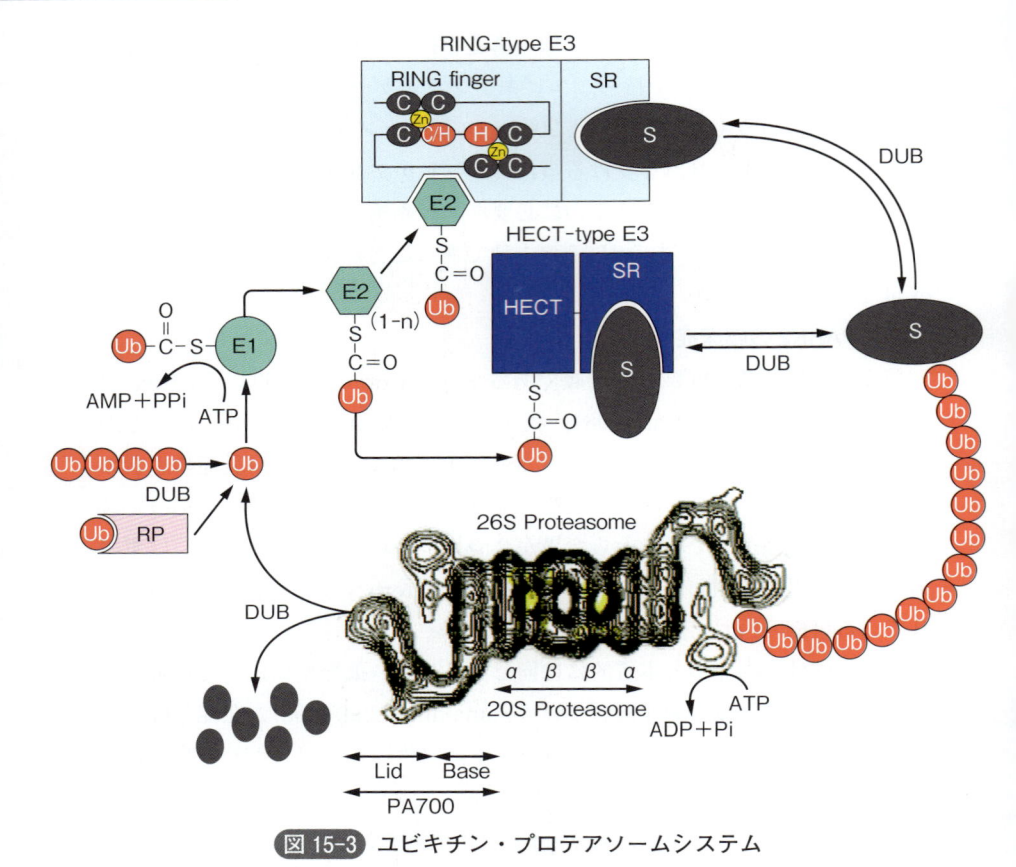

図 15-3 ユビキチン・プロテアソームシステム

E1, E2, E3 はそれぞれ ubiquitn activating enzyme, ubiquitin conjugating enzyme, ubiquitin ligase を示す．この 3 つの酵素の上をユビキチン分子が移動することにより，ユビキチンは壊すべき蛋白に結合され，ポリユビキチン鎖が形成される．ポリユビキチンが結合した蛋白は，26S プロテアソームに認識され，速やかにアミノ酸に分解される．パーキン蛋白は ubiquitin ligase 作用を持つことが知られている．（東京都臨床医学総合研究所　田中啓二先生のご厚意により掲載）

compound heterozygote の症例で，変異したパーキン蛋白が発現している可能性が指摘されている（Farrer et al. 2001）．Pramsteller らの症例も compound heterozygote でやはり変異したパーキン蛋白が発現している（Pramstaller et al. 2005）．Sasaki らの症例は，脚橋核にのみレビー小体様の

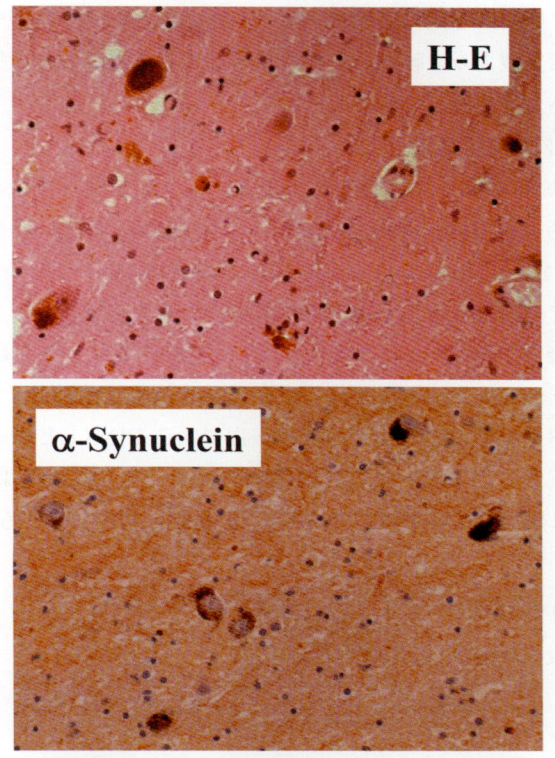

図 15-4 PARK2 症例の黒質剖検所見（自験例）
上は hematoxilin-eosin 染色で，高度の神経細胞脱落とグリオーシスが見られる．
下は α-synuclein 免疫染色でレビー小体が見られないことを示す．

封入体が見られた症例である（Sasaki et al. 2004）．我々は exon 2-4 の homozygous deletion の例で広範なレビー小体出現を伴った症例を経験した．61 歳の発症で通常の PARK2 より遅い．最後まで認知症はなかった．心筋 MIBG は，死亡のかなり前にとったものであったが正常であった．剖検では，黒質と青斑核に著明な変性所見を認め，残存神経細胞内にレビー小体の出現を見た（Miyakawa et al. in preparation）．レビー小体の出現は，辺縁系まで

にとどまっていた．心臓の交感神経にも変性所見があり，レビー小体の出現を見たが，孤発型よりは軽かった．病理所見のみを見ると孤発型パーキンソン病でもよいような所見であった．

4）PARK2 の発症機序

パーキンは E3 リガーゼ活性をもつことから，最初は一種の蓄積病ではないかと考えられ（Shimura et al. 2000），この酵素の基質が色々と探された（Zhang et al. 2000；Imai et al. 2001；Shimura et al. 2001）．しかし，なかなかパーキン患者の脳に蓄積している物質が見つからず暗礁に乗り上げている．この方面で最近 PARIS という蛋白が E3 の基質になり，さらにパーキンの脳で増加していることが報告されている（Shin et al. 2011）．

一方最近パーキンは PARK6 の原因蛋白である PINK1 と相まってミトコンドリアを正常に保っていることが示唆されている．PINK1 はミトコンドリアの外膜に発現している蛋白であるが，細胞質に発現しているパーキンが，

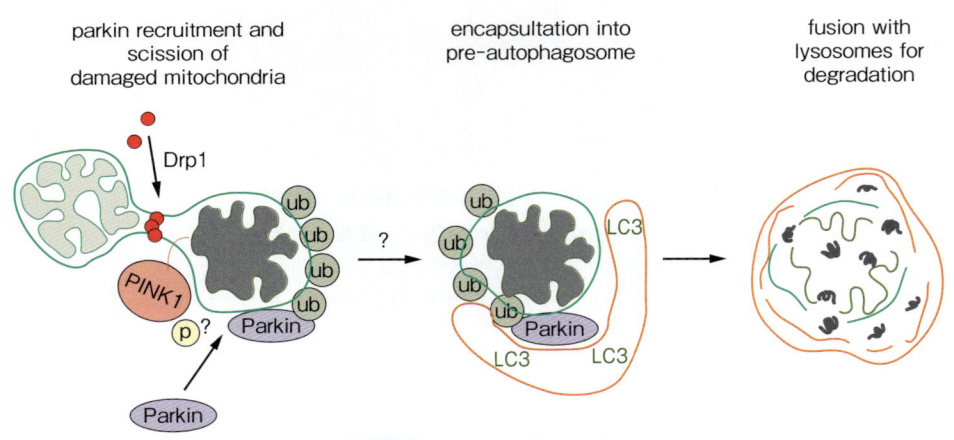

図 15-5 PARK2 の発症機序

ミトコンドリアが障害を受けて膜電位が低下すると，ミトコンドリア外膜上に PINK1 が発現し，さらに細胞質にあった Parkin が外膜上に移動する．Parkin は外膜上の蛋白をユビキチン化し，autophagosome が障害を受けたミトコンドリアを包み込む．そこへライソソームが合流し，ライソソーム酵素を autophagosome に注入して autophagosome-lysosome を形成し，ミトコンドリアの autophagy（mitophagy）が進行する．
（Narendra et al. J Cell Biol. 2008; 183: 795-803 より引用）

ミトコンドリアが障害を受けると，ミトコンドリアの外膜に移動し，ここである蛋白をユビキチン化し，PINK1 とともに，障害されたミトコンドリアをオートファジーによって取り除くという作用があることが報告されている（Narendra et al. 2008；Matsuda et al. 2010）（図 15-5）．パーキンに異常があるとこのミトコンドリアへの移行がうまくゆかないことがあり，結果として障害されたミトコンドリアが細胞に残ることになる．このように PARK2 では，障害されたミトコンドリアが細胞にとどまることが，神経細胞死の原因かもしれない．孤発型パーキンソン病で同じようなミトコンドリアのマイトファジーの障害があるかどうかが今後の興味ある問題である．

●参考文献

Farrer M, Chan P, Chen R, et al. Lewy bodies and parkinsonism in families with parkin mutations. Ann Neurol. 2001; 50: 293-300.

Hattori N, Matsumine H, Kitada T, et al. Molecular analysis of a novel ubiquitin-like protein (PARKIN) gene in Japanese families with AR-JP: evidence of homozygous deletions in the PARKIN gene in affected individuals. Ann Neurol. 1998; 44: 935-41.

Hedrich K, Eskelson C, Wilmot B, et al. Distribution, type, and origin of Parkin mutations: review and case studies. Mov Disord. 2004; 19: 1146-57.

Imai Y, Soda M, Inoue H, et al. An unfolded putative transmembrane polypeptide, which can lead to endoplasmic reticulum stress, is a substrate of Parkin. Cell. 2001; 105: 891-902.

Kitada T, Asakawa S, Hattori N, et al. Deletion mutation in a novel protein "Parkin" gene causes autosomal recessive juvenile parkinsonism (AR-JP). Nature. 1998; 392: 605-8.

Klein C, Lohmann-Hedrich K, Rogaeva E, et al. Deciphering the role of heterozygous mutations in genes associated with parkinsonsism. Lancet Neurol. 2007; 6: 652-62.

Matsuda N, Sato S, Shiba K, et al. PINK1 stabilized by mitochondrial depolarization recruits Parkin to damaged mitochondria and activates latent Parkin for mitophagy. J Cell Biol. 2010; 189: 211-21.

Matsumine H, Saito M, Shimoda-Matsubayashi S, et al. Localization of a gene for autosomal recessive form of juvenile parkinsonism (AR-JP) to chromosome 6q25.2-27. Am J Hum Genet. 1997; 60: 588-96.

Mori H, Kondo T, Yokochi M, et al. Pathologic and biochemical studies of juvenile parkinsonism linked to chromosome 6q. Neurology. 1998; 51: 890-2.

Narendra D, Tanaka A, Suen DF, et al. Parkin is recruited selectively to impaired mitochondria and promotes their autophagy. J Cell Biol. 2008; 183: 795-803.

Pramstaller PP, Schlossmacher MG, Jacques TS, et al. Lewy body Parkinson's disease in a large pedigree with 77 Parkin mutation carriers. Ann Neurol. 2005; 58: 411-22.

Sasaki S, Shirata A, Yamane K, et al. Parkin-positive autosomal recessive juvenile parkinsonism with alpha-synuclein-positive inclusions. Neurology. 2004; 63: 678-82.

Shimura H, Hattori N, Kubo S, et al. Familial Parkinson's disease gene product, Parkin, is a ubiquitin-protein ligase. Nature Genet. 2000; 25: 302-5.

Shimura H, Schlossmacher MG, Hattori N, et al. Ubiquitination of a new form of alpha-synuclein by parkin from human brain: implication for Parkinson's disease. Science. 2001; 293: 263-9.

Shin JH, Ko HS, Kang H, et al. PARIS (ZNF746) repression of PGC-1α contributes to neurodegeneration in Parkinson's disease. Cell. 2011; 144: 689-702.

Sun M, Latourelle JC, Wooten GF, et al. Influence of heterozygosity for parkin mutation on onset age in familial Parkinson disease. The GenePD Study. Arch Neurol. 2006; 63: 826-32.

Tanaka K, Suzuki T, Chiba T. The ligation systems for ubiquitin and ubiquitin-like proteins. Mol Cells. 1998; 8: 503-12.

Yamamura Y, Kuzuhara S, Kondo K, et al. Clinical, pathologic, and genetic studies on autosomal recessive early-onset parkinsonism with diurnal fluctuation. Parkinsonism Related Disord. 1998; 4: 65-72.

Zhang Y, Gao J, Chung KK, et al. Parkin functions as an E2 dependent ubiquitin-protein ligase and promotes the degradation of the synaptic vesicle associated protein, CDCrel-1. Proc Natl Acad Sci USA. 2000; 21: 13354-9.

3. PARK3

　常染色体性優性遺伝のパーキンソン病である．2番染色体の短腕への連鎖が示されているが（2p13），まだ原因遺伝子は同定されていない（Gasser et al. 1998）．臨床所見は，孤発型パーキンソン病と同じで，発症年齢は 36 歳か

ら89歳．6家系の報告があり，そのうちの2家系では認知症がある．浸透率は40％と報告されている．

●参考文献

Gasser T, Müller-Myhsok B, Wszolek ZK, et al. A susceptibility locus for Parkinson's disease maps to chromosome 2p13. Nature Genet. 1998; 18: 262-5.

4．PARK5

　PARK5-linked PDは，常染色体性優性遺伝のパーキンソン病で，染色体4番の短腕（4p14）への連鎖が証明されている．臨床症候は孤発型パーキンソン病と同じであるが，まだ1家系しか報告されていない（Leroy et al. 1998）．発症年齢は，49歳から51歳である．原因遺伝子は，ubiquitin carboxy-terminal hydrolase-L1という酵素の遺伝子で（*UCH-L1*）（図15-6），この酵素にはポリユビキチン鎖の末端のペプチド結合を切ってフリーのユビキチン分子を供給する作用がある．UCH-L1のサイズは10 kbで，9つのエクソンを持ち，223のアミノ酸からなるUCH-L1をコードしている．上記家系には，C277Gの点変異が同定されている（Leroy et al. 1998）．

　孤発型パーキンソン病の危険因子になるかどうかに関しては，最初S18Y

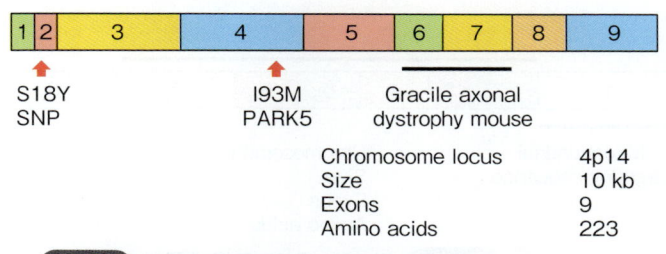

図15-6 *Ubiquitin-carboxyterminal hydrolase L-1* cDNAの模式図

S18Yは孤発型PDのリスクファクター，I93MはPARK5症例に見られた変異，エクソン6と7の欠失はマウスのgracile axonal dystrophyを起こす．

の変異が危険因子になると報告されたが（Maraganore et al. 2004），日本人では危険因子にならないとの報告もある（Snapinn et al. 2011）．

●参考文献
Leroy E, Boyer R, Auburger G, et al. The ubiquitin pathway in Parkinson's disease. Nature. 1998; 395: 451-2.
Maraganore DM, Lesnick TG, Elbaz A, et al. UCHL1 is a Parkinson's disease susceptibility gene. Ann Neurol. 2004; 55: 512-21.
Snapinn KW, Larson EB, Kawakami H, et al. The UCHL1 S18Y polymorphism and Parkinson's disease in a Japanese population. Parkinsonism Relat Disord. 2011; 17: 473-5.

5．PARK6

1）PARK6-linked PD

PARK6-linked PD は，若年発症，常染色体性劣性遺伝のパーキンソン病である．1番染色体の短腕に連鎖し（1p35-36）（Valente et al. 2001），*PINK1* の変異が同定されている（Valente et al. 2004）．*PINK1* は，全長 1.8 kb，8つのエクソンを持ち，581 のアミノ酸からなる蛋白，PTEN-induced kinase 1（PINK1）をコードしている（図 15-7）．変異は点変異が多いが，エクソンの欠失もある．Heterozygote で発症する人が多いのも特徴である（Li et al. 2005）．

Mitochondrial targeting sequence	
Chromosome locus	1p35-36
Size	1.8 kb
Exons	8
Amino acids	581

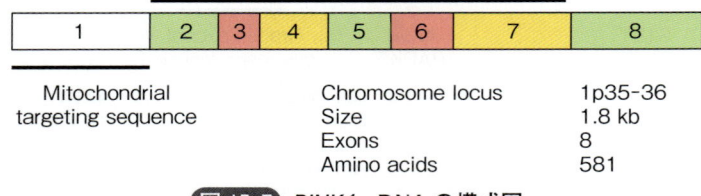

図 15-7 *PINK1* cDNA の模式図

エクソン1はミトコンドリアターゲティングシークエンス．PARK6 の変異はエクソン1を含め，すべての領域に分布している．セリンスレオニン蛋白キナーゼ領域はエクソンの上の黒い線で記してある．

2）PARK6 の臨床症候

若年発症であるが，PARK2 よりはやや高齢に傾き，30 歳から 50 歳くらいの間で発症する．発症がやや高齢に偏っている分ジストニアは稀である．臨床症候は孤発型パーキンソン病と変わるところはない．L-ドーパによく反応し，進行は緩徐である．認知症は稀である．

3）PARK6 の病理所見

今のところ 1 例の剖検報告があるのみである．黒質には変性所見とレビー小体が見られている．青斑核，扁桃体，大脳皮質は障害されていない (Samaranch et al. 2010)．

4）PARK6 の発症機序

PINK1 はミトコンドリアに発現している蛋白で，蛋白をリン酸化する活性がある．何がリン酸化の基質になるかはわかっていない．PTEN というのは癌遺伝子で，多くの腫瘍細胞で変異が見られる．変性と腫瘍形成は逆の関係にあるが，癌遺伝子で誘導されるキナーゼ活性をもつ蛋白の変異がパーキンソン病の原因になるのは興味ある所見であるが，どのように関係しているかはわかっていない．PINK1 はミトコンドリアの外膜に発現している蛋白で，パーキンと共同で障害されたミトコンドリアを取り除く作用があることは，PARK2 の項で述べた．パーキンと PINK1 のダブルノックアウトのハエを作製すると，パーキンソン病のモデルができ，ハエは筋肉のミトコンドリアの変性を示し飛べなくなる．このようなハエに正常パーキンを過剰発現させると，筋肉ミトコンドリアの障害が防止できるが，正常 PINK1 を過剰発現させたのでは異常は防止できない．このことから，パーキンと PINK は，同じ代謝経路に乗っており，PINK1 はパーキンの上流にあることが示唆されている（Clark et al. 2006）．

●参考文献

Clark IE, Dodson MW, Jiang C, et al. Drosophila pink1 is required for mitochondrial function and interacts genetically with parkin. Nature. 2006; 441: 1162-6.

Li Y, Tomiyama H, Sato K, et al. Clinico-genetic study of PINK1 mutations in autosomal recessive early-onset parkinsonism. Neurology. 2005;

Samaranch L, Lorenzo-Betancor O, Arbelo JM, et al. PINK1-linked parkinsonism is associated with Lewy body pathology. Brain. 2010; 133: 1128-42.

Valente EM, Abou-Sleiman PM, Caputo V, et al. Hereditary early-onset Parkinson's disease caused by mutations in PINK1. Science. 2004; 304: 1158-60.

Valente EM, Bentivolglio AR, Dixon PH, et al. Localization of a novel locus for autoromal recessive early-onset parkinsonims, PARK6, on human chromosome 1p35-36. Am J Hum Genet. 2001; 68: 895-900.

6．PARK7

1）PARK7-linked PD

PARK7-linked PD は，常染色体性劣性遺伝，若年発症のパーキンソン病である．原因遺伝子は *D-J1* で，1番染色体の短腕に連鎖している（1p36）（図15-8）．*DJ-1* は，全長24 kb，8つのエクソンを持ち，189のアミノ酸をもつ蛋白（DJ-1）をコードしている．点変異とエクソンの欠失が報告されている（Bonifati et al. 2003）．DJ-1 は，細胞質の蛋白であるが（Bandopadhyay et al. 2004），ミトコンドリアに移行することがあり，ミトコンドリア電子伝達系のcomplex 1 のサブユニットに親和性がある（Hayashi et al. 2009）．

2）PARK7 の臨床症候

発症年齢は20～40歳．症状はパーキンソン病と変わるところがなく，PARK2 の臨床経過に似ている．しかし，中には精神症状，うつ状態，認知

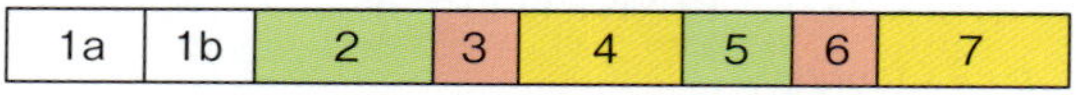

| 1a | 1b | 2 | 3 | 4 | 5 | 6 | 7 |

Chromosome locus	1p36
Size	24 kb
Exons	7
Amino acids	189

図 15-8 *DJ-1* cDNA の模式図

エクソン1a と 1b は非翻訳領域．パーキンソン病を起こす点変異はぽぽ全領域に及ぶ．さらにエクソン1から5，エクソン5から7の欠失が知られている．

症, 運動ニューロン変性を伴う症例の報告がある（Annesi et al. 2005）.

3）PARK7 の神経病理

いまだ報告例はない. しかし, L-ドーパによく反応することから, 黒質の障害はある.

4）PARK7 の発症機序

DJ-1 は強力な抗酸化作用がある. 酸化された DJ-1 はミトコンドリアの外膜に移行する（Canet-Aviles et al. 2004）. パーキン, PINK1 と伴にミトコンドリアを保護する作用が想定されているが, DJ-1 変異による黒質障害の機序は不明である.

●参考文献

Annesi G, Savettieri G, Pugliese P, et al. DJ-1 mutations and parkinsonism-dementia-amyotrophic lateral sclerosis complex. Ann Neurol. 2005; 58: 803-7.

Bandopadhyay R, Kingsbury AE, Cookson MR, et al. The expression of DJ-1（PARK7）in normal human CNS and idiopathic Parkinson's disease. Brain. 2004; 127: 420-30.

Bonifati V, Rizzu P, van Baren MJ, et al. Mutations in the DJ-1 gene associated with autosomal recessive early-onset parkinsonism. Science. 2003; 299: 256-9.

Canet-Aviles RM, Wilson MA, Miller DW, et al. The Parkinson's disease protein DJ-1 is neuroprotective due to cysteine-sulfinic acid driven mitochondrial localization. Proc Natl Acad Sci USA. 2004; 101: 9103-8.

Hayashi T, Ishimori C, Takahashi-Niki K, et al. DJ-1 binds to mitochondrial complex I and maintains its activity. Biochem Biophys Res Commun. 2009; 390: 667-72.

7．PARK8

1）PARK8-linked PD

PARK8-linked PD は, 常染色体性優性遺伝のパーキンソン病である. 最初の臨床報告は, 相模原市在住の大家系である（額田他 1978）. この大家系について連鎖解析がなされ, 12 番染色体のセントロメア近傍（12p11.23-q13.11）

```
ARM  ANK  LRR  Roc  COR  MAPKKK  WD40
```

Chromosome locus　12p11.23-q13.11
Size　144 kb
Exons　51
Amino acids　2527

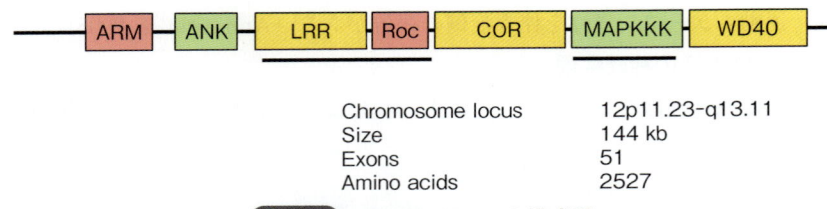

図 15-9 *LRRK2* cDNA の模式図

パーキンソン病を起こす点変異はカルボキシル側半分のほぼ全領域に分布しているが，その中での変異の多い領域（hot spot）をエクソン下部の黒い線で示す．ARM＝armadillo repeat, ANK＝ankyrin repeat, LRR＝leucine-rich repeat, Roc＝RAS of complex protein, COR＝C-terminal of Roc, MPKKK＝mitogen activated protein kinase kinase kinase

に連鎖が証明された（Funayama et al. 2002）．その後遺伝子クローニングが行われ，*LRRK2* が同定された（Paisan-Ruiz et al. 2004; Zimprich et al. 2004）．

　LRRK2 は，全長 144 kb の遺伝子で，51 のエクソンを持ち，2,527 のアミノ酸からなる蛋白（LRRK2）をコードしている（図 15-9）．LRRK2 は，細胞質の蛋白であり，カルボキシル側には，armadillo（ARM），ankyrin repeat（ANK），leucine rich repeat（LRR），Ras of complex proteins（GTPase, Roc），C-terminal of Roc（COR），mitogen activated kinase kinase kinase（MAPKKK），WD40 などの機能分化した domain が存在する．LRRK2 には 30 以上の変異が知られているが，その中で確実に病的な変異は 7 つ，病的な可能性のある変異は 8 つ，他は病的意義が不明である（Lesage and Brice 2009）．

　LRRK2 は，家族性パーキンソン病の中で最も頻度の高いものであり，ヨーロッパで最も頻度の高い変異は G2019S である．家族性パーキンソン病の中での頻度は 13％，パーキンソン病全体の中での頻度は 5％，Ashkenazi Jewish の中ではパーキンソン病の 30％，北アフリカのアラブ人の中ではパーキンソン病の 40％は本変異を持つ（Santpere et al. 2009）．G2019S には founder effect が見られ，その発症は今から 725 年前と推定されている（Lesage et al. 2005）．相模原家系の変異は I2020T である（Funayama et al. 2005）．台湾，中国，日本，韓国において孤発型パーキンソン病のリスクとなる G2385R 変

異は，今から 4800 年前の中国黄帝の時代に起きたと報告されている（Farrer et al. 2007）．

2）PARK8 の臨床症候

発症年齢は 30 歳から 70 歳．臨床症候は孤発型パーキンソン病と変わるところはない．L-ドーパによく反応し進行は緩徐である．

3）PARK8 の神経病理

T1699C 変異を持つアメリカ在住の大家系から 4 例の剖検報告があり，そ

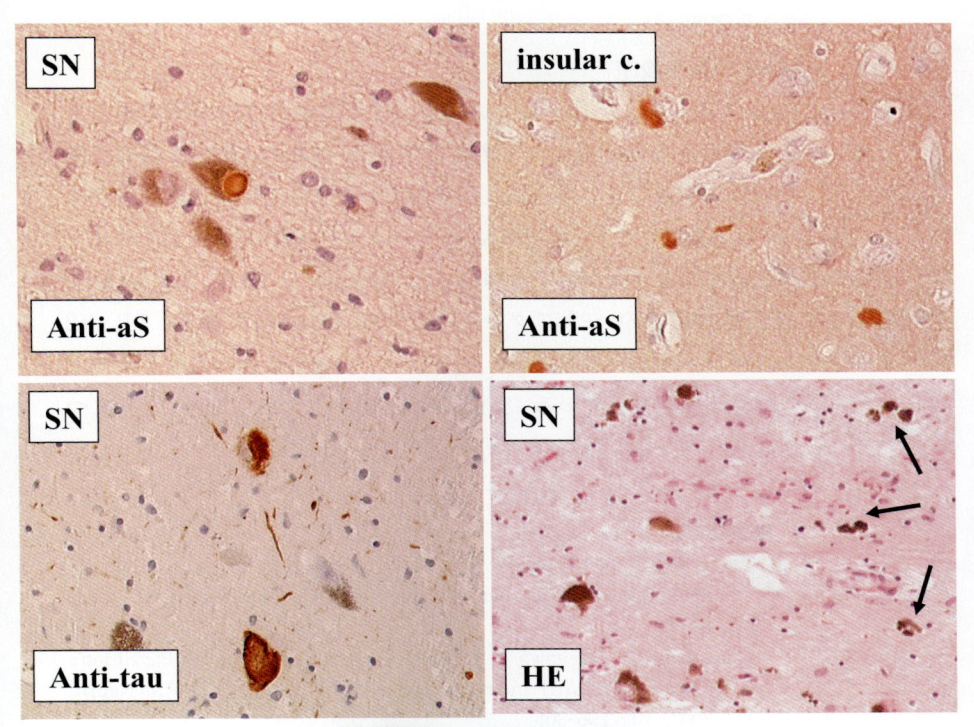

図 15-10 PARK8 の病理所見

Wszolek らの報告したアメリカの PARK8 家系の剖検所見．同一家族の 4 症例にもかかわらず 4 種の病理所見が報告されている．左上は黒質のレビー小体を示す例，右上はびまん性レビー小体を示す例，左下は黒質残存神経細胞に神経原線維変化を示す例，右下は黒質の単純萎縮を示す例．病理所見のみから診断を決めることの難しさを示す．
(Wszolek, et al. Neurology. 2004；62：1619-22 より転載)

のうち1例は脳幹型レビー小体を持ち，第2例は大脳皮質にも広範にレビー小体が出現するび漫性レビー小体病の所見，第3例はレビー小体はなく，黒質の残存神経細胞にタウからなる神経原性変化を示す封入体を認め，最後の例はこれらの封入体のない黒質の単純萎縮を示したという（Wszolek et al. 2004）（図15-10）．このことから著者らは封入体の種類でもって疾患を規定するのは困難ではないかと述べている．PARKにも，レビー小体のある例とない例がある．相模原家系では，7例のうち6例は黒質にレビー小体のない単純萎縮を示すが，1例レビー小体の出現した症例が含まれている（Hasegawa et al. 2009）．

4）PARK8の発症機序

Toxic gain of functionが考えらているが，まだ発症機序は不明である．MAPKKK領域があるので蛋白リン酸化活性が10種類のLRRK2変異で調べられ，その中7種類でリン酸化活性が対照より上昇していたとの報告がある（West et al. 2007）．またG2019Sはα-シヌクレインのセリン129をリン酸化する活性が対照より高かったと報告され（Qing et al. 2009），G2019については神経変性過程でのα-シヌクレインとの関連が示唆される．LRRK2ノックダウンマウスにおいても，α-シヌクレインの凝集蓄積の亢進とオートファジーの障害が報告されている（Tong et al. 2010）．しかし，他の変異についてはこれはあたらないであろう．

●参考文献

Farrer MJ, Stone JT, Lin CH, et al. Lrrk2 G2385R is an ancestral risk factor for Parkinson's disease in Asia. Parkinsonism Relat Disord. 2007; 13: 89-92.

Funayama M, Hasegawa K, Kowa H, et al. A new locus for Parkinson's disease (*PARK8*) maps to chromosome 12p11.2-q13.1. Ann Neurol. 2002; 51: 296-301.

Funayama M, Hasegawa K, Ohta E, et al. An LRRK2 mutation as a cause for the parkinsonism in the original PARK8 family. Ann Neurol. 2005; 57: 918-21.

Hasegawa K, Stoessl AJ, Yokoyama T, et al. Familial parkinsonism: study of original Sagamihara PARK8 (I2020T) kindred with variable clinicopathologic outcomes. Parkinsonism Relat Disord. 2009; 15:

300-6.

額田　均, 古和久幸, 斉藤豊和, 他: 神奈川県にみられた家族性パーキンソン病の一家系についての臨床的検討. 臨床神経. 1978; 18: 627-33.

Lesage S, Leutenegger AL, Ibanez P, et al. LRRK2 haplotype analyses in European and North African Families with Parkinson disease: a common founder for the G2019S mutation dating from the 13th century. Am J Hum Genet. 2005; 77: 330-2.

Lesage S, Brice A. Parkinson's disease: from monogenic forms to genetic susceptibility factors. Hum Mol Genet. 2009; 18: R48-R59.

Paisan-Ruiz C, Jain S, Evans EW, et al. Cloning of the gene containing mutations that cause PARK8-linked Parkinson's disease. Neuron. 2004; 44: 595-600.

Qing H, Zhang Y, Deng Y, et al. Lrrk2 interaction with alpha-synuclein in diffuse Lewy body disease. Biochem Biophys Res Commun. 2009; 390: 1229-34.

Santpere G, Ferrer I. LRRK2 and neurodegeneration. Acta Neuropathol. 2009; 117: 227-46.

Tong Y, Yamaguchia H, Giaimea E, et al. Loss of leucine-rich repeat kinase 2 causes impairment of protein degradation pathways, accumulation of α-synuclein, and apoptotic cell death in aged mice. Proc Natl Acad Sci USA. 2010; 21: 9879-84.

West AB, Moore DJ, Choi C, et al. Parkinson's disease-associated mutations in LRRK2 link enhanced GTP-binding and kinase activities to neuronal toxicity. Hum Mol Genet. 2007; 16: 223-32.

Wszolek ZK, Pfeiffer RF, Tsuboi Y, et al. Autosomal dominant parkinsoism associated with variable synuclein and tau pathology. Neurology. 2004; 62: 1619-22.

Zimprich A, Biskup S, Leitner P, et al. Mutations in LRRK2 cause autosomal-dominant Parkinsonism with pleomorphic pathology. Neuron. 2004; 44: 601-7.

8. PARK9 (Kufor-Rakeb Syndrome)

1) PARK9-linked PD

　PARK9-linked PD は常染色体性劣性遺伝, 若年発症のパーキンソン病である. 原因遺伝子は *ATP13A2* で, 1 番染色体の短腕にマップされている (1p36). *ATP13A2* は全長 26 kb の遺伝子で, 29 のエクソンを持ち, 1,180

のアミノ酸を持つ蛋白 ATP13A2 をコードしている（Ramirez et al. 2006）．この蛋白は ATPase 活性を持つ．点変異が知られているが，極めて稀な変異である（Schneider et al. 2010; Williams et al. 2005）．本蛋白は主にライソソームの膜に発現しており，孤発型パーキンソン病の発症にも，ライソソーム系の異常が関与することを示唆する所見である（Ramirez et al. 2006）．

2) PARK9 の臨床症候

発症年齢は 10 歳から 30 歳と若い．L-ドーパに反応するパーキンソニズムの他，認知症，核上性眼球運動障害，錐体路徴候，ジストニアなどが見られる．最初の家系はヨルダンにて発見されている（Najim al-Din et al. 1994）．その他にも顔面のミオクロヌス，oculogyria，幻視を呈した症例の報告もある（Williams et al. 2005）．症状がかなり多彩でパーキンソン病とするには多少問題もあるが，パーキンソニズムが L-ドーパに反応するということで家族性パーキンソン病の中に入れられている．

MRI では淡蒼球，錐体，大脳皮質に萎縮が見られ，さらに淡蒼球には鉄の沈着を示す低シグナル化が見られ，一種の neuronal brain iron storage disorder（NBIA）ではないかということが示唆されている（Schneider et al. 2010）．

3) PARK9 の神経病理

まだ発表された病理所見はない．

4) PARK9 の発症機序

発症機序はまだ不明である．ライソソーム膜蛋白の変異で起きるので，パーキンソン病の発症と関連した異常が考えられる．病変は黒質にとどまらず脳の広範囲に及ぶのは，脳全体のライソソームに障害がくることが予想される．

●参考文献

Najim al-Din AS, Wriekat A, Mubaidin A, et al. Pallido-pyramidal degeneration, supranuclear upgaze paresis and dementia: Kufor-Rakeb syndrome. Acta Neurol Scand. 1994; 89: 347-52.

Ramirez A, Heimbach A, Gruendemann J, et al. Hereditary parkinsonism with dementia is caused by mutations in ATP13A2, encoding a lysosomal type 6 P-type ATPase. Nature Genet. 2006; 38: 1184-91.

Schneider SA, Paisan-Ruiz C, Quinn NP, et al. ATP13A2 mutations (PARK9) cause neurodegeneration with brain iron accumulation. Mov Disord. 2010; 25: 979-84.

Williams DR, Hadeed A, al-Din ASM, et al. Kufor Rakeb Disease, autosomal recessive, levodopa-responsive parkinsonism with pyramidal degeneration, supranuclear gaze palsy, and dementia. Mov Disord. 2005; 20: 1264-71.

9．PARK10

　PARK10-linked PD は，アイスランドの孤発型パーキンソン病について genome-wide の関連分析で発見された遺伝子座である（1p32）（Hicks et al. 2002）．原因遺伝子はまだ発見されていない．対象患者の平均年齢は 65.8 歳であった．候補遺伝子は 4 つ報告されており，the gamma subunit of the translation initiation factor EIF2B gene（*EIF2B3*）（Oliveira et al. 2005），the ubiquitin-specific protease gene（*USP24*）（Li et al. 2006），the human immunodeficiency virus enhancer-binding protein 3 gene（*HIVEP3*）（Li et al. 2007），and the embryonic-lethal, abnormal vision, Drosophila-like 4 gene（*ELAVL4*）（Haugarvoll et al. 2007）があげられている．．

●参考文献

Haugarvoll K, Toft M, Ross OA, et al. ELAVL4, PARK10, and the Celts. Mov Disord. 2007; 22; 585-7.

Hicks AA, Petursson H, Jonsson T, et al. A susceptibility gene for late-onset idiopathic Parkinson's disease. Ann Neurol. 2002; 52: 549-55.

Li YJ, Deng J, Mayhew GM, et al. Investigation of the PARK10 gene in Parkinson disease. Ann Hum Gentic. 2007; 71: 639-47.

Li Y, Schrodi S, Rowland C, et al. Genetic evidence for ubiquitin-specific proteases USP24 and USP40 as candidate genes for late-onset Parkinson disease. Human Mutation. 2006; 27: 1017-23.

Oliveira SA, Li YJ, Noureddine MA, et al. Identification of risk and age-at-onset genes on chromosome 1p in Parkinson disease. Am J Hum Genet. 2005; 77: 252-64.

10. PARK11

　PARK11-linked PD は常染色体性優性遺伝，成人発症のパーキンソン病である．遺伝子座は 2q36-37 に同定され（Pankratz et al. 2003），*GIGYF2*（Grb10-Interacting GYF Protein-2）が候補遺伝子として報告されたが（Lautier et al. 2008），その後の追試で家族性パーキンソン病には発見されず，むしろ対照患者でも発見され（Bras et al. 2009），現在では候補遺伝子ではないとの見方が強くなっている．GIGYF2 はインスリン受容体に関連した蛋白である（Holt and Siddle 2005）．

●参考文献

- Bras J, Simon-Sanchez J, Federoff M, et al. Lack of replication of association between *GIGYF2* variants and Parkinson disease. Hum Mol Gen. 2009; 18: 341-6.
- Holt LJ, Siddle K. Grb10 and Grb14: enigmatic regulators of insulin action---and more? Biochem J. 2005; 388: 393-406.
- Lautier C, Goldwirm S, Duert A, et al. Mutation in the *GIGYF2* (*TNRC15*) gene at the PARK11 locus in familial Parkinson disease. Am J Hum Gent. 2008; 82: 822-33.
- Pankratz N, Nichols WC, Uniacke SK, et al. Significant linkage of Parkinson disease to chromosome 2q36-37. Am J Hum Genet. 2003; 72: 1053-7.

11. PARK12

　PARK12-linked PD の部位は，孤発型パーキンソン病についての genome-wide の関連分析で見つかった部位で（Xq21-25），まだ原因遺伝子は見つかっていない．

●参考文献

- Pankratz N, Nichols WC, Uniacke SK, et al. Genome-wide linkage analysis and evidence of gene-by-gene interactions in a sample of 362 multiplex Parkinson disease families. Hum Mol Genet. 2003; 12: 2599-608.

12. PARK13

1）PARK13-linked PD

PARK13-linked PD は，常染色体性優性遺伝，成人発症のパーキンソン病である．遺伝子座は 2 番染色体短腕で，2p12（Faccio et al. 2000）または 2p13（Gray et al. 2000）に同定されている．原因遺伝子は *Omi/HtrA2* で，全長 3.8 kb，8 つのエクソンを持ち，458 のアミノ酸からなる蛋白（Omi/HtrA2）をコードしている（Gray et al. 2000）（図 15-11）．ドイツの孤発例の患者 4 名に本遺伝子 G399S の変異がみつかっている（Strauss et al. 2005）．本遺伝子座は PARK3 と極めて近接しているが，PARK3 の患者には本遺伝子の変異はみつからなかった．

2）PARK13 の臨床症候

発症年齢は 47 歳から 77 歳．孤発型パーキンソン病に本質的に一緒である．

3）PARK13 の神経病理

いまだ剖検例はない．

4）PARK13 の発症機序

Omi/HtrA2 は，ミトコンドリアに発現しており，セリンプロテアーゼドメインを持つ．Omi/HtrA2 は細胞質に放出され，XIAP（X chromosome-linked inhibitor of apoptosis）と反応してアポトーシスを促進する（Suzuki et

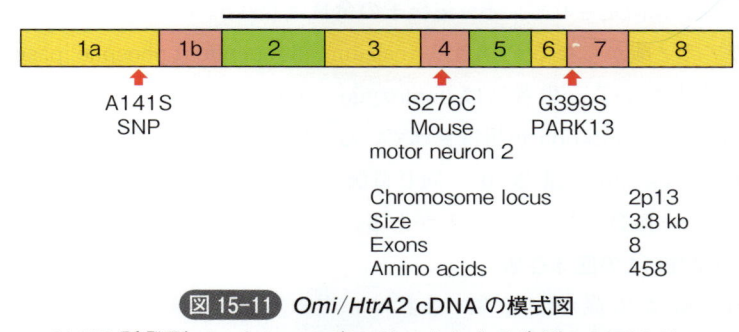

図 15-11 *Omi/HtrA2* cDNA の模式図

A141S 孤発型パーキンソン病のリスクとなる多型．S276C はマウス運動ニューロン疾患 2 を起こす変異．G399S は PARK13 を起こす変異．プロテアーゼ領域はエクソンの上の黒い線で示す．

al. 2001).このような蛋白の変異がなぜパーキンソン病を起こすかはわかっていない.

●参考文献
Faccio L, Fusco C, Chen A, et al. Characterization of a novel human serine protease that has extensive homology to bacterial heat shock endoprotease HtrA and is regulated by kidney ischemia. J Biol Chem. 2000; 275: 2581-8.
Gray CW, Ward RV, Karran E, et al. Characterization of human HtrA2, a novel serine protease involved in the mammalian cellular stress response. Europ J Biochem. 2000; 267: 5699-710.
Strauss KM, Martins LM, Plun-Favreau H, et al. Loss of function mutations in the gene encoding Omi/HtrA2 in Parkinson's diseae. Hum Mol Genet. 2005; 14: 2099-111.
Suzuki Y, Imai Y, Nakayama H, et al. A serine protease, HtrA2, is released from the mitochondria and interacts with XIAP, inducing cell death. Mol Cell. 2001; 8: 613-21.

13. PARK14

1）PARK14-linked PD

PARK14-linked PD は常染色体性劣性遺伝,若年発症のパーキンソン病である.原因遺伝子は *PLA2G6* で（Paisan-Ruiz et al. 2009）,22 番染色体長腕（22q13.1）に同定されている.遺伝子の全長は 69 kb, 19 のエクソンを持ち,806 のアミノ酸からなる PLA2G6（calcium-independent phospholipase A2）をコードしている.患者には homozygous missense mutation, compound heterozygous mutation が報告されている（Paisan-Ruiz et al. 2009; Sina et al. 2009; Yoshino et al. 2010）.同じ遺伝子の点変異が infantile neuroaxonal dystrophy（IND）を起こすことがある.

2）PARK14 の臨床症候

発症年齢は 10 歳から 30 歳.症状は L-ドーパに反応するパーキンソニズム,歩行時のジストニア,認知症,構音障害である（Paisan-Ruiz et al. 2009）.症状がかなり多彩でパーキンソン病とするには多少問題もあるが,パーキン

ソニズムが L-ドーパに反応するということで家族性パーキンソン病の中に入れられている．

3）PARK14 の神経病理
まだ剖検例の報告はない．

4）PARK14 の発症機序
PLA2G6 はホスホリパーゼ活性を持ち，細胞膜のグリセロリン酸に働いて脂肪酸，主にアラキドン酸の遊離を促進させる（Forsell et al. 1999）．本遺伝子の変異による神経変性の機序は不明である．

● 参考文献

- Forsell PKAL, Kennedy BP, Claesson HE. The human calcium-independent phospholipase A2 gene: multiple enzymes with distinct properties from a single gene. Europ J Biochem. 1999; 262: 575-85.
- Paisan-Ruiz C, Bhatia KP, Li A, et al. Characterization of *PLA2G6* as a locus for dystonia-parkinsonism. Ann Neurol. 2009; 65: 19-23.
- Sina F, Shojaee S, Elahi E, et al. R632W mutation in PLA2G6 segregates with dystonia-parkinsonism in a consanguineous Iranian Family. Eur J Neurol. 2009; 16: 101-4.
- Yoshino H, Tomiyama H, Tachibana N, et al. Phenotype spectrum of patients with PLA2G6 mutation and PARK14-linked parkinsonism. Neurology. 2010; 75: 1356-61.

14．PARK15

1）PARK15-linked PD

PARK15-linked PD は常染色体性劣性遺伝，若年発症のパーキンソン病である．原因遺伝子は *FBXO7* で，22 番染色体の長腕（22q12-22q13）に同定されている（Shojaee et al. 2008；Di Fonzo et al. 2009）．*FBXO7* は 9 つのエクソンを持ち，522 のアミノ酸からなる F-box family の蛋白をコードしている（Di Fonzo et al. 2009）．Homozygous missense mutation，compound heterozygous mutation が報告されている（Shojaee et al. 2008；Di Fonzo et al. 2009）．

2）PARK15 の臨床症候

発症年齢は 7 歳から 22 歳．L-ドーパ反応性のパーキンソニズムに加え，腱反射亢進，Babkinski 徴候，痙縮，equinovarus からなるジストニアを呈する．最初の臨床報告は 1954 年に Pallido-pyramidal disease としてなされた（Davison 1954）．知能は保たれる．MRI は正常．β-CIT による脳シンチグラフィーでは，線条体における著明なアイソトープ取り込み低下が見られる（Di Fonzo et al. 2009）．

3）PARK15 の神経病理

遺伝子検査は行われていないが，Davison は，3 つの家族から 5 例の症例を報告し，そのうち剖検になった 1 症例は，淡蒼球の変性，ansa lenticularis の変性，黒質の青斑核の萎縮と退色，交叉性錐体路の脱髄がみられたという（Davison 1954）．

4）PARK15 の発症機序

発症機序はまだ不明である．

●参考文献

> Davison C. Pallido-pyramidal disease. J Neuropath Exp Neurol. 1954; 13: 50-9.
> Di Fonzo A, Dekker MCJ, Mantagna P, et al. FBXO7 mutations cause autosomal recessive, early-onset Parkinsonian-pyramidal syndrome. Neurology. 2009; 72: 240-5.
> Shojaee S, Sina F, Banihosseini SS, et al. Genome-wide linkage analysis of a Parkinsonian-pyramidal syndrome pedigree by 500 K SNP arrays. Am J Hum Genet. 2008; 82: 1375-84.

15. PARK16

PARK16-linked PD は，孤発型パーキンソン病に対する genom-wide association study によるみつかった部位である（1q32）（Satake et al. 2009）．原因遺伝子は同定されていない．

●参考文献
　　Satake W, Nakabayashi Y, Mizuta I, et al. Genome-wide association study identifies common variants at four loci as genetic risk factors for Parkinson's disease. Nat Genet. 2009; 41: 1303-7.

16. PARK17

　PARK17-linked PD は，優性遺伝のパーキンソン病で，臨床症候は孤発型に似ている．16番染色体長腕（16q3）に連鎖し，*VPS35* 遺伝子に変異がある（Vilariño-Güell et al. 2011）．

●参考文献
　　Vilariño-Güell C, Wider C, Ross OA, et al. VPS35 mutations in Parkinson disease. Am J Hum Genet. 2011; 89: 162-7.

17. PARK18

　PARK18-linked PD は，優性遺伝のパーキンソン病で，臨床症候は孤発型に似ている．3番染色体長腕（3q27）に連鎖し，*EIF4G1* 遺伝子の変異で起きる（Chartier-Harlin et al. 2011）．

●参考文献
　　Chartier-Harlin MC, Dachsel JC, Vilariño-Güell C, et al. Translation initiator EIF4G1 mutations in familial Parkinson disease. Am J Hum Genet. 2011; 89: 398-406.

18. Perry 症候群

1）Perry 症候群

　Perry 症候群は常染色体性優性，若年発症のジストニア・パーキンソニズムである（Perry et al. 1990）．L-ドーパの反応性がよくないので PARK disorders には入っていないが，読者の参考のため簡単に述べる．Perry 症候

群は，2番染色体短腕（2p13）に同定された *dynactin 1*（*DCTN1*）の変異によっておきる（Farrer et al. 2009）．現在までのところ報告された変異はすべてエクソン2に存在する．*Dynactin 1* は全長19.4 kbの遺伝子で，32個のエクソンを持ち，150 kDのDynactin 1をコードしている（Collin et al. 1998）．

2）Perry症候群の臨床症候

発症年齢は30歳から56歳．パーキンソニズム，低換気，うつ状態，体重減少を伴う．パーキンソニズムは，L-ドーパにあまり反応しない（Perry et al. 1990; Wider and Wszolek 2008）．

3）Perry症候群の神経病理

高度の黒質変性，それよりは軽い青斑核の変性を示し，レビー小体はないかわずかに見られるのみである．さらに青斑核，延髄副外側のTH陽性神経細胞にも変性が見られ，これが低換気の原因ではないかと推定されている（Tsuboi et al. 2008）．

4）Perry症候群の発症機序

Dynactin 1は，axonal transportに関連した蛋白で，本遺伝子の変異でPerry症候群を示す変異は，すべてエクソン2に見つかっているが，他の部位の点変異は，常染色体性優性遺伝の家族性若年発症の運動ニューロン疾患を起こす（Puls et al. 2003）．なぜエクソン2の変異がPerry症候群を起こすかはよくわかっていない．

●参考文献

Collin GB, Nishina PM, Marshall JD, et al. Human DCNT1: genomic structure and evaluation as a candidate for Alstrom syndrome. Genomics. 1998; 53: 359-64.

Farrer MJ, Hulihan MM, Kachergus JM, et al. DCTN1 mutations in Perry syndrome. Nat Genet. 2009; 41: 163-5.

Perry TL, Wright JM, Berry K, et al. Dominantly inherited apathy, central hypoventilation, and Parkinson's syndrome: clinical, biochemical, and neuropathologic studies of 2 new cases. Neurology. 1990; 40: 1882-7.

Puls I, Jonnakuty C, LaMonte BH, et al. Mutant dynactin in motor neuron disease. Nat Genet. 2003; 33: 455-6.

Tsuboi Y, Dickson DW, Nabeshima K, et al. Neurodegeneration involving putative respiratory neurons in Perry syndrome. Acta Neuropathol.

2008; 115: 263-8.
Wider C, Wszolek ZK. Rapidly progressive familial parkinsonism with central hypoventilation, depression and weight loss (Perry syndrome)—A literature review. Parkinsonism Rel Disord. 2008; 14: 1-7.

19. DYT3（Lubag dystonia）

　DYT3 は，フィリピン Pany Island の住民に見られる伴性劣性のジストニアパーキンソニズムである．発症年齢は 20～50 歳，99％男性である．臨床症候は，20 代から 30 代に始まるジストニアで，最初一肢に始まり，全身に及ぶ．最初始まる部位は下肢か頭頸部が多い．発症から 10 年もたつとパーキンソニズムが出現する（Lee et al. 2002）．頭部 MRI では，ジストニアが目立つ初期には尾状核の軽度の萎縮のみであるが，パーキンソニズムが目立つ進行期には尾状核と被殻の著明な萎縮が現れる．

　病理所見は尾状核と被殻の著明な萎縮であるが，matrix の方は比較的保たれ，striosome の方の神経細胞が著明に萎縮を受ける（Goto et al. 2005）．

　連鎖解析により原因遺伝子は，X 染色体の長腕（Xq13）に同定され（Graeber et al. 1992），原因遺伝子は *TAF1* 遺伝子（Makino et al. 2007）と同定されている．TAF1 は核蛋白の一種である．

　治療はジストニアとパーキンソニズムに対する対症療法があるのみであるが，パーキンソニズムに対する L-ドーパの効果はよくない．

●参考文献

Goto S, Lee LV, Munoz EL, et al. Functional anatomy of the basal ganglia in X-linked recessive dystonia-parkinsonism. Ann Neurol. 2005; 58: 7-17.

Graeber MB, Kupke KG, Müller U. Delineation of the dystonia-parkinsonism syndrome locus in Xq13. Proc Natl Acad Sci U S A. 1992; 89: 8245-8.

Lee LV, Maranon E, Demaisip C, et al. The natural history of sex-linked recessive dystonia parkinsonism of Panay, Philippines (XDP). Parkinsonism Relat Disord. 2002; 9: 29-38.

Makino M, Kaji R, Ando S, et al. Reduced neuron-specific expression of the

TAF1 gene is associated with X-linked dystonia-parkinsonism. Am J Hum Genet. 2007; 80: 393-406.

20. DYT12（Rapid Onset Dystonia-Parkinsonism）

　DYT12は，急性発症のジストニアとパーキンソニズムを呈する優性遺伝の疾患である．発症年齢は10代後半が多いが，4歳から58歳まで知られている（Linazasoro et al. 2002）．症状はジストニアとパーキンソニズムが数時間から数日の間に完成する（Dobyns et al. 1993；Brashear et al. 1997）．さらに構音障害，嚥下障害，四肢および頭部のジストニア，動作緩慢，歩行障害，後方突進などを呈する（Dobyns et al. 1993；Brashear et al. 1997）．急性発症の後症状は進行せず，多少の改善がみられる場合もある．

　連鎖解析により原因遺伝子座は19q13に同定され（Kramer et al. 1999），*ATP1A3*が原因遺伝子として同定されている（de Carvalho Aguiar et al. 2004）．

　パーキンソニズムはL-ドーパに反応しない．根本的治療法はない．PET検査でもドパミントランスポーターの低下は認められない（Brashear et al. 1999）．

●参考文献

- Brashear A, DeLeon D, Bressman SB, et al. Rapid-onset dystonia-parkinsonism in a second family. Neurology. 1997; 48: 1066-9.
- Brashear A, Mulholland GK, Zheng QH, et al. PET imaging of the pre-synaptic dopamine uptake sites in rapid-onset dystonia-parkinsonism (RDP). Mov Disord. 1999; 14: 132-7.
- de Carvalho Aguiar P, Sweadner KJ, Penniston JT, et al. Mutations in the Na+/K+-ATPase α3 gene ATP1A3 are associated with rapid-onset dystonia parkinsonism. Neuron. 2004; 43: 169-75.
- Dobyns WB, Ozelius LJ, Kramer PL, et al. Rapid-onset dystonia-parkinsonism. Neurology. 1993; 43: 2596-602.
- Kramer PL, Mineta M, Klein C, et al. Rapid-onset dystonia-parkinsonism: linkage to chromosome 19q13. Ann Neurol. 1999; 46: 176-82.
- Linazasoro G, Indakoetxea B, Ruiz J, et al. Possible sporadic rapid-onset dystonia-parkinsonism. Mov Disord. 2002; 17: 608-9.

・応用編・

16 二次性パーキンソニズム

　二次性とはパーキンソン病以外の神経変性疾患で，パーキンソン症状も伴うものを指す．表 16-1 に示したように多数のものがある．パーキンソン症状は，L-ドーパに殆ど反応しないことが多い．このうち代表的なものについて臨床症候，治療を以下に解説する．

1．多系統萎縮症（Multiple System Atrophy）
1）多系統萎縮症の臨床症候

　線条体黒質系，橋小脳系，全身の自律神経系が変性を示す疾患である．最初の症例は，Adams らにより 1964 年に報告された．彼らは srriato-nigral degeneration の名前で報告したが，中には橋小脳に萎縮を示した症例も含まれている（Adams et al. 1964）．その後線条体黒質変性と橋小脳変性は同一の症例にしばしば見られることが報告され，自律神経症候がほぼ必発であり，病理所見で，オリゴデンドログリアの中に，α-シヌクレイン陽性の封入体がどちらにも見られることから（Papp et al. 1989; Nakazato et al. 1990），両者は同一の疾患であろうということで，多系統萎縮症（MSA）という病名が使用されることになった（Gilman et al. 1999）．臨床症候がパーキンソニズムが優位な場合は MSAp，小脳症状が優位な場合は MSAc と区別される．どちらも自律神経障害があることが必須である．自律神経症状が前景にたった Shy-Drager 症候群は（Shy and Drager 1960），このどちらかに組み入れられることになった．

　年齢は 30 歳から 70 歳くらいであるが，50 歳以後の高齢発症が多い．70 台の発症もある．臨床的にパーキンソン症状で発症する場合（MSAp）と小脳症状で発症する場合（MSAc）がある．自律神経系障害は，どちらでも必発とされているが，最初には明らかでない場合もある．自律神経系障害は，起立

表16-1 二次性パーキンソニズムの原因

多系統萎縮症
進行性核上性麻痺
大脳皮質基底核変性症
淡蒼球ルイ体萎縮症
FTDP-17（MAPT）（17番染色体に連鎖する前頭側頭型認知症パーキンソニズム）
FTDP-17（PRGR）（17番染色体に連鎖する前頭側頭型認知症パーキンソニズム）
Pick病
Alzheimer病
Huntington病
Panthothenate-kinase-associated neurodegeneration（PKAN）
Neuroferritinopathy
Ceruloplasmin欠損症
Wilson病
Fragile X-associated tremor/ataxia syndrome（FXTAS）
Perry症候群
DYT3（Lubag dystonia）
DYT12（Rapid onset dystonia-parkinsonism）

性低血圧，頻尿，排尿障害，便秘，便失禁，インポテンツなどである．

　パーキンソン症状で発症する場合は，歩行障害または上肢の動作緩慢で発症することが多い．上肢の動作緩慢は，右手であれば書字が小さくなることで気が付く．左手の場合は，少し遅れるがボタンを掛けにくいとか，ごはんを持つ手がぎこちないなどで気が付く．歩行障害の場合は，どちらかがすり足になる．振戦で発症する症例もあるが，パーキンソン病よりは少ない．

　小脳症状で発症する場合は，バランスが悪くなったのに気づく．開脚歩行となる．上肢の運動時のふるえや，正確にものをつかめないなどの小脳症状がでる．稀に起立性低血圧など自律神経症状で発症する場合がある．

　非運動症状では，上記の自律神経症状の他，レム睡眠行動障害を示唆する怖い夢，夢をみて大声を出す，手足を動かすなどの病歴が得られることがある．嗅覚低下は正常対照と差がない．

　診察では，MSApの場合は，パーキンソン症状が見られる．固縮，動作緩

慢，パーキンソン病様の小刻み歩行が見られ，後方突進が陽性のこともある．パーキンソン病では見られない開脚歩行になっていることもある．振戦はあることとないこととあるが，指を広げて前方挙上してもらうと，不規則な指の"ふるえ"が見られることが多く，polymyoclonus と呼ばれる．Polymyoclonus は，パーキンソン病でも見られるが頻度は低い．パーキンソン病に比べると左右差は軽いが，よくみると多少の左右差はある．Polymyoclonus は，指の動きで back averaging を行うと，皮質の表面陰性の波が先行しており，ミオクロヌスであることがわかる（Okuma et al. 2005）．

MSAc の場合，筋緊張はむしろ低下しており，指鼻試験，踵膝試験で小脳失調が見られ，歩行は開脚歩行で失調性であり，継ぎ足歩行が困難である．MSAp と MSAc が混ざったような症状が見られることもあり，この場合筋緊張は亢進し，パーキンソン症状に加えて，開脚歩行，継ぎ足歩行の困難を示す．指鼻試験で指が目的に近づくと細かいふるえが見られる．

多系統萎縮症では知能は正常のことが多い．進行して認知症がでる場合もあるが，最初からでることはない．自律神経症状で起立性低血圧の有無を見るときは，仰臥位と立位で血圧を測定し，立位により収縮期血圧 30 mmg 以上，または拡張期血圧 15 mmHg 以上の低下があれば起立性低血圧と判断する（Gilman S et al. 1999）．血圧が下がっても脈拍が上昇しないことが特徴である．

検査所見では，脳 MRI にて線条体の萎縮，被殻外側にそっての T2 高シグナル化，その内側の T2 低シグナル化が特徴である．大抵左右差があり，症状の強い反対側の所見が著明である．橋には hot cross ban sign という十字架状の T2 高シグナル変化が橋中央にでるのが特徴である（図 16-1）．ただしこれらの所見は早期 MSA の症例では見られない場合があり，パーキンソン病との鑑別が困難である．Schocke らは拡散強調 MRI をとることにより，線条体にてシグナルの増加が見られるとしている（Schocke et al. 2002）．ドパミントランスポーターをみる脳シンチグラムは線条体への取り込みは低下を示し，パーキンソン病と鑑別することは困難である．心筋 MIBG シンチグラフィーは正常のことが多く，パーキンソン病との鑑別に有用である（Treglia et al. 2011）．ただし，進行例では低下する症例もある．

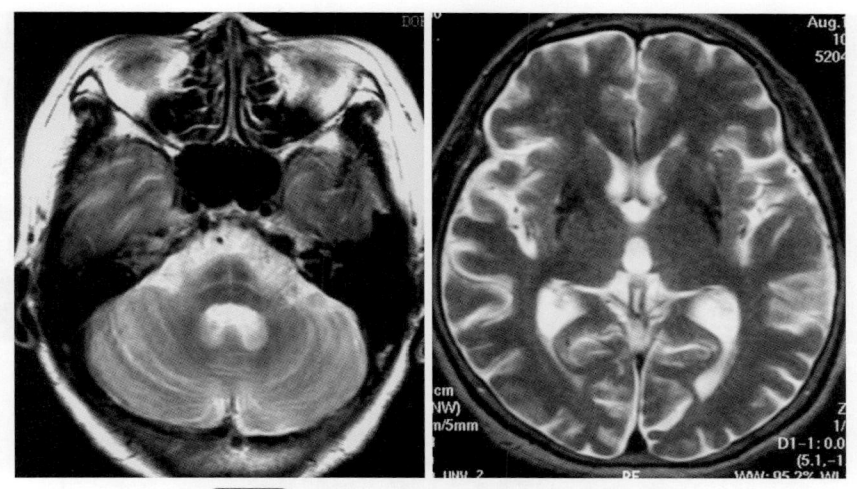

図 16-1 多系統萎縮症の画像所見（自験例）

いずれも T2 強調画像．左は橋横走線維と中心部に縦に走る線維の変性を示す T2 高シグナル領域が見られる．この十字架状の変化は Hot cross ban sign と呼ばれる．小脳にも軽度の萎縮が見られる．右は線条体後部に T2 低シグナル領域とその外側に T2 高シグナル領域が見られる．T2 低シグナルは鉄の沈着を，T2 高シグナル領域は変性とグリアの造成を示す．

2）多系統萎縮症の神経病理

被殻の著明な神経細胞の脱落，グリオーシスが特徴である．橋核と小脳皮質に著明な神経変性が見られる（Adams et al. 1964; Ozawa et al. 2004）（図 16-2）．黒質にも神経変性が見られる．レビー小体は出現しないが，α-シヌクレインの凝集体がオリゴデンドロサイトに見られる（Papp et al. 1989; Nakazato et al. 1990）．α-シヌクレインは神経細胞に特異的に発現する蛋白であるので，オリゴデンドロサイトの中の α-シヌクレインは，神経細胞に由来すると考えられている．全身の自律神経系にも変性所見が見られ，心臓を支配する交感神経は節前線維の変性が著明である．進行すると節後線維にも変性所見が現れる．この時期になると心筋 MIBG の取り込みが低下すると考えられる．迷走神経も障害を受け，仙髄では外肛門括約筋を支配するオヌフ核の変性が著明である（Mannen et al. 1982）．

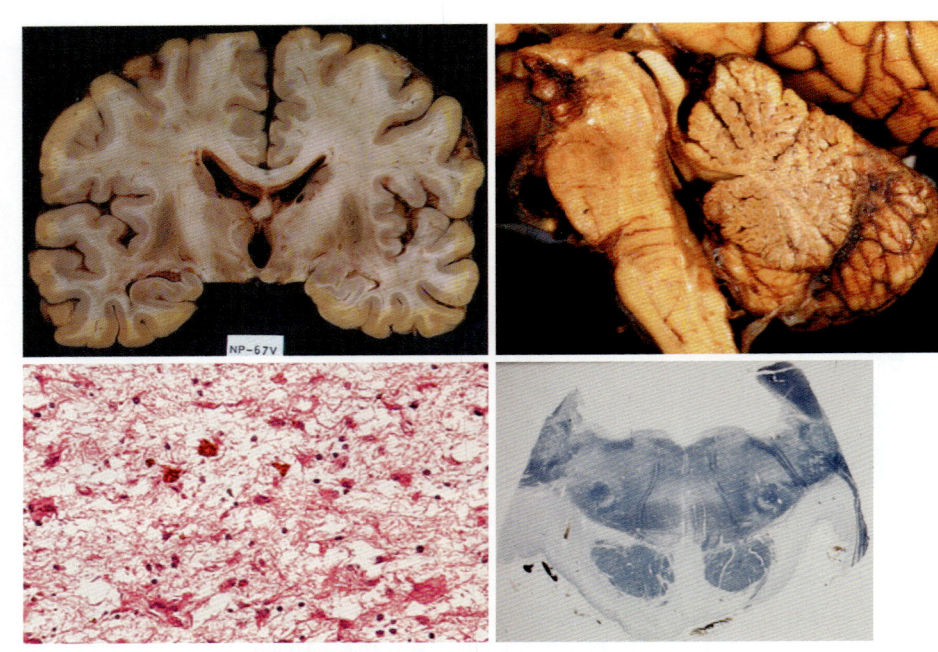

図16-2 多系統萎縮症の神経病理所見（自験例）

左上は多系統萎縮症の被殻．茶褐色の色調を帯び，特に右では被殻の萎縮が著明．左下はその組織図．神経細胞は殆ど消失，代わってグリア細胞の造成が見られる．
右上は橋と小脳上葉の萎縮を示す．右下のミエリン染色では橋および橋小脳線維の変性が著明．

3）多系統萎縮症の発症機序

　不明であるが，シヌクレインの凝集物が見られることで，シヌクレインの代謝に何らかの異常がある可能性がある．オリゴデンドロサイトの中のα-シヌクレインは，ニューロン由来と考えられるが，どのような経路でオリゴに入るのかはまだ不明である（Fellner et al. 2011）．オリゴの封入体の分布と病変の強さは必ずしも一致しない．病変は，線条体後部と橋・小脳に強く，なぜこのような分布をとるかも不明である．

4）多系統萎縮症の治療

　パーキンソン症状に関しては，抗パーキンソン病薬を一応試みる．ドパミ

ンアゴニストはあまり効果がはっきりしないことがあるので，L-ドーパを1日600 mg（毎食前に200 mgずつ）までは使用してL-ドーパに対する反応性があるかどうかをみる．初期には多少の反応性があるといわれる．反応性がある場合は，1日900 mgまで使用してもよい．抗コリン薬，塩酸アマンタジン，モノアミン酸化酵素阻害薬なども一度は使用してみるとよい．小脳症状に対してはセリジスト50 mg 2錠を1日おきに使用するが，あまり効果のないことが多い．新しい治療薬としては，minomycine, riluzoleなどの治験があるが，まだ効果の証明されたものはない（Stefanova et al. 2009）．

　自律神経障害に対しては，起立性低血圧にメトリジン®朝昼食前に4 mgずつ，フロリネフ®朝1回0.1～0.3 mg使用する．便秘，頻尿に関してはパーキンソン病の項で述べたような治療を行う．

　薬物療法に多くを期待できない状態であるので，定期的にリハビリテーションを行い，現在ある運動能力を保つように努力することが大切である．

●参考文献

Adams RD, VanBogaert L, Vandereecken H. Striato-nigral degeneration. J Neuropathol Exp Neurol. 1964; 23: 584-608.

Fellner L, Jellinger KA, Wenning GK, et al. Glial dysfunction in the pathogenesis of α-synucleinopathies: emerging concepts. Acta Neuropathol. 2011; 121: 675-93.

Gilman S, Low PA, Quinn N, et al. Consensus statement on the diagnosis of multiple system atrophy. J Neurol Sci. 1999; 163: 94-8.

Mannen T, Iwata M, Toyokura Y, et al. The Onuf's nucleus and the external anal sphincter muscles in amyotrophic lateral sclerosis and Shy-Drager syndrome. Acta Neuropathol. 1982; 58: 255-60.

Nakazato Y, Yamazaki H, Hirato J, et al. Oligodendroglial microtubular tangles in olivopontocerebellar atrophy. J Neuropathol Exp Neurol. 1990; 49: 521-30.

Okuma Y, Fujishima K, Miwa H, et al. Myoclonic tremulous movements in multiple system atrophy are a form of cortical myoclonus. Mov Disord. 2005; 20: 451-6.

Ozawa T, Paviour D, Quinn NP, et al. The spectrum of pathological involvement of the striatonigral and olivopontocerebellar systems in multiple system atrophy: clinicopathological correlations. Brain. 2004; 127: 2657-71.

Papp MI, Kahn JE, Lantos PL. Glial cytoplasmic inclusions in the CNS of patients with multiple system atrophy (striatonigral degeneration, olivopontocerebellar atrophy and Shy-Drager syndrome). J Neurol Sci. 1989; 94: 79-100.

Schocke MF, Seppi K, Esterhammer R, et al. Diffusion-weighted MRI differentiates the Parkinson variant of multiple system atrophy from PD. Neurology. 2002; 58: 575-80.

Shy GM, Drager GA. A neurological syndrome associated with orthostatic hypotension: a clinico-pathological study. Arch Neurol. 1960; 2: 522-7.

Stefanova N, Bücke P, Duerr S, et al. Multiple system atrophy: an update. Lancet Neurol. 2009; 8: 1172-8.

Treglia G, Stefanelli A, Cason E, et al. Diagnostic performance of iodine-123-metaiodobenzylguanidine scintigraphy in differential diagnosis between Parkinson's disease and multiple-system atrophy: A systematic review and a meta-analysis. Clin Neurol Neurosurg. 2011; 113: 823-9.

2．進行性核上性麻痺（Progressive supranuclear palsy, PSP）
1）進行性核上性麻痺の臨床症候

　進行性核上性麻痺は1964年に初めて報告された疾患で，7剖検例プラス2臨床例を報告．核上性眼球運動障害，パーキンソニズム，認知症を中核症状とする疾患である（Steele et al. 1964）．核上性眼球運動障害は，上下方向の注視障害の形で現れ，特に下方視が障害され，階段などをくだるのが難しくなるという特徴をもつが，必ずしも下方視から障害される症例ばかりではなく，上方視の障害が強い症例もある．また長い間垂直方向視が障害されない症例もあり，パーキンソン病との鑑別に苦労することがある．水平方向の眼球運動障害は，末期になって障害されることが多いが，水平方向視にて内直筋の動きが悪く，両側性の核間性眼球運動障害のように見えることがある（Matsumoto et al. 2008）．また眼瞼攣縮を見ることが少なくない．構音障害は早くから現れ，小声となり，すくみ言語が見られることもある．嚥下障害は進行例に出現する．パーキンソニズムは，振戦は少なく，歩行障害で発症する症例が多い．すり足歩行となり，すくみ足，転倒が早くから現れる（Litvan

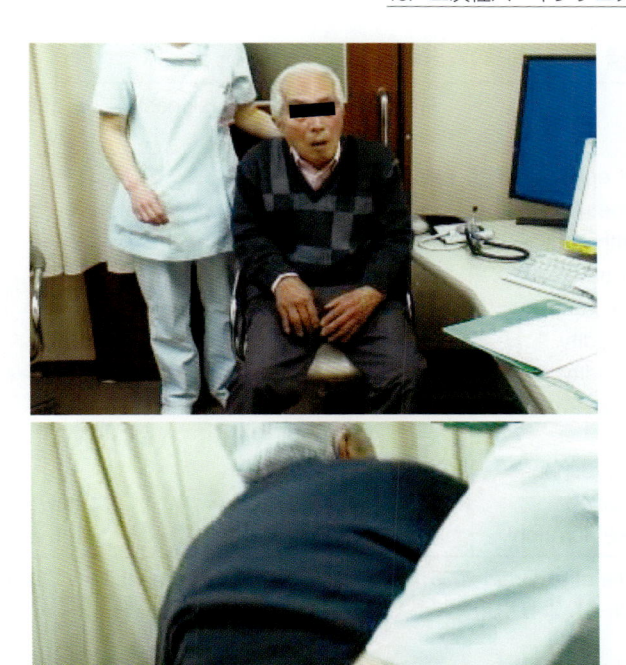

図 16-3 典型的 Richardson 症候群タイプの進行性核上性麻痺（自験例）
下の後ろからの画像で，胸上部には前屈姿勢が見られるが，頸は後屈している．

et al. 1996)．さらに開脚歩行を示すので，これがパーキンソン病との鑑別になる．固縮は体幹に強く，四肢には軽く，ない場合もある．動作緩慢や上肢の巧緻運動も現れる．典型例では，後部が背屈し（図 16-3），受動的な前屈に際し固縮があり，nuchal dystonia と表現されるが（Steele et al. 1964），これが見られない症例も多い．Applause sign が見られるとの報告がある．Applause とは拍手の意味で，検者が 3 回拍手してとめ，同じようにするように患者に命ずると，3 回で止められず 4 回以上拍手をしてしまう徴候である．

表 16-2 初期 PSP の臨床像 3 型

	Richardson type	Pure akinesia type	Parkinsonian type
Age at onset	66.1	61	66.4
Asymmetric onset	−	−	＋
Fall within 2 y	＋＋	＋	−
Dementia	＋＋	−	−
Vertical gaze	＋＋	−	−
Axial rigidity	＋＋	−/＋	＋/−
Limb rigidity	＋	−	＋/−
Freezing	＋	＋＋	−/＋
Tremor	−	−	＋/−
L-Dopa response	−	−	＋
Progression	moderate	slow	slow
Disease duration	5.9 ys	13 ys	9.1 ys

(Williams et al. Brain 2005; 128: 1247-58, Williams et al. Mov Disord 2007; 22: 2235-41. より引用)

PSP では 42 例中 30 例に見られたのに対し，対照，パーキンソン病，前頭側頭型認知症には 1 人も見られなかったと報告されている（Dubois et al. 2005）．

認知症は，最初の頃は重視されていたが，病初期から進行期に至るまで現れない症例もある．しかし，発病から 5〜6 年たつと皮質下型の認知症を呈してくることが少なくない．便秘，レム睡眠行動障害は見ることがある．嗅覚は対照群と同じである（Katzenschlager and Lees 2004）．

進行性核上性麻痺のプロトタイプは（Richardson 型），上記のごとくであるが，その後色々な臨床病型があることが報告されている．初期にパーキンソン病のような型を取るものは（PSP-P），振戦で発病することがあり，左右差があり，L-ドーパもある程度有効である．この型はパーキンソン病との臨床的鑑別が問題となる（表 16-2）．脳に蓄積するタウも Richardson 型では，4 リピートタウと 3 リピートタウの比率が 2.84 と 4 リピートタウの蓄積が多かったのに対し，PSP-P では 1.63 で 4 リピートタウの蓄積が少なかった

と報告されている（Williams et al. 2005）．

　もう1つは純粋無動を呈する型である．純粋無動症を呈する型は，四肢の固縮はなく，すくみ足，歩行障害が特徴で，認知症はあっても軽く，進行は遅い．Richardson type，Pure akinesia type の進行性核上性麻痺は比較的左右差が少なく，対称的な症状分布をみることが多い（Williams et al. 2005, 2007）．L-ドーパ無効の純粋無動症という臨床症候が，今井ら（今井，楢林 1974）により報告されているが，動作緩慢と歩行障害はあるが，振戦，固縮のない症例で純粋無動症（Pure akinesia）と呼ばれているが，純粋無動を示す症例の大部分は進行性核上性麻痺である（本間他 1987；Facheris et al. 2008）．一部の症例は，pure pallidal degeration（Aizawa et al. 1991），淡蒼球ルイ体黒質変性症（Yamamoto et al. 1991；Konishi et al. 2005），淡蒼球黒質変性症（Katayama et al. 1998），PKAN（Yamamoto et al. 1991；Molinuevo et al. 2003），パーキンソン病（Quinn et al. 1989）などである．

　最近さらに局所性大脳病変が前景にたつ PSP（PSP variants）の報告がある（Dickson et al. 2010）．多いのは大脳皮質基底核変性症様の臨床症状を呈する例であるが，その他に前頭側頭型認知症，進行性失語などを呈する症例がある．これらの症例では，左右差があり，大脳皮質基底核変性症様の所見を呈する場合は，一側の limb-kinetic apraxia，alien hand，一側に強い固縮，動作緩慢などが見られる．病理所見も左右差があって一側の前頭葉に強い神経細胞脱落があり，globose type の神経原線維変化，tufted astrocytes が出現する（Tsuboi et al. 2005）．このような症例は，生前には PSP と CBD との鑑別が難しく，このような症例を現すために corticobasal syndrome という概念も提唱されている．

　脳 MRI は，中脳被蓋の萎縮があり，片方の大脳脚と中脳被蓋がほぼ同じ大きさになっている．第三脳室は左右に拡大する．T1 強調矢状断で脳幹正中像をみると，中脳被蓋の萎縮のため，第三脳室底がハチドリの嘴のように見え，humming bird sign と呼ばれる（岩田 1998）（図 16-4）．線条体には異常はない．側脳室は拡大していることがあるが，正常圧水頭症の所見はない．脳血管性障害を思わせるラクナ梗塞巣が多発していることがあるのも特徴である．ただし，脳虚血発作は稀である．心筋 MIBG 取り込みは正常である

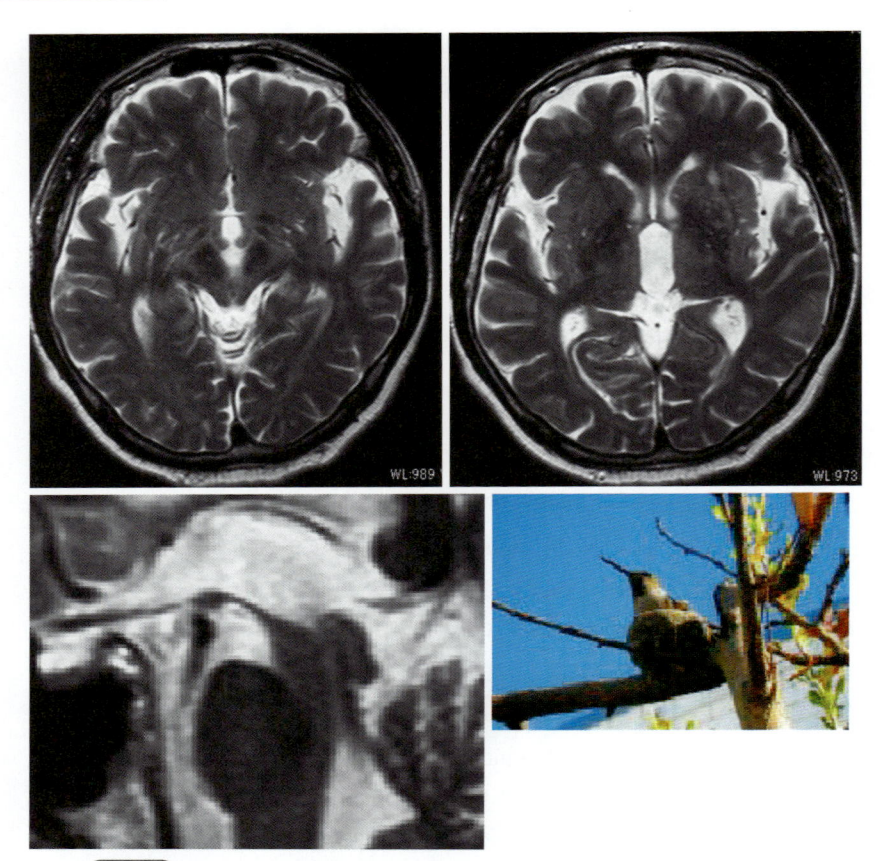

図 16-4 進行性核上性麻痺の画像所見と humming bird sign（自験例）
中脳被蓋に軽度萎縮があり，第Ⅲ脳室には軽度拡大が見られる．左下は中脳被蓋が萎縮して第Ⅲ脳室底へ続く部分がハチドリの嘴のように見える．右下はハチドリ（humming bird）の写真．

（Taki et al. 2004）．臨床的に PSP で心筋 MIBG 取り込みの低下している症例が稀に存在するが，このような症例では PSP に加えてレビー小体の出現が見られる症例ではないかと思われる．稀にそのような報告がある（Abhinav et al. 2011）．

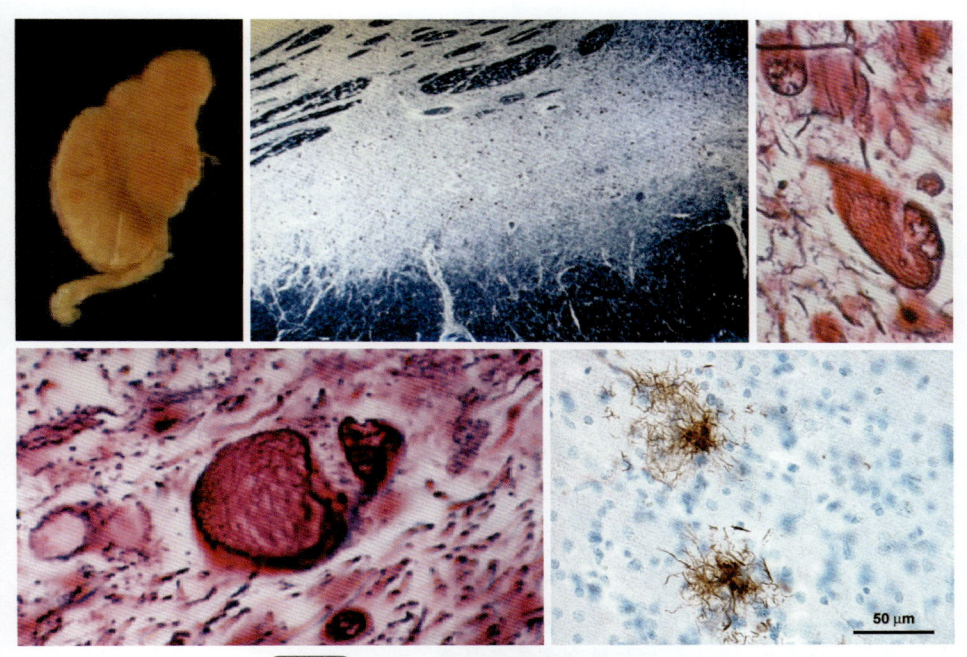

図 16-5 進行性核上性麻痺の神経病理所見
図上の左は黒質の退色を示す．真ん中は黒質の Kürbar-Barrera 染色で黒質神経細胞の著明な減少を示す．左下は黒質残存神経細胞に見られた globose type の神経原生変化．上の右は小脳歯状核の細胞とその左上方に見られるモヤモヤとした glumose 変性（いずれも自験例）．右下は大脳皮質に見られた tufted astrocyte（tau staining, Yamada et al. Acta Neuropathol 1993; 85: 308-15 より転載）．

2）進行性核上性麻痺の神経病理

　Steele らのオリジナルでは，黒質，上丘，中脳水道周辺灰白質，淡蒼球，視床下核，橋被蓋の神経細胞消失，萎縮，残存神経細胞の中への神経原生変化（globose type の神経原生変化）の出現（図 16-5），グリオーシス，赤核細胞，橋核の granulovacuolar degeneration が記載されている（Steele et al. 1964）．さらに淡蒼球，ルイ体，Meynert 基底核，橋腕核，中脳・橋被蓋の萎縮，小脳歯状核の変性，歯状核への glumose 変性の出現が特徴である．歯状核変性のため上小脳脚は萎縮し，グリア細胞の変化では，tufted astrocytes の出現

が特徴である（Dickson et al. 2007）．Tuft とは糸などの房という意味で，アストロサイトの中にタウが蓄積し，タウ抗体で免疫染色をするとアストロサイトが末梢の突起までタウで線維状に染まるアストロサイト（図16-5）に対してつけられた名前で（Yamada et al. 1993），進行性核上性麻痺に特異的に出現するとされる．臨床的に PSP variant を呈する症例では，前頭葉側頭葉の左右非対称的な変性所見が著明である．すなわち，神経細胞脱落，グリオーシス，海綿状態が見られ，さらに tufted astrocytes が出現する（Tsuboi et al. 2005）．

3）進行性核上性麻痺の発症機序

タウ蛋白の神経細胞とアストロサイトへの蓄積，神経細胞脱落が主たる病変で，タウの蓄積が神経細胞変性を起こすと推定されているが，その機序は不明である．タウ遺伝子（MAPT）の主たる遺伝子多型には H1，H2 ハプロタイプがあって，正常人では 80％が H1 であるが，この H1 ハプロタイプを持つと，PSP になる確率が高くなることが知られている（Baker et al. 1999）．タウ蛋白は，PSP の神経細胞に蓄積する神経原生変化の主成分である．タウ蛋白はマイクロチューブに結合する蛋白で，マイクロチューブを安定させ，軸索輸送を正常に保つ大切な蛋白である．タウのマイクロチューブへの結合は，タウ遺伝子のエクソン 9-12 でコードされる 31 から 32 の繰り返しアミノ酸配列の部分で行われる．ヒトの脳ではタウの mRNA の alternative splicing で 6 つのタウアイソフォームが形成される（Goedert et al. 1998）（図16-6）．

4）進行性核上性麻痺の治療

パーキンソン病様の経過を示すタイプを除き，抗パーキンソン病薬は無効である．パーキンソン病様の経過を示すタイプでも，L-ドーパの効果は長続きはしない．純粋無動を示すタイプには，ドプスが使用されることもあるが，多くは無効である．しかし，塩酸アマンタジンを含め，抗パーキンソン病薬は一度は試して反応性を見たほうがよい．ドネペジルは認知症症状には多少よいようであるが，運動機能の ADL を下げるので使用は推奨はされていない（Litvan et al. 2001）．薬物にはあまり効果が期待できないが，進行は比較的緩徐であり，リハビリテーションにより現在ある能力を保つ努力が大切で

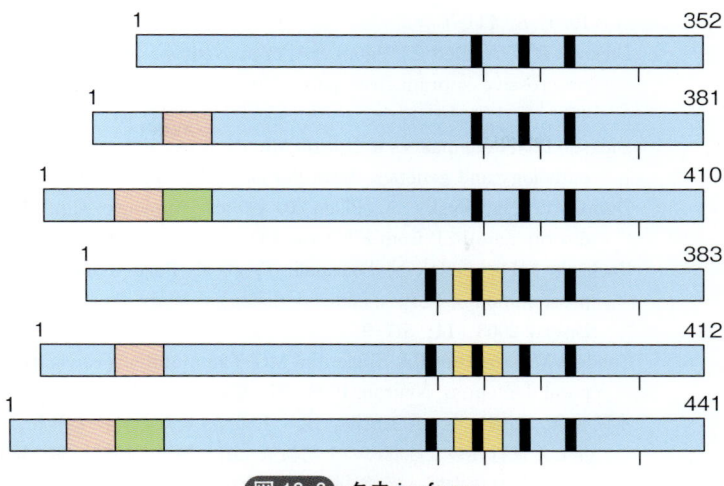

図 16-6 タウ isoforms

mRNA の alternative splicing で成人脳には 6 つのタウ isoforms が産生される．ピンクの部分はエクソン 2 でこれが転写されるものと転写されないものができる．緑の所はエクソン 3 でこれが転写されるものと転写されないものができる．黄色の部分はエクソン 10 で，これが転写されるものと転写されないものができる．このようにして 6 つの isoforms が形成される．図の黒い部分は microtubule に結合する部位で繰り返し配列が認められる．繰り返し配列が 3 つ入るものは 3 リピートタウ，4 つ入るものは 4 リピートタウと呼ばれる．PSP で主に蓄積するのは 4 リピートタウである．(Goedert et al. Neuron 1998; 21: 955-8 より引用)

ある．

● 参考文献

Abhinav K, Marsh L, Crain B, et al. Co-existence of Parkinson's disease and progressive supranuclear palsy: case report and a review of the literature. Neurol Sci. 2011; 32: 159-63.

Aizawa H, Kwak S, Shimizu T, et al. A case of adult onset pure pallidal degeneration. I. Clinical manifestations and neuropathological observations. J Neurol Sci. 1991; 102: 76-82.

Baker M, Litvan I, Houlden H, et al. Association of an extended haplotype in the tau gene with progressive supranuclear palsy. Hum Mol Genet.

1999; 8: 711-5.

Dickson DW, Ahmed Z, Algom AA, et al. Neuropathology of variants of progressive supranuclear palsy. Curr Opin Neurol. 2010; 23: 394-400.

Dickson DW, Rademakers R, Hutton ML. Progressive supranuclear palsy: pathology and genetics. Brain Pathol. 2007; 17: 74-82.

Dubois B, Slachevsky A, Pillon B, et al. "Applause sign" helps to discriminate PSP from FTD and PD. Neurology. 2005; 64: 2132-3.

Facheris MF, Maniak S, Scaravilli F, et al. Pure akinesia as initial presentation of PSP: a clinicopathological study. Parkinsonism Relat Disord. 2008; 14: 517-9.

Goedert M, Crowther RA, Spillantini MG. Tau mutations cause frontotemporal dementias. Neuron. 1998; 21: 955-8.

本間義章, 高橋 均, 武田茂樹, 他. "L-dopa 無効の純粋アキネジア" を呈した進行性核上性麻痺の1剖検例. 脳と神経. 1987; 39: 183-7.

今井寿正, 楢林博太郎. 無動: 純粋無動を呈した2症例について. 神経進歩. 1974; 18: 787-94.

岩田 誠. 運動障害の神経画像. 臨床神経. 1998; 38: 1010-2.

Katayama S, Watanabe C, Khoriyama T, et al. Slowly progressive L-DOPA nonresponsive pure akinesia due to nigropallidal degeneration: a clinicopathological case study. J Neurol Sci. 1998; 161: 169-72.

Katzenschlager R, Lees AJ. Olfaction and Parkinson's syndromes: its role in differential diagnosis. Curr Opin Neurol. 2004; 17: 417-23.

Konishi Y, Shirabe T, Katayama S, et al. Autopsy case of pure akinesia showing pallidonigro-luysian atrophy. Neuropathology. 2005; 25: 220-7.

Litvan I, Agid Y, Calne D, et al. Clinical research criteria for the diagnosis of progressive supranuclear palsy (Steele-Richardson-Olszewski syndrome): report of the NINDS-SPSP international workshop. Neurology. 1996; 47: 1-9.

Litvan I, Phipps M, Pharr VL, et al. Randomized placebo-controlled trial of donepezil in patients with progressive supranuclear palsy. Neurology. 2001; 57: 467-73.

Matsumoto H, Ohminami S, Goto J, et al. Progressive supranuclear palsy with wall-eyed bilateral internuclear ophthalmoplegia syndrome. Arch Neurol. 2008; 65: 827-9.

Molinuevo JL, Martí MJ, Blesa R, et al. Pure akinesia: an unusual phenotype of Hallervorden-Spatz syndrome. Mov Disord. 2003; 18: 1351-3.

Quinn NP, Luthert P, Honavar M, et al. Pure akinesia due to lewy body Parkinson's disease: a case with pathology. Mov Disord. 1989; 4: 85-9.

Steele JC, Richardson JC, Olszewski J. Progressive supranuclear palsy. A heterogeneous degeneration involving the brain stem, basal ganglia and cerebellum with vertical gaze and pseudobulbar palsy, nuchal dystonia and dementia. Arch Neurol. 1964; 10: 333-59.

Taki J, Yoshita M, Yamada M, et al. Significance of 123I-MIBG scintigraphy as a pathophysiological indicator in the assessment of Parkinson's disease and related disorders: it can be a specific marker for Lewy body disease. Ann Nucl Med. 2004; 18: 453-61.

Tsuboi Y, Josephs KA, Boeve BF, et al. Increased tau burden in the cortices of progressive supranuclear palsy presenting with corticobasal syndrome. Mov Disord. 2005; 20: 982-8.

Williams DR, de Silva R, Paviour DC, et al. Characteristics of two distinct clinical phenotypes in pathologically proven progressive supranuclear palsy: Richardson's syndrome and PSP-parkinsonism. Brain. 2005; 128: 1247-58.

Williams DR, Holton JL, Strand K, et al. Pure akinesia with gait freezing: a third clinical phenotype of progressive supranuclear palsy. Mov Disord. 2007; 22: 2235-41.

Yamada T, Calne DB, Akiyama H, et al. Further observations on Tau-positive glia in the brains with progressive supranuclear palsy. Acta Neuropathol. 1993; 85: 308-15.

Yamamoto T, Kawamura J, Hashimoto S, et al. Pallido-nigro-luysian atrophy, progressive supranuclear palsy and adult onset Hallervorden-Spatz disease: a case of akinesia as a predominant feature of parkinsonism. J Neurol Sci. 1991; 101: 98-106.

3．大脳皮質基底核変性症
（Corticobasal ganglionic degeneration, CBD）
1）大脳皮質基底核変性症の臨床症候

1968年に初めて記載された疾患である(Rebeiz et al. 1968)．肢節運動失行，観念運動失行，構成失行，motor neglect, alien hand, ミオクローヌス，皮質性感覚障害などの局所性脳機能障害，固縮，動作緩慢，小刻み歩行，垂直性眼球運動障害，構音障害，嚥下障害などのパーキンソニズム，認知症を特徴

とする疾患である（Rebeiz et al. 1968; Gibb et al. 1989）。Limb-kinetic apraxia は，ボタンかけなど手指の細かい動作をするとき，運動麻痺がないにも関わらず，どうしてよいかわからない状態である．この時，しようとしている腕が空間をさまようような動きをすることがあり alien hand と呼ばれる．両手でキツネの真似をするように命ずると，片方はどうにかできても，反対側はどうしてもできず，alien hand のような動きが上肢に生じることがある．左右差があり，片側に病変は強く，進行とともに両側性となる．観念運動失行は客体なしに，命じられた動作を真似をすることである．例えば，バイバイ，オイデオイデ，敬礼などをやってもらう．肢節運動失行に比べると頻度は低いが陽性になることがある．観念失行は稀である．その他道具の使用が難しくなることや，拮抗失行を示し，片側の手でやり始めた動作を反対側の手が邪魔をするような動作が見られることがある．肢節運動失行を示す上肢にはやがて強い固縮が現れる．この固縮は，パーキンソン病の固縮と異なり，伸展を加えなくても上肢全体に強い固縮があり，手首や肘を他動的に曲げようとすると強い抵抗がある．このような上肢を前方拳上すると myoclonic jerk が観察されることがある．指や上肢が屈曲拘縮に至ることもある．このような固縮は基底核起源ではなくて，皮質起源ではないかと推定される．抑制性の介在ニューロンが障害されて前角細胞に強い興奮性入力が到達しているせいではないかと推定される．動作緩慢や小刻み歩行などのパーキンソニズムは，初期にはあっても軽い．振戦も稀である．認知症も初期には存在しない．眼球運動障害は上方視がまず障害されることが多い．嗅覚は正常である（Katzenschlager and Lees 2004）．

　上記の典型的な症例の他に，PSP 様の臨床症候を呈する症例，進行性失語症を呈する症例（Josephs and Duffy 2008），前頭側頭型認知症様の症状を呈する症例，posterior cortical syndrome を呈する症例が報告されている（Kouri et al. 2011）．Posterior cortical syndrome というのは，視野欠損，失読，anomia，同時失認，失計算，視空間失認など後頭・頭頂葉の皮質機能の障害を示す症候群で，病理学的にはアルツハイマー病を示す症例が多いが，中に CBD の所見を呈する症例がある（Tang-Wai et al. 2004）．

　また PSP や FTLD の脳病理所見を呈しながら，臨床的には大脳皮質基底

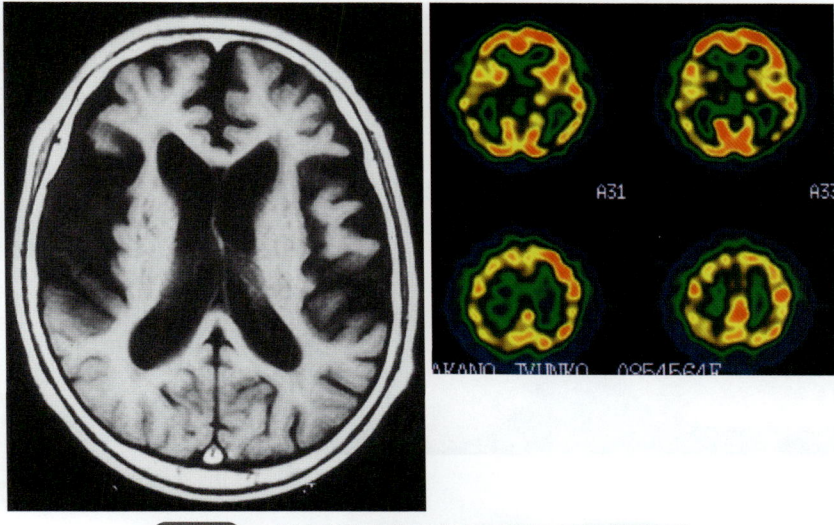

図 16-7 大脳皮質基底核変性症の画像所見（自験例）
左は T1 強調 MRI で，右優位に前頭頭頂部の萎縮が著明．右は別の症例であるが，perfusion scan で両側頭頂部（右優位）の血流低下がみられる．

核変性症様の経過を示す症例があり，生前そのような症例を包括的に corticobasal syndrome と呼ぶことも行われている（Boeve. 2011）．

脳 MRI では，前頭葉運動野・運動前野，頭頂葉の辺りに左右差のある大脳皮質の萎縮が著明である（図 16-7）．脳幹・小脳にはあまり異常は見られない．心筋 MIBG の取り込みは正常である（Taki et al. 2004）．

2）大脳皮質基底核変性症の神経病理

大脳皮質の局所性の萎縮が著明である．前頭葉，前頭側頭葉，前頭頭頂葉が障害されることが多い．組織学的には，神経細胞脱落，balooned neurons，アストログリオーシス，海綿状態がみられ，astrocytic plaque の出現が特徴である（Gibb et al. 1989; Kouri et al. 2011）．Balooned neurons は染色性が悪く，胞体の膨らんだ神経細胞で，膨らんだ部分にはタウ蛋白が蓄積する．Astrocytic plaque は，アストロサイトの中へのタウ蛋白の蓄積を示すものであるが，タウの蓄積がアストロサイトの末梢突起に起きるため，plaque の中

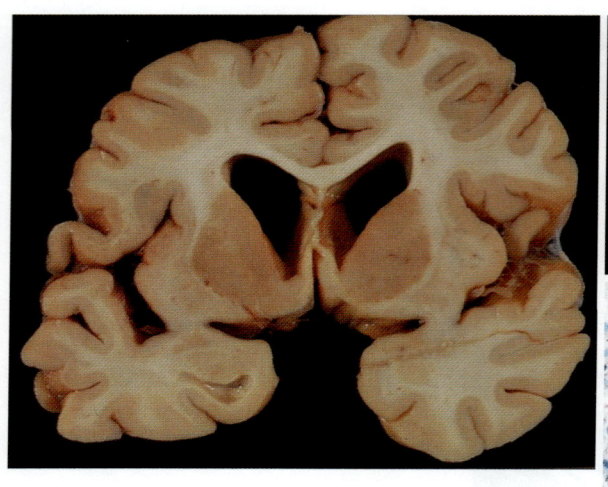

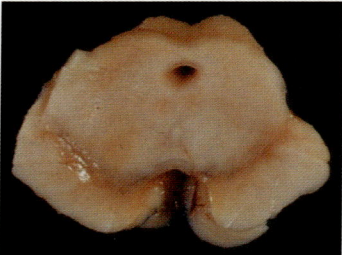

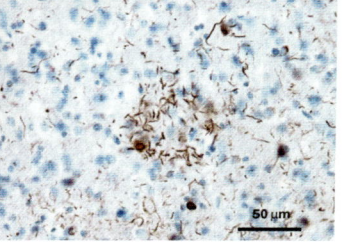

図 16-8 大脳皮質基底核変性症の神経病理所見
左優位の前頭側頭葉の萎縮．黒質には退色が見られる．右下は astrocytic plaque.
Astrocyte の末梢のほうがタウで陽性に染まる（Feany and Dickson. Am J Pathol.
1995；146：1388-96 より転載）．

央は染まらず，中が抜けてそれを囲むようにタウ陽性の免疫組織所見が得ら
れる．CBD に特異的に見られるとされる（Komori et al. 1998）（図 16-8）．
3）大脳皮質基底核変性症の発症機序
　タウ蛋白が蓄積するという点では，PSP と同じであり，主に 4 リピートタ
ウが蓄積する点も同じであるが（Kouri et al. 2011），組織所見は区別される．
CBD では astrocytic plaque が出現し，tufted astrocytes は出現しない．した
がって異なる発症機序を持つと思われるが，その機序は不明である．
4）大脳皮質基底核変性症の治療
　抗パーキンソン病薬は無効であるが，一度は反応がないかどうか，すべて
の抗パーキンソン病薬を試してみるとよい．有効な薬物がないので，リハビ
リテーションにより，現在ある能力を保つ努力が大切である．

●参考文献

Boeve BF. The multiple phenotypes of corticobasal syndrome and corticobasal degeneration: implications for further study. J Mol Neurosci. 2011; 45: 350-3.

Gibb WR, Luthert PJ, Marsden CD. Corticobasal degeneration. Brain. 1989; 112: 1171-92.

Feany MB, Dickson DW. Widespread cytoskeletal pathology characterizes corticobasal degeneration. Am J Pathol. 1995; 146: 1388-96.

Katzenschlager R, Lees AJ. Olfaction and Parkinson's syndromes: its role in differential diagnosis. Curr Opin Neurol. 2004; 17: 417-23.

Komori T, Arai N, Oda M, et al. Astrocytic plaques and tufts of abnormal fibers do not coexist in corticobasal degeneration and progressive supranuclear palsy. Acta Neuropathol. 1998; 96: 401-8.

Kouri N, Whitwell JL, Josephs KA, et al. Corticobasal degeneration: a pathologically distinct 4R tauopathy. Nat Rev Neurol. 2011; 7: 263-72.

Josephs KA, Duffy JR. Apraxia of speech and nonfluent aphasia: a new clinical marker for corticobasal degeneration and progressive supranuclear palsy. Curr Opin Neurol. 2008; 21: 688-92.

Rebeiz JJ, Kolodny EH, Richardson EP Jr. Corticodentatonigral degeneration with neuronal achromasia. Arch Neurol. 1968; 18: 20-33.

Taki J, Yoshita M, Yamada M, et al. Significance of 123I-MIBG scintigraphy as a pathophysiological indicator in the assessment of Parkinson's disease and related disorders: it can be a specific marker for Lewy body disease. Ann Nucl Med. 2004; 18: 453-61.

Tang-Wai DF, Graff-Radford NR, Boeve BF, et al. Clinical, genetic, and neuropathologic characteristics of posterior cortical atrophy. Neurology. 2004; 63: 1168-74.

4．淡蒼球ルイ体黒質萎縮症（Pallidonigroluysian atrophy）

淡蒼球・ルイ体・黒質の単純萎縮を呈する極めて稀な疾患である（Yamamoto et al. 1991）．タウ染色を行うとタウの沈着が見られるが（Mori et al. 2001），PSPのような神経原性変化は見られず，tafted astrocytes も見られない．臨床症候はパーキンソニズムで，一側の動作緩慢，歩行障害，振戦から始まり，対側に及ぶ（Kawai et al. 1993）．純粋無動症を呈することがある（Konishi et al. 2005）．眼球運動障害はあることもあるが，ないこともあ

る．パーキンソン病，進行性核上性麻痺が鑑別になるが，臨床診断は極めて難しい．治療は一応抗パーキンソン病薬を試すが効果はあまりない．

●参考文献

Kawai J, Sasahara M, Hazama F, et al. Pallidonigroluysian degeneration with iron deposition: A study of three autopsy cases. Acta Neuropathol. 1993; 86: 609-16.

Konishi Y, Shirabe T, Katayama S, et al. Autopsy case of pure akinesia showing pallidonigro-luysian atrophy. Neuropathology. 2005; 25: 220-7.

Mori H, Motoi Y, Kobayashi T, et al. Tau accumulation in a patient with pallidonigroluysian atrophy. Neurosci Lett. 2001; 309: 89-92.

Yamamoto T, Kawamura J, Hashimoto S, et al. Pallido-nigroluysian atrophy, progressive supranuclear palsy and adult onset Hallervorden-Spatz disease: A case of akinesia as a predominant feature of parkinsonism. J Neurol Sci. 1991; 101: 98-106.

5．17番染色体に連鎖する前頭側頭型認知症パーキンソニズム：FTDP-17（*MAPT*）

1）FTDP-17（*MAPT*）の臨床症候

17番染色体長腕（17q21-22）に存在するタウ遺伝子（*MAPT*）の変異で起きる認知症とパーキンソニズムを主症状とする優性遺伝の疾患である．タウは神経細胞に発現して，微小管に結合する蛋白である．本症の17番染色体への連鎖は，少し前からわかっており（Yamaoka et al. 1966），また臨床的に認知症のみならず，パーキンソニズムを合併することが多いことからFrontotemporal dementia with parkinsonism linked to chromosome 17（Foster et al. 1997）と呼ばれていた．その後progranulin遺伝子変異による前頭側頭型の認知症が発見され，progranulin遺伝子も17番染色体にあるため，現在ではFTDP-17（*MAPT*），FTDP-17（*PRGN*）と区別されている（Boeve and Hutton 2008）．

発症年齢は20～65歳．臨床症状は前頭葉型の認知症（性格変化，反社会的行動異常，自制力の欠如，性的行動異常，遂行機能の障害，記銘力低下など），

振戦，固縮，無動，突進現象，歩行障害などからなるパーキンソニズムが主である（Ludolph et al. 2009）．パーキンソニズムの出現しない症例もある．パーキンソニズムはL-ドーパに反応しない．側頭葉，頭頂葉が障害されて最初に記銘力低下で始まり，割合ひとのよいアルツハイマー病に比べ，前頭葉萎縮の強い前頭側頭型認知症では，反社会的行動や自制力の欠如した行動が前景に立ち，家族は大変な思いをすることが多い．

画像所見は前頭側頭葉に大脳皮質の萎縮が見られる．SPECTでは大脳皮質，大脳基底核，視床の血流の低下した代謝の低下が見られる．ドパミントランスポーターの取り込みは低下する．

2）FTDP-17（*MAPT*）の神経病理

FTDP-17-*tau* の神経病理所見は，前頭・側頭葉の萎縮，大脳基底核，黒質，扁桃体にも変性所見が現れ，神経細胞は減少する（Poorkaj et al. 1998; Spillantini et al. 1998）．大脳皮質はナイフエッジ状に萎縮することもある．神経細胞の脱落，細胞内タウの蓄積，神経原線維変化，neuronal thread, Pick body が見られることもある．グリアの変化では，グリオーシス，astrocytic plaque, oligodendroglial coiled body などが見られる（Tsuboi 2006; Boeve and Hutton 2008）．

3）FTDP-17（*MAPT*）の発症機序

本症患者にタウ遺伝子の変異があることは，1998年の6月に2つのグループから相次いで報告されている（Hutton et al. 1998; Poorkaj et al. 1998）．2008年の段階で41種類の変異が報告されている（Boeve and Hutton 2008）．タウ遺伝子は alternate splicing により4種の蛋白ができることが知られている．微小管に結合する部位はリピート構造になっており，これが3つ存在する3リピートタウと，4つ存在する4リピートタウが存在する．FTDP-17（MAPT）では主に4リピートタウが蓄積する．現在タウには多数の点変異が知られているが，エクソン10にも知られており，エクソン10の5'側にはstem-loop という構造が知られているが，ここに変異が入ると，alternative splicing が変化して，4リピートタウの比率が高くなることが一因ではないかと考えられている（Tsuboi 2006; Bigio 2008）．また他の部位での点変異は，微小管への結合を弱くして，微小管に結合するタウが減少し，微小管の

形成に障害を与える (Grover et al. 1998). 微小管に結合されないタウは封入体を形成すると考えられる (Boeve and Hutton et al. 2008).

4) FTDP-17 (*MAPT*) の治療

本症の根本的治療法はない．脱抑制による行動異常などに対してはメジャートランキライザーが必要なこともある．

●参考文献

Bigio EH. Update on recent molecular and genetic advances in frontotemporal lobar degeneration. J Neuropathol Exp Neurol. 2008; 67: 635-48.

Boeve BF, Hutton M. Refining FTDP-17: Introducing FTDP-17 (*MAPT*) and FTDP-17 (*PGRN*). Arch Neurol. 2008; 65: 460-4.

Foster NL, Wilhelmsen K, Sima AA, et al. Frontotemporal dementia and parkinsonism linked to chromosome 17: a consensus conference. Ann Neurol. 1997; 41: 706-15.

Grover A, Houlden H, Baker M, et al. 5' splice site mutations in tau associated with the inherited dementia FTDP-17 affect a stem-loop structure that regulates alternative splicing of exon 10. J Biol Chem. 1999; 274: 15134-43.

Hutton M, Lendon CL, Rizzu P, et al. Association of missense and 5'-splice-site mutations in tau with the inherited dementia FTDP-17. Nature. 1998; 393: 702-5.

Ludolpha AC, Kassubeka J, Landwehrmeyer BG, et al. Tauopathies with parkinsonism: clinical spectrum, neuropathologic basis, biological markers, and treatment options. Eur J Neurol. 2009; 16: 297-309.

Poorkaj P, Bird TD, Wijsman E, et al. Tau is a candidate gene for chromosome 17 frontotemporal dementia. Ann Neurol. 1998; 43: 815-25.

Spillantini MG, Bird TD, Ghetti B. Frontotemporal dementia and Parkinsonism linked to chromosome 17: a new group of tauopathies. Brain Pathol. 1998; 8: 387-402.

Tsuboi Y. Neuropathology of familial tauopathy. Neuropathology. 2006; 26: 471-4.

Yamaoka LH, Welsch-Bohmer KA, Hulette CM, et al. Linkage of frontotemporal dementia to chromosome 17: Clinical and neuropathological characterization of phenotype. Amer J Hum Genet. 1996; 59: 1306-12.

6. 17番染色体に連鎖する前頭側頭型認知症パーキンソニズム: FTDP-17 (*PRGN*)

1) FTDP-17 (*PRGN*) の臨床症候

17番染色体に連鎖しながらタウの蓄積も，タウ遺伝子の変異もない臨床症候が同じ優性遺伝の家系があることが知られていた．これらの家系ではprogranulin遺伝子に変異のあることが2006年にわかり (Cruts et al. 2006; Baker et al. 2006)，FTDP-17 (*PRGN*) と呼ばれるようになった．タウ遺伝子とは1.7 Mb離れているだけで，同じ17番染色体の長腕にある．

臨床症候はFTDP-17 (*MAPT*) に比べると個人差が大きく，発症年齢は30歳から70歳くらい．遺伝子変異を持っていても発症しない人もいる．典型例では前頭側頭型の認知症とパーキンソニズムであるが，症例によりアルツハイマー様であったり，大脳皮質基底核変性症，進行性失語症，パーキンソン病，認知症を伴うパーキンソン病，レビー小体型認知症のような表現型をとる症例もある．ALSの合併があるかどうかについてはなお検討が必要である (Boeve and Hutten 2008)．

2) FTDP-17 (*PRGN*) の神経病理

FTDP-17 (*PRGN*) の病変分布は，FTDP-17 (*MAPT*) と同じであるが，萎縮の程度に左右差のある症例が少なくない．組織学的には，タウ陽性の封入体は出現せず，ユビキチン陽性の封入体が特徴である．このユビキチンはTDP-43に結合している (Neumann et al. 2006)．TDP-43は核蛋白の一種で，DNAの転写とスプライシングに関係している．TDP-43は病的な状態では細胞質に移行し，リン酸化を受け，ユビキチン化されて蓄積する．Progranulinに対する免疫染色では正常構造が染まるのみで，ユビキチン陽性の封入体は染色されない (Boeve and Hutton 2008)．

3) FTDP-17 (*PRGN*) の発症機序

PRGNは，神経細胞とミクログリアに発現しており抗炎症作用をもつというが機能の詳細は不明である．*PRGN*の変異でなぜこのような病変を呈するかについても不明である．しかし，2006年に遺伝子が発見されわずか2年の間に98の遺伝子変異が報告され，そのうち53は病的である (Bigio et al.

2008). FTDP-17（*PRGN*）の変異は大部分 non-sense mutation であるので，異常遺伝子からできる蛋白は短い蛋白である．それで正常 PRGN 蛋白の産生が減少すること，すなわち haploinsufficiency が原因ではないかと考えられている．TDP-43 の遺伝子変異は認知症を起こさない（Rabinovici and Miller 2010）．

4）FTDP-17（*PRGN*）の治療

治療は，行動異常に対して mementin や SSRI の治験が行われている（Vossel et al. 2008）．

●参考文献
- Baker M, Mackenzie IR, Pickering-Brown SM, et al. Mutations in progranulin cause tau-negative frontotemporal dementia linked to chromosome 17. Nature. 2006; 442: 916-9.
- Bigio EH. Update on recent molecular and genetic advances in frontotemporal lobar degeneration. J Neuropathol Exp Neurol. 2008; 67: 635-48.
- Boeve BF, Hutton M. Refining FTDP-17: Introducing FTDP-17（*MAPT*）and FTDP-17（*PGRN*）. Arch Neurol. 2008; 65: 460-4.
- Cruts M, Gijselinck I, van der Zee J, et al. Null mutations in progranulin cause ubiquitin-positive frontotemporal dementia linked to chromosome 17q21. Nature. 2006; 442: 920-4.
- Neumann M, Sampathu DM, Kwonget LK, et al. Ubiquitinated TDP-43 in frontotemporal lobar degeneration and amyotrophic lateral sclerosis. Science. 2006; 314: 130-3.
- Rabinovici GD, Miller BL. Frontotemporal lobar degeneration: Epidemiology, pathophysiology, diagnosis and management. CNS Drugs. 2010; 24: 375-98.
- Vossel KA, Miller BL. New approaches to the treatment of frontotemporal lobar degeneration. Curr Opin Neurol. 2008; 21: 708-16.

7．Pick 病

1）Pick 病の臨床症候

1892 年 Arnold Pick の記載による前頭葉側頭葉に変性の強い認知症症例である（Pick 1892）．彼は 3 例の孤発型症例で，失語と前頭・側頭葉型認知症の強い症例を報告した．1911 年 Alois Alzheimer（Alzheimer 1911）は，嗜銀

性の強い細胞質封入体を本症に見つけ，Pick body と名付け，1922 年 Gans が本症を Pick 病と呼ぶことを提唱した（Gans 1922）．今ではタウ陽性封入体の出現する前頭側頭型認知症の一型と考えられている（Rossor 2001）．

　Pick 病と次項に述べるユビキチン封入体を伴う前頭側頭型認知症（FTLD-U）は，ともに孤発型の前頭側頭型認知症である．臨床症候は酷似しており，臨床診断は容易ではない．Pick 病の発症年齢は，30 歳から 60 歳．前頭型の認知症を呈する（性格変化，反社会的行動異常，自制力の欠如，性的行動異常，遂行機能の障害，記銘力低下など）．症例により semantic dementia，進行性失語の病像を呈することがある．Semantic dementia というのは，言葉に意味，概念を失う認知症で，例えばめがねを見せてこれは何ですかと問うと，その名前を言えず，それに近いような言葉を探す．めがねを渡しても正確に目にかける動作はできない．健忘失語との鑑別が問題となるが，単に言葉がでなくなるのみでなく，めがねというものの概念が損なわれていると推定できる（Knibb and Hodges 2005）．錐体路徴候が出現することもある．また動作緩慢，後方突進，小刻み歩行などのパーキンソニズムが見られることもあるが，多くは末期になって出現する（Yokota et al. 2002）．Yokota ら（2009）は，20 例の FTLD-U と 19 例の Pick 病の臨床症候を比較して，semantic dementia は FTLD-U のみに見られ，初期における言語表出の障害は Pick 病の方に 5 倍頻度が高く，運動障害（パーキンソニズム，錐体路徴候，拘縮）の非対称性は FTLD-U で 78％に見られたのに対し，Pick 病では 14％のみであったと述べている．CT，MRI では前頭葉，側頭葉に強い萎縮がみられ，側脳室の前角が著明に拡大する．尾状核も萎縮するがハンチントン病ほどではない．第三脳室にも拡大が見られる（Frederick 2006）．

2）Pick 病の神経病理

　前頭葉，側頭葉は著明に萎縮し，脳回はナイフエッジ状に萎縮することもある．初期には局所的な萎縮が見られ，前頭葉極，側頭葉極に強い．前頭葉と側頭葉が障害される例が多いが，前頭葉が障害されるタイプ（図 16-9），前頭葉と頭頂葉が障害されるタイプもある．線条体，橋核が障害されることもある．組織学的には，神経細胞の変性・消失，グリオーシスが見られ，残存神経細胞の中にはタウ陽性の細胞質内封入体が見られる（Yamakawa et al.

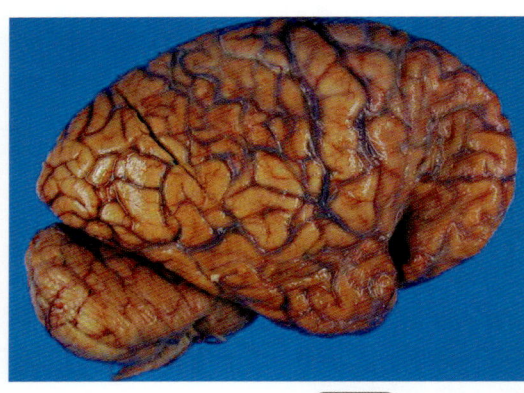

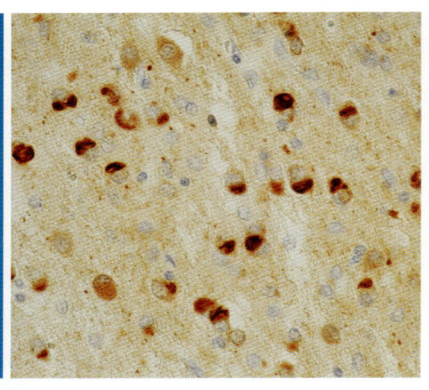

図 16-9 Pick 病の神経病理所見

前頭葉型 Pick 病の肉眼所見．（右が前，左が後）．前頭葉が頭頂後頭葉に比して極端に萎縮し，一部陥凹している．脳には Pick 嗜銀球が多発（タウ染色）．（Yamakawa et al. 2006 より転載．貴重な写真をご提供くださった順天堂大学越谷病院 森 秀生先生に深謝します．）

2006）．また染色性が低下し，胞体の膨らんだ神経細胞が見られることもあり，Pick 細胞と呼ばれる（Dickson 1998）．タウは高度にリン酸化されている．黒質も障害されるという報告は多いが，黒質の細胞数を数えて対照と比較した研究では細胞の数は減っていない．ただし黒質の領域は減少し，細胞の大きさも小さくなっている（Yokota et al. 2002）．この所見からみると黒質にはあまり変化はきたさず，黒質に流入する線維が障害されているのではないかと推定できる．

3）Pick 病の発症機序

Pick 病では 3 リピートタウが蓄積する．タウは微小管を結合させる蛋白である．タウが凝集することにより，微小管への結合が弱くなることが推定できるがそれ以上のことはわかっていない．

4）Pick 病の治療

対象療法があるのみで，確立したものはない．パーキンソニズムは L-ドーパに反応しない．

● 参考文献

Alzheimer A. Über eigenartige Krankheitsfälle des späteren Alters. Z Ges Neurol Psychiat. 1911; 4: 356-85.

Dickson DW. Pick's disease: a modern approach. Brain Pathol. 1998; 8: 339-54.

Frederick J. Pick disease: a brief overview. Arch Pathol Lab Med. 2006; 130: 1063-6.

Gans A. Betrachtungen über art und Ausbreitung des krankhaften Prozesses in einem Fall van Pickscher Atrophie des Stirnhins. Zeitschr Ges Neurol Psychiatr. 1922; 80: 10-28.

Rossor MN. Pick's disease: a clinical overview. Neurology. 2001; 56 (11 Suppl 4): S3-5.

Knibb JA, Hodges JR. Semantic dementia and primary progressive aphasia: a problem of categorization? Alzheimer Dis Assoc Disord. 2005; 19 Suppl 1: S7-14.

Pick A. Über die Beziehungen der senilen Hirnatrophie zur Aphasie. Prager Med Wochenschr. 1892; 17: 165-7.

Yamakawa K, Takanashi M, Watanabe M. et al. Pathological and biochemical studies on a case of Pick disease with severe white matter atrophy. Neuropathology. 2006; 26: 586-91.

Yokota O, Ishizu H, Terada S, et al. Preservation of nigral neurons in Pick's disease with Pick bodies: a clinicopathological and morphometric study of five autopsy cases. J Neurol Sci. 2002; 194: 41-8.

Yokota O, Tsuchiya K, Arai T, et al. Clinicopathological characterization of Pick's disease versus frontotemporal lobar degeneration with ubiquitin/TDP-43-positive inclusions. Acta Neuropathol. 2009; 117: 429-44.

8．ユビキチン封入体を伴う前頭側頭型認知症
(Frontotemporal lobar degeneration with ubiquitinated inclusions: FTLD-U)

1）FTLD-U の臨床症候

タウの蓄積がなく，タウ遺伝子にも異常がなく，Frontotemporal lobar degeneration without distinctive pathology と呼ばれていた疾患である．その後免疫染色の発達で，ユビキチン陽性の封入体が出現することがわかった

が，その最初の例を報告したのは Okamoto ら（1991）で，ALS の患者につき，運動野以外の場所にユビキチン陽性の封入体を観察している．さらに認知症を伴う ALS 患者で海馬および大脳皮質でのユビキチン陽性封入体の報告（Wightman et al. 1992），さらに ALS を伴わない前頭側頭型認知症の海馬と大脳皮質にユビキチン陽性封入体を観察し（Woulfe et al. 2001），Frontotemporal lobar degeneration with ubiquitinqated inclusions（FTLD-U）と呼ばれるようになった（Lipton et al. 2001）．前頭側頭型認知症の中で最も頻度の高いタイプである．前頭側頭型認知症の約 50% は孤発型である（Bigio 2008）．その後 17 番染色体に連鎖する家族性の前頭側頭型認知症の中から，*progranulin* 遺伝子（*PRGN*）の変異が見つかっている．これらの症例は，タウに異常がなく，FTLD-U の病理学的特徴を有する症例である（Cruts et al. 2006; Baker et al. 2006）．

孤発性で，発症年齢は 50 台と若いが 65 歳以後の発症も少なくない．前頭側頭型の認知症を呈する（性格変化，反社会的行動異常，自制力の欠如，性的行動異常，遂行機能の障害，記銘力低下など）．動作緩慢，姿勢反射障害，固縮，振戦などパーキンソニズムを呈する症例は多くはないが存在する．さらに ALS を伴う症例があり，ALS のみの症例にもユビキチン封入体をみることがある．

2）FTLD-U の神経病理

病変は前頭葉，側頭葉，島葉に強い．神経細胞の消失，グリオーシス，ユビキチン陽性の封入体の出現が特徴である（Seeley 2010）．ユビキチン化された相手の蛋白は TDP-43（TAR-DNA binding protein-43）であることが判明した（Neumann et al. 2006）．

3）FTLD-U の発症機序

ユビキチン化された TDP-43 の蓄積が本症の特徴であるが（Neumann et al. 2006），TDP-43 は染色体 1 番に存在する *TARDBP* 遺伝子の産物で，43-kd のサイズを有し核に存在する．TDP-43 の機能は十分わかっていないが，DNA，RNA，蛋白と結合する．TDP-43 には色々な働きが報告されている．FTLD-U で凝集した TDP-43 がユビキチン化されている状態は，FTD-43 の loss of function ではないかと推定されているが，FTLD-U の発症機序へ

の役割はまだ不明である (Bigio 2008).
4) FTLD-U の治療
治療は，行動異常に対して mementin や SSRI の治験が行われている (Vossel et al. 2008).

●参考文献
- Arai T, Hasegawa M, Akiyama H, et al. TDP-43 is a component of ubiquitin-positive tau-negative inclusions in frontotemporal lobar degeneration and amyotrophic lateral sclerosis. Biochem Biophys Res Commun. 2006; 351: 602-11.
- Baker M, Mackenzie IR, Pickering-Brown SM, et al. Mutations in progranulin cause tau-negative frontotemporal dementia linked to chromosome 17. Nature. 2006; 442: 916-9.
- Bigio EH. Update on recent molecular and genetic advances in frontotemporal lobar degeneration. J Neuropathol Exp Neurol. 2008; 67: 635-48.
- Cruts M, Gijselinck I, van der Zee J, et al. Null mutations in progranulin cause ubiquitin-positive frontotemporal dementia linked to chromosome 17q21. Nature. 2006; 442: 920-4.
- Lipton AM, White CL 3rd, Bigio EH. Frontal lobe dementia with ubiquitinated inclusions predominates in 40 cases of frontotemporal degeneration. J Neuropathol Exp Neurol. 2001; 60: 514.
- Neumann M, Sampathu DM, Kwonget LK, et al. Ubiquitinated TDP-43 in frontotemporal lobar degeneration and amyotrophic lateral sclerosis. Science. 2006; 314: 130-3.
- Okamoto K, Hirai S, Yamazaki T, et al. New ubiquitin-positive intraneuronal inclusions in the extramotor cortices in patients with amyotrophic lateral sclerosis. Neurosci Lett. 1991; 129: 233-6.
- Seeley WW. Anterior insula degeneration in frontotemporal dementia. Brain Struct Funct. 2010; 214: 465-75.
- Vossel KA, Miller BL. New approaches to the treatment of frontotemporal lobar degeneration. Curr Opin Neurol. 2008; 21: 708-16.
- Wightman G, Anderson VE, Martin J, et al. Hippocampal and neocortical ubiquitin-immunoreactive inclusions in amyotrophic lateral sclerosis with dementia. Neurosci Lett. 1992; 139: 269-74.
- Woulfe J, Kertesz A, Munoz DG. Frontotemporal dementia with ubiquitinated cytoplasmic and intranuclear inclusions. Acta Neuropathol. 2001; 102: 94-102.

9．Alzheimer病

　アルツハイマー病は記憶障害から始まる認知症で，通常パーキンソニズムを呈することはないが，稀にパーキンソニズムを呈することがある．大部分は進行してから見られる L–ドーパの反応しないパーキンソニズムである．アルツハイマー病におけるパーキンソニズムの頻度やその責任病巣がどこであるかについては余り調査がない．

　Gibb らは 121 例のアルツハイマー病と 273 例の対照剖検脳を調べ，60 歳以上の対照例の 7.8％に黒質のレビー小体が見られたという．黒質には軽度の神経細胞消失も見られ，発症前のパーキンソン病が示唆されたという．一方アルツハイマー病の患者では，22.5％の患者に黒質のレビー小体が見られたが，神経細胞の軽度消失を伴っていたのは 14％であったと述べている (Gibb et al. 1989b)．これらは incidental Lewy body disease の例であろう．従ってアルツハイマー病の患者にパーキンソニズムを見た場合，パーキンソン病の合併が 1 つの可能性として挙げられる．Gibb ら (Gibb et al. 1989a) はさらに，アルツハイマー病の黒質に神経原線維変化がでるかどうかも調べ，これは 54％に見られ，黒質の神経細胞消失も伴っていたが，全例臨床的にパーキンソニズムはなかったとしている．したがって，アルツハイマー病にパーキンソニズムが見られた場合は，黒質病変よりも，線条体から皮質よりの障害でパーキンソニズムがでるのではないかと推定できる．

●参考文献
　　Gibb WR, Mountjoy CQ, Mann DM, et al. The substantia nigra and ventral tegmental area in Alzheimer's disease and Down's syndrome. J Neurol Neurosurg Psychiatry. 1989a; 52: 193-200.
　　Gibb WR, Mountjoy CQ, Mann DM, et al. A pathological study of the association between Lewy body disease and Alzheimer's disease. J Neurol Neurosurg Psychiatry. 1989b; 52: 701-8.

10. Huntington 病

舞踏運動と認知症を主症状とする優性遺伝の疾患である．原因遺伝子は4番染色体の短腕先端付近（4p16）に連鎖しており（Gusella et al. 1983），ここにある遺伝子 *huntingtin* のエクソン1にある CAG リピートの伸張が原因である（The Huntington's Disease Collaborative Research Group 1993）．CAG リピート数が 36 以上だと Huntington 病の保因者であり，発症の危険があり，リピート数が多くなるにしたがって発症年齢が若くなる（Langbehn et al. 2004）．若年発症者の一部は動作緩慢・固縮型をとる．不随意運動はあっても軽微であり，固縮，動作緩慢，歩行障害などのパーキンソニズムを呈する（Campbell et al. 1961）．振戦は少ない．優性遺伝の家族歴があるのでそれに注目すれば診断は難しくない．L-ドーパは有効との報告もあるが（Jongen et al. 1980），多くは無効である．固縮型でも，尾状核の萎縮は著明であり，線条体には T2 高シグナル領域が出現する（Savoiardo et al. 1991）．黒質は正常である．

●参考文献
  Campbell AMG, Corner B, Norman RM, et al. The rigid form of Huntington's disease. J Neurol Neurosurg Psychiatry. 1961; 24: 71-7.
  Gusella JF, Wexler NS, Conneally PM, et al. A polymorphic DNA marker genetically linked to Huntington's disease. Nature. 1983; 306: 234-8.
  Jongen PJ, Renier WO, Gabreëls FJ. Seven cases of Huntington's disease in childhood and levodopa induced improvement in the hypokinetic--rigid form. Clin Neurol Neurosurg. 1980; 82: 251-61.
  The Huntington's Disease Collaborative Research Group. A novel gene containing a trinucleotide repeat that is expanded and unstable on Huntington's disease chromosomes. Cell. 1993; 72: 971-83.
  Langbehn DR, Brinkman RR, Falush D, et al. A new model for prediction of the age of onset and penetrance for Huntington's disease based on CAG length. Clin Genet. 2004; 65: 267-77.
  Savoiardo M, Strada L, Oliva D, et al. Abnormal MRI signal in the rigid form of Huntington's disease. J Neurol Neurosurg Psychiatry. 1991; 54: 888-91.

11. Pantothenate-kinase-associated neurodegeneration（PKAN）

1）PKAN の臨床症候

PKAN は，1922 年 Hallervorden と Spatz が初めて報告した疾患で，彼らの症例は 24 歳，臨床症状は若年発症，ジストニア，舞踏運動，足の変形，固縮，認知症であった．他の 4 人の姉妹も同様の障害を示していた．病理所見では淡蒼球と黒質に変化がある．その後，本症の原因として pantothenate-kinase 2 遺伝子（*PANK2*）の遺伝子が発見され（Zhou et al. 2001），PKAN と呼ばれるようになった（Gordon 2002）．Hallervorden-Spatz の名が使われなくなったのは，彼らがナチスに賛同していたからともいわれる．

PKAN では，鉄が淡蒼球と黒質にたまるのが特徴である．他に脳に鉄が沈着する疾患が相次いで発見され，これらは neuronal brain iron storage disease（NBIA）と呼ばれている．PKAN の他，neuroferritinopathy, ceruloplasmin 欠損症, PARK9, PARK14, infantile neuroaxonal dystrophy などがあげられている（Gregory et al. 2009）．これらはいずれも大脳基底核に病変が強く，ジストニアやパーキンソニズムを呈する．

PKAN は，常染色体性劣性遺伝の疾患で，*PANK2* の変異による．*PANK2* は 20 番染色体の短腕（20p12.3-p13）にあり，acetyl-coenzyme A の生合成の最初の酵素として重要である．PANK2 はミトコンドリアに発現している（Johnson et al. 2004）．

発症年齢は 10 歳から 30 歳程度である．臨床症候は多彩で，ジストニア，コレア，アテトーシスが前景にたつが，さらに動作緩慢，固縮，歩行障害，すくみ足などのパーキンソニズムが現れる．特に構音障害は早くから現れる症状である．さらに症例により見られる所見は，網膜色素変性，視神経萎縮，小脳失調，痙攣，筋萎縮，認知症などである．20 歳以後発病する成人型のなかには，認知症とパーキンソニズムを主症状とするものもある（Jankovic et al. 1985）．

MRI にて淡蒼球の T2 低シグナル化とその中に等シグナルの領域が出現して虎の顔のように見える特徴がある（Eyes of the tiger's sign）（Zhang et

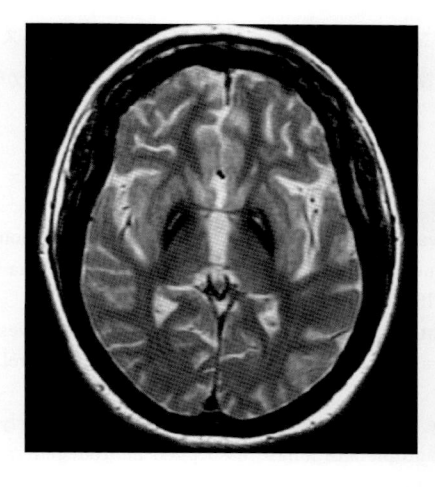

図 16-10 Pantothenate kinase-associated neurodegeneration の MRI 所見
淡蒼球が T2 低シグナルを呈し，その中に T2 等吸収性のスポットが現れ，全体として虎の目のように見える．(Valentino et al. Mov Disord. 2006; 21: 252-4 より転載)

al. 2005; Valentino et al. 2006)（図 16-10）．心筋 MIBG uptake は正常である (Doi et al. 2010)．進行は緩徐である．

2）PKAN の神経病理

淡蒼球と黒質網様層はさびた鉄色をしており，鉄の沈着が見られる．鉄は Perl 染色で見られるが，ミクログリア，マクロファージ，残存神経細胞，血管周囲に蓄積している．さらにこれらの核には，神経細胞の消失，グリオーシスが見られ，さらに spheroids が沢山見られ，spheroids にも鉄が沈着している (Gregory and Hayflick 2005)．古い文献には，レビー小体，α-シヌクレイン，タウの蓄積が書いてあるが (Arawaka et al. 1998)，PANK2 に変異のある PKAN で本当に見られるかどうかは今後の問題である．

3）PKAN の発症機序

PANK2 の欠損でアセチルコエンザイム A の障害が起き，糖質，脂質，核酸，蛋白質の代謝に障害が起きるが，それがどう鉄の沈着と神経変性に結びついてゆくかは不明である．

4）PKAN の治療

鉄が沈着するのでそのキレート剤である (Zorzi et al. 2011) deferiprone を用いた治験がアメリカで行われている．MRI 上の鉄の沈着は減ったが，臨床症候には変わりは見られなかったという速報がでている．症状に対しては対

症療法を行うが，パーキンソニズムに対してはL-ドーパは無効である．ジストニアに対し淡蒼球内節の深部脳刺激を行いよい結果を得たとの症例報告がある（Castelnau et al. 2005; Krause et al. 2006）．

●参考文献

> Arawaka S, Saito Y, Murayama S, et al. Lewy body in neurodegeneration with brain iron accumulation type 1 is immunoreactive for alpha-synuclein. Neurology. 1998; 51: 887-9.
>
> Castelnau P, Cif L, Valente EM, et al. Pallidal stimulation improves pantothenate kinase-associated neurodegeneration. Ann Neurol. 2005; 57: 738-41.
>
> Doi H, Koyano S, Miyatake S, et al. Siblings with the adult-onset slowly progressive type of pantothenate kinase-associated neurodegeneration and a novel mutation, Ile346Ser, in PANK2: clinical features and (99m) Tc-ECD brain perfusion SPECT findings. J Neurol Sci. 2010; 290: 172-6.
>
> Gregory A, Hayflick SJ. Neurodegeneration with brain iron accumulation. Folia Neuropathol. 2005; 43: 286-96.
>
> Gregory A, Polster BJ, Hayflick SJ. Clinical and genetic delineation of neurodegeneration with brain iron accumulation. J Med Genet. 2009; 46: 73-80.
>
> Gordon N. Pantothenate kinase-associated neurodegeneration (Hallervorden-Spatz syndrome). Eur J Paediatr Neurol. 2002; 6 (5): 243-7.
>
> Hallervorden J, Spatz H. Eigenartige Erkankung im extrapyramidalem system mit besonderer beteiligung des globus pallidus und der substantia nigra. Z Ges Neurol Psychiatr. 1922; 70; 254-302.
>
> Jankovic J, Kirkpatrick JB, Blomquist KA, et al. Late-onset Hallervorden-Spatz disease presenting as a familial parkinsonism. Neurology. 1985; 35: 227-34.
>
> Johnson MA, Kuo YM, Westaway SK, et al. Mitochondrial localization of human PANK2 and hypotheses of secondary iron accumulation in pantothenate kinase-associated neurodegeneration. Ann N Y Acad Sci. 2004; 1012: 282-98.
>
> Krause M, Fogel W, Tronnier V, et al. Long-term benefit to pallidal deep brain stimulation in a case of dystonia secondary to pantothenate kinase-associated neurodegeneration. Mov Disord. 2006; 21: 2255-7.
>
> Valentino P, Annesi G, Cirò Candiano IC, et al. Genetic heterogeneity in patients with pantothenate kinase-associated neurodegeneration and

classic magnetic resonance imaging eye-of-the-tiger pattern. Mov Disord. 2006; 21: 252-4.

Zhang YH, Tang BS, Zhao AL, et al. Novel compound heterozygous mutations in the PANK2 gene in a Chinese patient with atypical pantothenate kinase-associated neurodegeneration. Mov Disord. 2005; 20: 819-21.

Zhou B, Westaway SK, Levinson B, et al. A novel pantothenate kinase gene (PANK2) is defective in Hallervorden-Spatz syndrome. Nat Genet. 2001; 28: 345-9.

Zorzi G, Zibordi F, Chiapparini L, et al. Iron-related MRI images in patients with pantothenate kinase-associated neurodegeneration (PKAN) treated with deferiprone: results of a phase II pilot trial. Mov Disord. 2011; 26: 1756-9.

12. Neuroferritinopathy

Neuroferritinopathyは常染色体性優性遺伝の疾患で，19番染色体長腕（19q13.3）にあるferritin light chainの遺伝子（*FTL1*）の変異で起きる疾患である（Curtis et al. 2001）．そのため脳にはフェリチンと鉄が沈着し，神経細胞死が起きる．フェリチンはlight chainとheavy chainよりなり，組織の鉄貯蔵蛋白である．

発症年齢は13歳から63歳．臨床症候はジストニア，コレア，パーキンソニズム，小脳失調で特に顔面領域・口唇・舌に起きるジストニアが著明である．臨床症候はかなり個人差があり，パーキンソニズムや小脳失調のない症例も存在する．進行すると構音障害，嚥下障害，高度の運動障害を呈し，皮質下性の認知症症状も出現する（Maciel et al. 2005; Chinnery et al. 2007）．

神経病理は，被殻・線条体のかなりの部分は組織が崩壊し，空洞化が見られる．この空洞化は淡蒼球にまで及ぶ．組織が残存している部分には，免疫染色でフェリチンと鉄の沈着が見られる（Curtis et al. 2001）．組織には脂質の過酸化や異常にニトロ化した蛋白の増加が見られ，過剰の鉄による酸化ストレスの結果が示されている（Mancuso et al. 2005）．

検査所見では血清フェリチンレベルが低下し，脳MRIでは淡蒼球，黒質，赤核，小脳歯状核にT2低シグナルが現れ，被殻・尾状核にはT2高シグナル

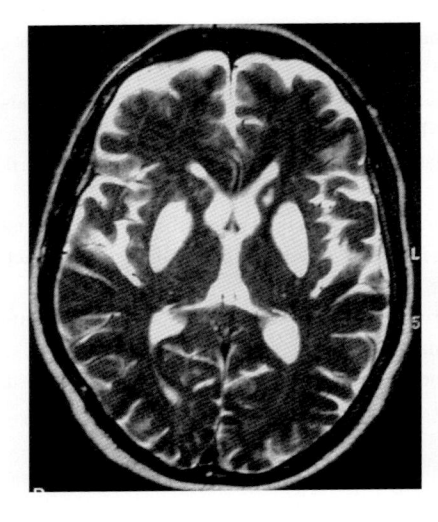

図 16-11 Neuroferritinopathy の MRI 所見
進行した neuroferritinopathy. 被殻, 尾状核, 淡蒼球が T2 高シグナルを示している. 組織の変性を反映した所見である. (Crompton et al. Mov Disord. 2005; 20: 95-9 より転載)

が現れる. T1 では, T2 で低シグナルになった領域は高シグナルになる. T2 低シグナルは鉄の沈着を反映し, T2 高シグナルは組織の変性を反映する. 初期には T2 高シグナル領域は線条体の一部のみであるが, 進行とともに線条体全体が高シグナルになる (図 16-11)(Crompton et al. 2005; Ohta and Takiyama 2011). ドパミントランスポーターの SPECT は正常である.

治療は不随意運動に対して対症療法を行うにとどまる.

●参考文献

Chinnery PF, Crompton DE, Birchall D, et al. Clinical features and natural history of neuroferritinopathy caused by the FTL1460InsA mutation. Brain. 2007; 130: 110-9.

Curtis ARJ, Fey C, Morris CM, et al. Mutation in the gene encoding ferritin light polypeptide causes dominant adult-onset basal ganglia disease. Nat Genet. 2001; 28: 350-4.

Crompton DE, Chinnery PF, Bates D, et al. Spectrum of movement disorders in neuroferritinopathy. Mov Disord. 2005; 20: 95-9.

Maciel P, Cruz VT, Constante M, et al. Neuroferritinopathy: Missense mutation in FTL causing earlyonset bilateral pallidal involvement. Neurology. 2005; 65: 603-5.

Mancuso M, Davidzon G, Kurlan RM, et al. Hereditary ferritinopathy: a novel mutation, its cellular pathology, and pathogenetic insights. J Neuropathol Exp Neurol. 2005; 64: 280-94.

Ohta E, Takiyama Y. MRI Findings in neuroferritinopathy. Neurol Res Int. 2012; 2012: 197438.

13. Ceruloplasmin 欠損症

　セルロプラスミン欠損症は常染色体性劣性遺伝の疾患であり，本邦の宮島らにより初めて報告された疾患である（Miyajima et al. 1987）．セルロプラスミンは，銅を含む糖蛋白の一種であり，肝臓で合成されて血中に存在し，銅の運搬蛋白として働いている．それと同時に ferroxidase 作用があり，鉄をトランスフェリンに渡す間に 2 価鉄を 3 価鉄に酸化する（Harris et al. 1995）．セルロプラスミン遺伝子は，3 番染色体の長腕にある．本邦における本症の頻度は血族結婚を伴わない場合 200 万人の出産に 1 人，保因者の頻度は人口 10 万人につき 70 人と報告されている（Miyajima et al. 1999）．

　発症年齢は 30 歳から 50 歳．臨床症状は糖尿病，網膜色素変性，ジストニア，パーキンソニズム，小脳失調，認知症である（Miyajima et al. 1987; Xu et al. 2004; Fasano et al. 2008）．

　神経病理は鉄が肝，膵，網膜，脳に沈着する．そのため神経系では神経細胞死が線条体，視床，小脳歯状核に生じる（Miyajima et al. 1987; Kaneko et al. 2011）．

　診断は血清セルロプラスミンが検出されないことによる．また血清フェリチンは高く，鉄は低い．さらに鉄欠乏性貧血が存在する．脳 MRI では，T2 低シグナル領域が線条体，淡蒼球，視床，黒質，赤核，歯状核に現れる（図 16-12）．大脳皮質や小脳皮質にも T2 低シグナル領域が見られる（Grisoli et al. 2005）．

　治療は desferroixamine を早期から使用することにより，鉄沈着の臨床症状の軽減が報告されている（Miyajima et al. 1997）．

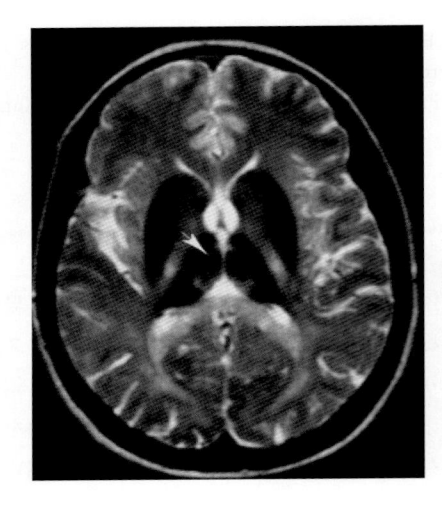

図 16-12 セルロプラスミン欠損症の MRI
尾状核，被殻，視床に T2 低シグナルが見られる．組織への鉄の沈着を反映した所見である．(Grisoli et al. Am J Neuroradiol. 2005; 26: 657-61 より転載)

●参考文献

Fasano A, Colosimo C, Miyajima H, et al. Aceruloplasminemia: a novel mutation in a family with marked phenotypic variability. Mov Disord. 2008; 23: 751-5.

Grisoli M, Piperno A, Chiapparini L, et al. MR imaging of cerebral cortical involvement in aceruloplasminemia. AJNR Am J Neuroradiol. 2005; 26: 657-61.

Harris ZL, Takahashi Y, Miyajima H, et al. Aceruloplasminemia: Molecular characterization of this order of iron metabolism. Proc Natl Acad Sci USA. 1995; 92: 2539-43.

Kaneko K, Hineno A, Yoshida K, et al. Extensive brain pathology in a patient with aceruloplasminemia with a prolonged duration of illness. Hum Pathol. 2012; 43: 451-6.

Miyajima H, Nishimura Y, Mizoguchi K, et al. Familial apoceruloplasmin deficiency associated with blepharospasm and retinal degeneration. Neurology. 1987; 37: 761-7.

Miyajima H, Kohno S, Takahashi Y, et al. Estimation of the gene frequency of aceruloplasminemia in Japan. Neurology. 1999; 53: 617-9.

Miyajima H, Takahashi Y, Kamata T, et al. Use of desferrioxamine in the treatment of aceruloplasminemia. Ann Neurol. 1997; 41: 404-7.

Xu X, Pin S, Gathinji M, et al. Aceruloplasminemia: an inherited neurodegenerative disease with impairment of iron homeostasis. Ann

N Y Acad Sci. 2004; 1012: 299-305.

14. Wilson 病
1) Wilson 病の臨床症候
　Wilson 病は 1912 年 Kinner Wilson により初めて報告された疾患である（Wilson 1912）．4 例の症例を報告，家族性発症，若年発症でジストニア，構音障害，嚥下障害，痙縮，振戦を示し，肝硬変の合併が記載されている．剖検では線条体に軟化所見があった．

　Wilson 病は常染色体性劣性遺伝の疾患で，銅輸送蛋白の一種 P-type ATPase 遺伝子 (*ATP7B*) の変異で起きる（Bull et al. 1993; Tanzi et al. 1993）．ATP7B は 13 番染色体長腕に位置し（13q14-q21），現在 Wilson 病には 300 種類以上の変異が知られている（Ferenci 2006）．本蛋白の欠損で，銅が肝臓から胆汁へ排出されず，銅が各組織に沈着して障害を起こす．

　発症年齢は 6 歳から 20 歳が多いが，もっと高齢での発症も少なくない．Wilson 病の頻度は人口 10 万に 1～4 人である（Ala et al. 2007）．神経症状は構音障害，ジストニア，コレア，パーキンソニズムに上肢を肘を曲げて拳上したとき鳥がはばたくように肘から前腕を大きく振わせる振戦が特徴である．さらに精神症状，認知症症状が出現する（Kitzberger et al. 2005）．角膜には Kayser-Fleischer ring が出現し（図 16-13），肝臓には肝硬変の所見が出現する．錐体外路系の症状と Kayser-Fleischer ring に注目すれば，診断は困難ではない．

　検査では血清セルロプラスミンが低値を示す．血清銅は低下しているが，尿中への銅排泄は増加している．24 時間に 100 μg 以上の排出があれば診断可能であり，40 μg 以上で疑いをおく．脳 MRI は，T2 high signal 領域が線条体と視床に出現する（図 16-14）．また T1 画像では被殻・淡蒼球が high signal になる（Hegde et al. 2010）．遺伝子検査が可能であれば，*ATP7B* に変異が検出できる．

2) Wilson 病の病理
　線条体は褐色調を帯びて萎縮している．淡蒼球と被殻の間には隙間を生じ

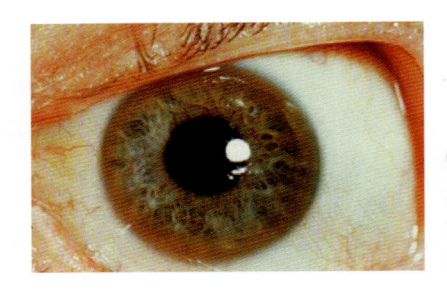

図 16-13 Keiser-Fleischer ring
角膜の周辺に茶褐色に染まっている部分が Keiser-Fleischer ring で銅の沈着を反映する．

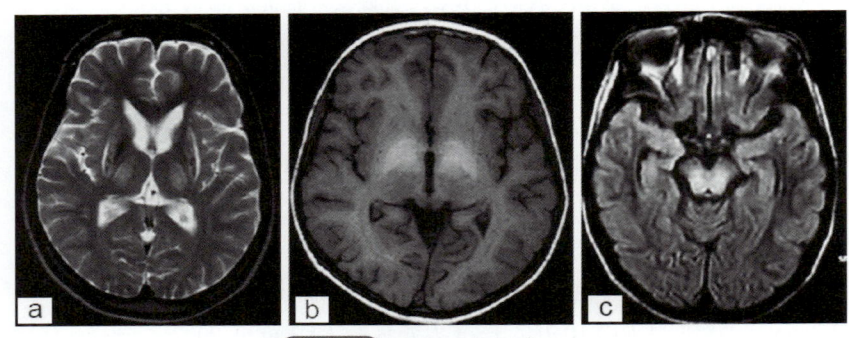

図 16-14 Wilson 病の脳 MRI
被殻と視床が T2 高シグナルを呈し，中脳被蓋も高シグナルを呈する．T1 強調画像では淡蒼球に T1 高シグナルが出現する．T2 高シグナルは組織の変性を，T1 高シグナルは銅沈着を反映した所見である．（Hegde S et al. Neurol India. 2010; 58: 708-13 より転載）

ていることがある．線条体は海綿状態を示し，中型の神経細胞は著明に減少し，大型神経細胞は比較的残っているが，変性所見は著明である．アストログリアは著明に増加し，Alzheimer の I 型クリアや Opalski 細胞も見られる．視床，赤核，黒質にも海綿状態と神経細胞の喪失が見られる（Fukuda 1965）．赤核には Opalski 細胞の増加が著明である．肝臓は post-necrotic type の肝硬変を示す（Anderson and Popper 1960）．

3）Wilson 病の発症機序

銅は色々な蛋白の Co-factor として重要である．銅は消化管から吸収され，metallothionein と結合して肝臓に運ばれる．肝臓では ATP7A，ATP7B が

銅輸送蛋白として働き，ATP7B から血中のセルロプラスミンに渡されて各臓器に運ばれる．ATP7B の欠損で銅を渡されなくなったセルロプラスミンは早く破壊される．ATP7A の遺伝子の変異は Menkes 病を引き起こし銅欠乏を起こす．Wilson 病は後者の遺伝子変異で銅過剰を起こす（de Bie et al. 2007）．肝臓に貯まった銅は血中に放出され，セルロプラスミンには結合せず，各臓器に沈着する．特に腎臓，角膜，脳に沈着する．脳の中では線条体と淡蒼球に特に沈着する．沈着したあとは Fenton 反応で酸化ストレスを起こし，組織の障害につながる．

4）Wilson 病の治療

早期診断と銅キレート薬の使用が大切である．また銅を多く含む食物をさける（きのこ，ナッツ，チョコレート，乾燥果物，レバー，貝）．薬物では，D-penicillamine が最もよく使用されるキレート剤で，1 日 100 mg から始め，尿中銅排泄が増加するのを確認する．増加しない場合使用量が低い（1 日 600 mg まで可）．約 20％の患者は，SLE 様の症状や筋無力症様の副作用に悩まされる．副作用が出た場合には triethylene tine(trientine) を使用する（Taylor et al. 2009）．やはり銅キレート剤である．経口酢酸亜鉛（Zinc acetate）も用いられる．亜鉛は消化管の metallthionein を刺激して，銅の吸収を抑える（Roberts and Schilsky 2003）．重症肝不全に対しては肝移植を考慮する（Podgaetz et al. 2003）．

●参考文献

Ala A, Walker AP, Ashkan K, et al. Wilson's disease. Lancet. 2007; 369: 397-408.

Anderson PJ, Popper H. Changes in hepatic structure in Wilson's disease. Am J Pathol. 1960; 36: 483-97.

Bull PC, Thomas GR, Rommens JM, et al. The Wilson disease gene is a putative copper transporting P-type ATPase similar to the Menkes gene. Nature Genet. 1993; 5: 327-37.

Cumings JN. The copper and iron content of brain and liver in the normal and in hepatolenticular degeneration. Brain. 1948; 71: 410-5.

de Bie P, Muller P, Wijmenga C, et al. Molecular pathogenesis of Wilson and Menkes disease: correlation of mutations with molecular defects and disease phenotypes. J Med Genet. 2007; 44: 673-88.

Ferenci P. Regional distribution of mutations of the *ATP7B* gene in patients with Wilson disease: impact on genetic testing. Hum Genet. 2006; 120: 151-9.

Fukuda K. Clinical and pathological aspects of Wilson's disease in cases of one and the same family. Tohoku J Exp Med. 1965; 85: 55-71.

Hegde S, Sinha S, Rao SL, et al. Cognitive profile and structural findings in Wilson's disease: a neuropsychological and MRI-based study. Neurol India. 2010; 58: 708-13.

Kitzberger R, Madl C, Ferenci P. Wilson disease. Metab Brain Dis. 2005; 20: 295-302.

Podgaetz E, Chan C; Liver transplant Team. Liver transplantation for Wilson s disease: our experience with review of the literature. Ann Hepatol. 2003; 2: 131-4.

Roberts EA, Schilsky ML. A practice guideline on Wilson disease. Hepatology. 2003; 37: 1475-92.

Tanzi RE, Petrukhin K, Chernov I, et al. The Wilson disease gene is a copper transporting ATPase with homology to the Menkes disease gene. Nature Genet. 1993; 5: 344-50.

Taylor RM, Chen Y, Dhawan A, et al. Triethylene tetramine dihydrochloride (trientine) in children with Wilson disease: experience at King's College Hospital and review of the literature. Eur J Pediatr. 2009; 168: 1061-8.

Wilson SAK. Progressive lenticular degeneration: a familial nervous disease associated with cirrhosis of the liver. Brain. 1912; 34: 295-509.

15. Fragile X-associated Tremor/Ataxia syndrome (FXTAS)

脆弱 X 関連振戦/失調症候群（FXTAS）は，X 染色体にある脆弱 X 遺伝子（*FMR1*）の 5' 側にある非翻訳領域の CGG 繰り返し配列の部分的伸長（55-200 CGG repeat）による神経変性疾患である．症状の強さは伸長の長さに並行する（Raske and Hagerman 2009）．伸長した mRNA は toxic gain of function を示し，これが発症機序と考えられている．脆弱 X 症候群の完全変異では，脆弱 X 症候群の蛋白が作られず，精神薄弱を呈する．

発症年齢は成人男子で 60 台が多い．premutation を持つ女性の保因者に

現れることもある．女性の症状は軽い（Leehey 2009）．認知症，精神症状，企図振戦，歩行失調，パーキンソニズム，末梢神経障害を呈する（Jacquemont et al. 2003; Leehey 2009）．MRI で白質の T2-high intensity，大脳皮質の萎縮，中小脳脚の T2-high signal が特徴である（Jacquemont et al. 2003）．

　FXTAS は通常企図振戦が主症状の 1 つであり，パーキンソン病に見られる安静時振戦，固縮，後方突進などはまれである．パーキンソン病の診断基準を満たす FXTAS の症例も報告されている．しかし，典型的な FXTAS の MRI 所見は見られない（Halla et al. 2009）．595 例の女性孤発型パーキンソン病の中から，脆弱 X 症候群の premutation の保因者が 2 例みつかったという報告があるが，これらの症例は特徴的な FXTAS の MRI 所見は呈していない（Cilia et al. 2009）．

　神経病理は軸索とミエリンの障害，白質のグリオーシス，プルキンエ細胞の消失である．さらに残存神経細胞とグリア細胞に核内封入体が現れるのが特徴である（Greco et al. 2002）．

●参考文献

- Cilia R, Kraff J, Canesi M, et al. Screening for the presence of FMR1 premutation alleles in women with Parkinsonism. Arch Neurol. 2009; 66: 244-9.
- Greco CM, Hagerman RJ, Tassone F, et al. Neuronal intranuclear inclusions in a new cerebellar tremor/ataxia syndrome among fragile X carriers. Brain. 2002; 125: 1760-71.
- Halla DA, Howarda K, Hagerman R, et al. Parkinsonism in FMR1 premutation carriers may be indistinguishable from Parkinson disease. Parkinsonism Relat Disord. 2009; 15: 156-9.
- Jacquemont S, Hagerman RJ, Leehey M, et al. Fragile X premutation tremor/ataxia syndrome: molecular, clinical, and neuroimaging correlates. Am J Hum Genet. 2003; 72: 869-8.
- Leehey MA. Fragile X-associated tremor/ataxia syndrome (FXTAS): Clinical phenotype, diagnosis and treatment. J Investig Med. 2009; 57: 830-6.
- Raske C, Hagerman PJ. Molecular Pathogenesis of FXTAS. J Investig Med. 2009; 57: 825-9.

17 症候性パーキンソニズム

　症候性パーキンソニズムとは，変性・代謝異常以外の疾患で，病変がたまたま黒質線条体系を障害したために，パーキンソン症状が出現する病態で表17-1 に示したものがある．

1．脳血管障害性パーキンソニズム
1）脳血管障害性パーキンソニズムの臨床症候
　本症の最初の論文は，1929 年 Critchley の arteriosclerotic parkinsonism の論文とされる（Critchley 1929）．動脈硬化のみでは神経症状は現れないが，彼の論文を読むと脳梗塞があちこちにできている症例が含まれ，これは血管障害性パーキンソニズムの責任病巣と考えられる．血管障害性パーキンソニズムは，歩行障害での発症が多い．すり足となる．左右差はあることの方が多い．スタンスの広い開脚歩行を示す．前傾姿勢はある場合とない場合がある．バランスが次第に悪くなり，転倒が多い．振戦は稀であるがある．固縮は体幹優位で，四肢にはあることもあるが軽く，ないこともある．動作は緩慢となる（Thanvii et al. 2005；Kalra et al. 2010）．経過は緩徐進行性のことが多い．一見変性疾患様に見える．小さな脳梗塞を繰り返しながら次第に悪くなりそうなものであるが，このようにはっきりとした脳梗塞の既往がある場合は，比較的少ない．
　脳 MRI では，大脳皮質にび漫性の T2 高シグナル領域を見るか，大脳基底核に小さな脳梗塞が沢山できている（Zijlmans et al. 1995）．両者が混在する場合も多い．心筋 MIBG の取り込みは正常である．
2）脳血管障害性パーキンソニズムの神経病理
　大脳基底核中心に小さな脳梗塞が散在し，大脳白質には広範に不完全梗塞が見られる（Critchley 1929；Rekto et al. 2006）（図 17-1）．

17. 症候性パーキンソニズム

表 17-1 症候性パーキンソニズムの原因

脳血管障害性パーキンソニズム	脳炎後パーキンソニズム
正常圧水頭症	Creutzfeldt-Jakob 病
薬物性パーキンソニズム（表 17-3 参照）	傍腫瘍性パーキンソニズム
中毒性パーキンソニズム	腫瘍性パーキンソニズム
マンガン	外傷後パーキンソニズム
一酸化炭素	心因性パーキンソニズム
二硫化炭素	
MPTP	

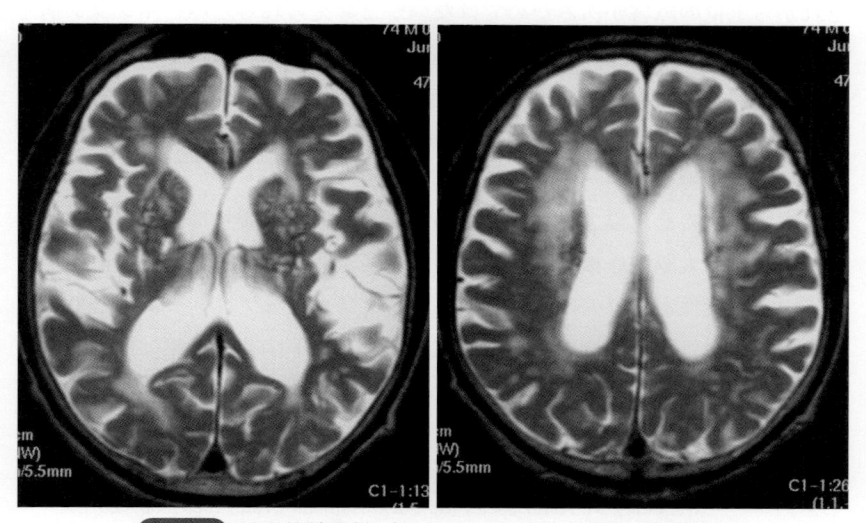

図 17-1 脳血管障害性パーキンソニズムの MRI（自験例）
左は大脳基底核に多数の lacunar infarction が見られ，右の図には leuko-araiosis が見られる．

3）脳血管障害性パーキンソニズムの発症機序

大脳基底核に広範な血管障害を来すことと，大脳白質の広範な虚血性変化を来すことがパーキンソニズムの原因と考えられる．下肢に症状が強く，開脚歩行となるのが特徴で，lower body parkinsonism ともいわれる

表 17-2 血小板凝集抑制薬

一般名	商品名	1回量	1日量	
シロスタゾール	プレタール	50 mg	200 mg	朝夕食後
クロピドグレル	プラビックス	75 mg	75 mg	朝食後
チクロピジン	パナルジン	100 mg	200 mg	朝夕食後
アスピリン	バイアスピリン	100 mg	100 mg	朝または夕食後
エイコサペント酸	エパデール	600 mg	1800 mg	毎食後

(FitzGerald and Jankovic 1989). 開脚歩行となるのは, 大脳基底核および, それから上位の障害があるためではないかと考えられる. パーキンソン病との鑑別では, 下肢に強い症状, 開脚歩行, MRI での梗塞巣の存在などに気をつければ簡単である, パーキンソン病で低下している嗅覚は, 血管障害性パーキンソニズムでは正常である (Katzenschlager and Lees 2004).

4) 脳血管障害性パーキンソニズムの治療

脳血管障害のそれ以上の進行をとめるため, 血小板凝集抑制薬 (表 17-2) を使用する. 大脳基底核に小梗塞の出現を多数認める場合, 微小出血が混在している可能性があり, この場合はシロスタゾール (プレタール®) 200 mg/日を使用したほうが安全であろう. 抗パーキンソン病薬の効果は期待できないが, 一応全ての薬物を試してみることは必要である.

●参考文献

Critchley M. Arteriosclerotic Parkinsonism. Brain. 1929; 52: 23-83.

FitzGerald PM, Jankovic J. Lower body parkinsonism: evidence for vascular etiology. Mov Disord. 1989; 4: 249-60.

Kalra S, Grosset DG, Benamer HTS. Differentiating vascular parkinsonism from idiopathic Parkinson's disease: A systematic review. Mov Disord. 2010; 25: 149-56.

Katzenschlager R, Lees AJ. Olfaction and Parkinson's syndromes: its role in differential diagnosis. Curr Opin Neurol. 2004; 17: 417-23.

Rektor I, Rektorova I, Kubova D. Vascular parkinsonism--an update. J Neurol Sci. 2006; 248: 185-91.

Thanvii B, Lo N, Robinson T. Vascular parkinsonism--an important cause of parkinsonism in older people. Age and Ageing. 2005; 34: 114-9.

Zijlmans JC, Thijssen HO, Vogels OJ, et al. MRI in patients with suspected vascular parkinsonism. Neurology. 1995; 45: 2183-8.

2．正常圧水頭症
1）正常圧水頭症の臨床症候

　正常圧水頭症は脳脊髄液のくも膜顆粒から全身循環への吸収が障害されるために起きる．くも膜下出血や髄膜炎の後遺症として起きる続発性正常圧水頭症とそのような原因疾患がなく発症する特発性正常圧水頭症がある(Gallia et al. 2006)．続発性の場合，いったん原疾患が治ってから，徐々に発症する．続発性の原因にはくも膜下出血，髄膜炎，硬膜下血腫，脳梗塞などがある．どちらも臨床症候は本質的に同じである．歩行障害，尿意頻数，認知症がよく正常圧水頭症の3徴といわれるが，認知症はある程度進んでから出現する．これらの症状は，脳室の拡大により，脳室周囲の白質が伸展されて生じると考えられている．運動症状では，ややスタンスの広いすり足歩行が出現する(Stolze et al. 2001)．動作も緩慢となり，パーキンソン病のような動作緩慢が見られる(Krauss et al. 1997)．振戦は稀である．固縮は体幹に強い．後方突進現象も出現する．尿意頻数は夜だけでなく，昼間も出現する．

　正常圧水頭症診断のガイドラインでは，脳脊髄圧は200 mmg水柱以下である(Ishikawa 2004)．頭蓋内圧があがらないのは，脳室やくも膜下腔への髄液貯留が徐々に起きるためと考えられている．その人の正常時の脳脊髄圧に比べれば上昇しているはずである．

　診断の決めてとなるのは脳MRIで，脳室は著明に拡大するが，くも膜顆粒のある脳天蓋部のくも膜下スペースは閉じている．これはT2強調画像でみるとくも膜下のスペースが殆ど消失していることでわかる．さらに少し下の脳表には局所的な脳脊髄液の貯留を示す，T2高シグナル領域が不規則な形で出現する（図17-2）．シルビウス溝自体も不規則な形で拡大する．脳室周囲の高シグナル化は，続発性ではみられるのに対し，特発性の場合は，みられても軽度である．脳室は著明に拡大し，側脳室下角，第三脳室，中脳水道，第四脳室にも拡大がみられることがある．

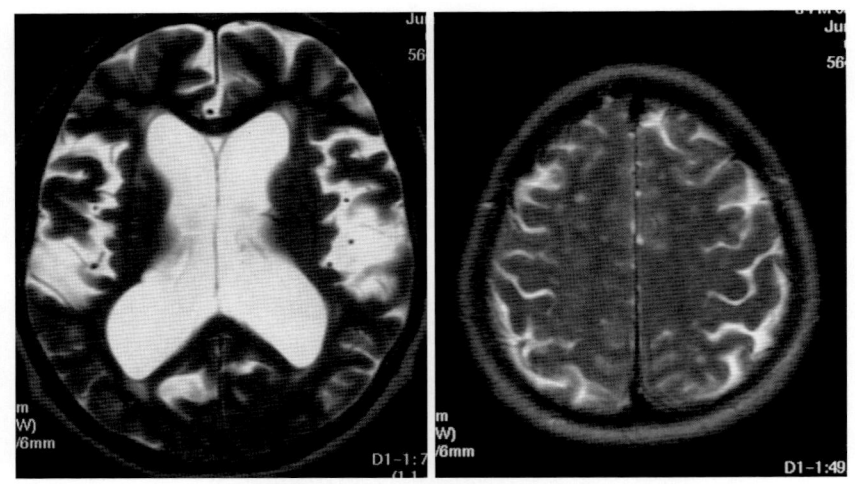

図 17-2 正常圧水頭症の MRI（自験例）
左は著明な脳室拡大，Periventricular lucency はごく軽度，Sylvius 裂の拡大，suprasylvian への髄液貯留，右はタイトな parasaggital area を示す．

2）正常圧水頭症の神経病理

脳実質には特異的変化はないはずであるが，正常圧水頭症の患者をシャント後長く経過観察して剖検で調べた報告では，それまでに脳血管障害やアルツハイマー病，大脳皮質基底核変性症などの病変が加わり，本症による脳実質の病変を探索するのは困難である．

3）正常圧水頭症の発症機序

脳脊髄液は脳室内の脈絡叢で産生され，中脳水道を通って第Ⅳ脳室の Foramen Majandi と Foramen Lushka 孔を通ってくも膜下腔に出，それからくも膜下腔を上行して，上矢状静脈洞の両脇にあるくも膜顆粒から，上矢状静脈洞に吸収される．正常圧水頭症では，このくも膜顆粒からの髄液吸収が障害されている．交通性水頭症を起こす．圧があまり上昇しないのは，頭蓋内圧が極めて緩徐に上昇するためと考えられる．脳室の拡大により脳実質が圧迫され，髄液のスペースが徐々に拡大していると考えらる．その影響が前頭葉から下方に向かう白質線維に及び，その機能障害がパーキンソン症状

を起こすと考えられる．すなわち線条体より上方の機能障害でパーキンソン症状が出現すると考えらる．

4）正常圧水頭症の治療

タップテストを行う．これは脳脊髄液 30 cc をルンバールにて除去して，その後の臨床症状に改善が見られれば正常圧水頭症と診断し，シャント術を行う（Ishikawa 2004）．シャントには脳室腹腔シャント術と腰椎くも膜下腔腹腔シャント術がある．L-ドーパが有効な症例もあるが（Spagna et al. 1978），手術適応があれば，まずそれをすべきである（Mori 2001）．

●参考文献

Gallia GL, Rigamonti D, Williams MA. The diagnosis and treatment of idiopathic normal pressure hydrocephalus. Nature Clin Practice Neurology. 2006; 2: 375-81.

Ishikawa M. Clinical guidelines for idiopathic normal pressure hydrocephalus. Neurol Med Chir（Tokyo）. 2004; 44: 222-3.

Leinonen V, Koivisto AM, Savolainen S, et al. Post-mortem findings in 10 patients with presumed normal-pressure hydrocephalus and review of the literature. Neuropathol Appl Neurobiol. 2012; 38: 72-86.

Mori K. Management of idiopathic normal-pressure hydrocephalus: a multiinstitutional study conducted in Japan. J Neurosurg. 2001; 95: 970-3.

Krauss JK, Regel JP, Droste DW, et al. Movement disorders in adult hydrocephalus. Mov Disord. 1997; 12: 53-60.

Spagna VA, Maeder MC, Johnson JC, et al. Normal pressure hydrocephalus, parkinsonism, and primary empty sella--coincidence or cause-effect? Neurology. 1978; 28: 1191-3.

Stolze H, Kuhtz-Buschbeck JP, Drucke H, et al. Comparative analysis of the gait disorder of normal pressure hydrocephalus and Parkinson's disease. J Neurol Neurosurg Psychiatry. 2001; 70: 289-97.

3．薬物性パーキンソニズム

1）薬物性パーキンソニズムの臨床症候

薬物性パーキンソニズムの原因となる主な薬物は表 17-3 に示したが

表 17-3 パーキンソニズムの原因となる薬物

定型的抗精神病薬	クロルプロマジン，レボメプロマジン，フルフェナジン，ペルフェナジン，プロクロルペラジン，トリプロペラジン，プロペリシアジン，ハロペリドール，ブロムペリドール，ピパンペロン，スピペロン，モペロン，チミペロン，
非定型的抗精神病薬	リスペリドン，ペロスピロン，ブロナンセリン，オランザピン，アリピプラゾール，ゾテピン，ピモジド，クロカプラミン，カルピプラミン，モサプラミン，オキシペルチン，クエチアピン
ベンザマイド誘導体	スルピリド，スルトピリド，チアプリド，ネモナプリド，メトクロプラミド
抗うつ薬	イミプラミン，アミトリプチリン，ノルトリプチリン，アモキサン，トリミプラミン，ロフェプラミン，ドスレピン
リチウム	炭酸リチウム
抗てんかん薬	バルプロ酸ナトリウム
抗コリンエステレース薬	ドネペジル，リバスチグミン，ガランタミン
降圧薬	セレルピン，α-メチルドパ

(Bondon-Guitton et al. 2011)．この他にも沢山の症例報告があり，例えばキニン (Ugoya et al. 2011)，ハロセン麻酔 (Ugoya et al. 2011)，ドパミントランスポーターの画像化に使われる amiodarone (Hambÿe et al. 2010), pregablin (Perez Lloret et al. 2009)，trimetazidine (Sommet et al. 2005)，慢性アルコール中毒の治療に用いられる disulfiram (Laplane et al. 1992) などがある．

　パーキンソニズムを起こす薬物は，ドパミン受容体をブロックするものが大部分である．特に注意すべきは消化不良やうつの不安症状に使用されるスルピリド（ドグマチール®）は D2 受容体遮断作用を持ち，高頻度にパーキンソニズムを起こす (Shin et al. 2009)．

　症状は，これらの薬物を服用していることが第 1 条件であるが，数カ月以内くらい前までに服用していた症例も含まれる．動作が緩慢となり，歩行がすり足でのろく，転びやすくなる．前傾姿勢をとり動作はのろくなる．四肢体幹には固縮が現れる．振戦も見られるが姿勢振戦が多い．しかし，バルプ

ロ酸によるパーキンソニズムでは，比較的安静時振戦が目立つ（Onofrj et al. 1998）．パーキンソン病との違いは，薬物性では症状が左右対称的に現れることである．パーキンソン病では両側対称的に現れることは極めて稀である．検査では，脳 MRI に異常なく，心筋 MIBG の取り込みも正常である（Lee et al. 2007）．ドパミントランスポーターの SPECT も正常である（Diaz-Corrales et al. 2010）．パーキンソン病では低下が見られる．

2）薬物性パーキンソニズムの神経病理

神経病理報告はないが，特異的な異常はないものと推定できる．

3）薬物性パーキンソニズムの発症機序

薬物性パーキンソニズムの中で最も頻度の高い抗精神病薬は，D2 ドパミン受容体をブロックすることがパーキンソニズムの原因である．これらの薬物を中止すれば，症状はもとにもどるが，もどるのにかなりの長期を要する場合もある．チアプリド（グラマリール®）は不随意運動の治療に用いられることがあり，スルピリド（ドグマチール®）は，うつ状態や気分調整薬に使用されることがあり，メトクロプラミド（プリンペラン®）は胃腸薬として使用されることがあるが，いずれも D2 受容体をブロックする作用があり，パーキンソニズムを起こすことがある．ドンペリドン（ナウゼリン®）は末梢の D2 受容体遮断作用があり，パーキンソン病の吐き気の予防によく使用されるが，これが血液脳関門を越えて脳に入り，パーキンソニズムを起こすことは極めて稀である．その他，バルプロン酸（デパキン®），リチウム，などがパーキンソニズムを起こすことがある．バルプロ酸は GABA 神経伝達を促進する薬物であり，これがパーキンソニズムの原因ではないかと考えられる．古い薬物ではあるが，レセルピンはドパミン貯蔵顆粒を破壊してパーキンソニズムを起こし，α-メチルドパ（アルドメット®）は偽神経伝達物質となってドパミン貯蔵顆粒に蓄えられることによりパーキンソニズムを起こす．

4）薬物性パーキンソニズムの治療

原因となっている薬物を中止する．中止できない場合は，抗コリン薬を使用する．L-ドーパは D2 受容体がブロックされていることが多いので無効である．塩酸アマンタジンも有効なことがある．D2 受容体をブロックする薬物に対し，L-ドーパは無効である．GABA 神経伝達を促進するバルプロ酸に

よるパーキンソニズムに対しては，L-ドーパは有効である（Onofrj et al. 1998）．

●参考文献

Bondon-Guitton E, Perez-Lloret S, Bagheri H, et al. Drug-induced parkinsonism: A review of 17 years' experience in a regional pharmacovigilance center in France. Mov Disord. 2011; 26: 2226-31.

Diaz-Corrales FJ, Sanz-Viedma S, Garcia-Solis D, et al. Clinical features and 123I-FP-CIT SPECT imaging in drug-induced parkinsonism and Parkinson's disease. Eur J Nucl Med Mol Imaging. 2010; 37: 556-64.

Hambÿe AS, Vervaet A, Dethy S. FP-CIT SPECT in clinically inconclusive Parkinsonian syndrome during amiodarone treatment: a study with follow-up. Nucl Med Commun. 2010; 31: 583-9.

Laplane D, Attal N, Sauron B, et al. Lesions of basal ganglia due to disulfiram neurotoxicity. J Neurol Neurosurg Psychiatry. 1992; 55: 925-9.

Lee PH, Yeo SH, Yong SW, et al. Odour identification test and its relation to cardiac 123I-metaiodobenzylguanidine in patients with drug induced Parkinsonism. J NeurolNeurosurg Psychiatry. 2007; 78: 1250-2.

Onofrj M, Thomas A, Paci C. Reversible parkinsonism induced by prolonged treatment with valproate. J Neurol. 1998; 245: 794-6.

Perez Lloret S, Amaya M, Merello M. Pregabalin-induced parkinsonism: a case report. Clin Neuropharmacol. 2009; 32: 353-4.

Shin HW, Kim MJ, Kim JS, et al. Levosulpiride-induced movement disorders. Mov Disord. 2009; 24: 2249-53.

Sommet A, Azaïs-Vuillemin C, Bagheri H, et al. Trimetazidine: a new cause for drug-induced parkinsonism? Mov Disord. 2005; 20: 1080-1.

Ugoya SO, Agaba EI, Daniyam CA. Parkinsonism caused by adverse drug reactions: a case series. J Med Case Reports. 2011; 5: 105.

4．中毒性パーキンソニズム

1）マンガン中毒

マンガン中毒によるパーキンソニズムは，固縮，動作緩慢，歩行障害，突進現象などの点はパーキンソン病に似ているが，振戦は稀である．症状の非

対称性も顕著ではない．

マンガン中毒は，マンガン鉱山で長期間働いていた人（Huang 2007），Methcathinone 中毒患者に見られるマンガン中毒（Stepens et al. 2008），さらに皮なめし業（Welder）に長期間働いていた人に見られる．皮なめし業はマンガンを含む蒸気を皮なめしに使うので，換気の悪い状態で作業を長時間続けると，マンガンに暴露されることになる．暴露を中止すればそれ以後の進行はない．ただし，皮なめし業に従事していた人は，パーキンソン病になるリスクが高いといわれたことがあり（Bowler et al. 2006；Flynn and Susi 2009），議論のあるところであるが，スエーデンで行われた調査では，皮なめし業に従事していてもパーキンソン病のリスクは高くはならないとの結果がでている（Fored et al. 2006）．マンガン中毒者の MRI 所見は，淡蒼球に T1 高シグナル所見が見られるのが特徴である（Kenangil et al. 2006）．

マンガン中毒の病理所見は淡蒼球が主であり，神経細胞の脱落が見られるが封入体は生じない．黒質は保たれる（Perl and Olanow 2007；Guilarte 2010）．

治療は暴露を中止することと，L-ドーパをはじめとする抗パーキンソン病薬を試すことであるが，反応はよくない（Guilarte 2010）．

●参考文献

Bowler RM, Koller W, Schulz PE. Parkinsonism due to manganism in a welder: neurological and neuropsychological sequelae. Neurotoxicology. 2006; 27: 327-32.

Guilarte TR. Manganese and Parkinson's disease: a critical review and new findings. Environ Health Perspect. 2010; 118: 1071-80.

Flynn MR, Susi P. Neurological risks associated with manganese exposure from welding operations--a literature review. Int J Hyg Environ Health. 2009; 212: 459-69.

Fored CM, Fryzek JP, Brandt L, et al. Parkinson's disease and other basal ganglia or movement disorders in a large nationwide cohort of Swedish welders. Occup Environ Med. 2006; 63: 135-40.

Huang CC. Parkinsonism induced by chronic manganese intoxication--an experience in Taiwan. Chang Gung Med J. 2007; 30: 385-95.

Kenangil G, Ertan S, Sayilir I, et al. Progressive motor syndrome in a welder with pallidal T1 hyperintensity on MRI: A two-year follow-up. Mov Disord. 2006; 21: 2197-200.

Perl DP, Olanow CW. The neuropathology of manganese-induced Parkinsonism. J Neuropathol Exp Neurol. 2007; 66: 675-82.

Stepens A, Logina I, Liguts V, et al. A Parkinsonian syndrome in methcathinone users and the role of manganese. N Engl J Med. 2008; 358: 1009-17.

2）一酸化炭素中毒

　一酸化炭素中毒は炭鉱爆発，ガス中毒，練炭などの不完全燃焼，自動車の排気ガスの吸入などで起きる．一酸化炭素はヘモグロビンと強く結びついてカルボキシヘモグロビンとなり，ヘモグロビンと酸素の結合を阻害するので，組織の低酸素状態を引き起こす．急性中毒症状はめまい，吐き気，意識障害などである．急性中毒症状から回復して2週間から1カ月半の後に再び脳症を起こすことがある（Delayed encephalopathy）（Hsiao et al. 2004）．症状は意識障害，失外套症候群，認知症，ジストニアなどの不随意運動，パーキンソニズム，小脳失調などである．Delayed encephalopathy の頻度は，韓国での調査では13.2％と報告されている（Choi and Cheon 1999）．いずれも脳症を合併していた．運動症状はパーキンソニズムが最も多く（71.9％），次いでジストニア，コレア，ミオクロヌスであったという．一酸化炭素中毒後のパーキンソニズムは，パーキンソニズム以外にもジスキネジア，認知症，失外套症候群，錐体路徴候を伴うことが多く，パーキンソニズムのみを示す症例は少ない（Lee and Marsden 1994）．しかし，報告はある（Klawans et al. 1982）．この症例は，CTで淡蒼球に両側性に空胞化があり壊死を起こしたものと思われる．L-ドーパは無効で，抗コリン薬が有効であったという．うつ状態とパーキンソニズムを呈した症例の報告もあり，やはり淡蒼球に壊死が見られた（Jaeckle and Nasrallah 1985）．この症例は抗コリン薬に反応性せず，L-ドーパで改善したという．

　画像は，淡蒼球の壊死を示すもの，白質の低吸収域化を示すもの，一見正常のものに分かれる（Lee and Marsden 1994）．

　臨床経過は，改善するものもあるが，急性期から回復した後神経症状を呈

し，それが進行するものもある（Lee and Marsden 1994）．

●参考文献
 Choi IS, Cheon HY. Delayed movement disorders after carbon monoxide poisoning. Eur Neurol. 1999; 42: 141-4.
 Hsiao CH, Kuo HC, Huang CC. Delayed encephalopathy after carbon monoxide intoxication: Long-term prognosis and correlation of clinical manifestations and neuroimages. Acta Neurol Taiwan. 2004; 13: 64-70.
 Jaeckle RS, Nasrallah HA. Major depression and carbon monoxide-induced parkinsonism: diagnosis, computerized axial tomography, and response to L-dopa. J Nerv Ment Dis. 1985; 173: 503-8.
 Klawans HL, Stein RW, Tanner CM, et al. A pure parkinsonian syndrome following acute carbon monoxide intoxication. Arch Neurol. 1982; 39: 302-4.
 Lee MS, Marsden CD. Neurological sequelae following carbon monoxide poisoning clinical course and outcome according to the clinical types and brain computed tomography scan findings. Mov Disord. 1994; 9: 550-8.

3）二硫化炭素中毒

　二硫化炭素（CS_2）は無色の液体で，硫黄，リン，樹脂，ゴムを溶かすのに使用され，ビスコースレーヨンや殺虫剤の製造でも使用される．揮発性が高く，皮膚からも吸収され換気のよい職場で扱わないと中毒を起こす．

　症状は小脳失調，パーキンソニズム，末梢神経障害が主であるが，脳障害を起こして認知症症状を起こすこともある．症状はパーキンソニズムのみにとどまらず広範である．MRIでは広範な白質，大脳基底核，脳幹のT2高シグナル変化が報告されている（Ku et al. 2003）．ドパミントランスポーターの取り込みは正常例と低下例があり，パーキンソニズムの主体は，黒質より先の障害でパーキンソニズムがでていると推定されるが，L-ドーパ有効例も報告されている（Huang et al. 2004）．

●参考文献
 Ku MC, Huang CC, Kuo HC, et al. Diffuse white matter lesions in carbon

disulfide intoxication: microangiopathy or demyelination. Eur Neurol. 2003; 50: 220-4.

Huang CC, Yen TC, Shih TS, et al. Dopamine transporter binding study in differentiating carbon disulfide induced parkinsonism from idiopathic parkinsonism. Neurotoxicology. 2004; 25: 341-7.

4）MPTP

MPTPは実験的パーキンソニズムの作成によく用いられる化学物質であるが，これが自家製麻薬の副産物としてでき，それの混在した麻薬を自己注射した人のなかから，パーキンソニズムが発生した（Davis et al. 1979；Langston et al. 1983）．症状はパーキンソン病によく似ているが，発症がもっと急性であり，固縮，動作緩慢，姿勢反射障害，歩行障害を呈するが，振戦は極めて少ない．抗パーキンソン病薬にて劇的によくなり，wearing off も出現する．

神経病理は黒質に限局した高度の神経細胞脱落であり，レビー小体は出現しない（Davis et al. 1979）．黒質が選択的に障害される理由は，MPTP の酸化体である MPP^+（図17-3）がドパミントランスポーターに乗って，黒質神経細胞の中に高度に濃縮されるからである（Chiba et al. 1985）．黒質神経細胞の中でミトコンドリアの complex I（Mizuno et al. 1987a）と α-ketoglutarate dehydrogenase complex（Mizuno et al. 1987b）（図17-4）を阻害して energy crisis を起こすのが原因と考えられる．

治療はドパミンアゴニストをまず使用し，不十分であればL-ドーパを使用する．進行はしない．

●参考文献

Chiba K, Trevor A, Castagnoli N Jr. Active uptake of MPP^+, metabolite of MPTP, by brain synaptosomes. Biochem Biophys Res Commun. 1985; 128: 1228-32.

Davis GC, Williams AC, Markey SP, et al. Chronic parkinsonism secondary to intravenous injection of meperidine analogues. Psychiatry Res. 1979; 1: 249-54.

Langston JW, Ballard P, Tetrud JW, et al. Chronic parkinsonism in humans due to a product of meperidine-analog synthesis. Science. 1983; 219;

図 17-3 MPTP の MAOB による酸化と MPP$^+$ の生成
中間代謝物は MPDP$^+$

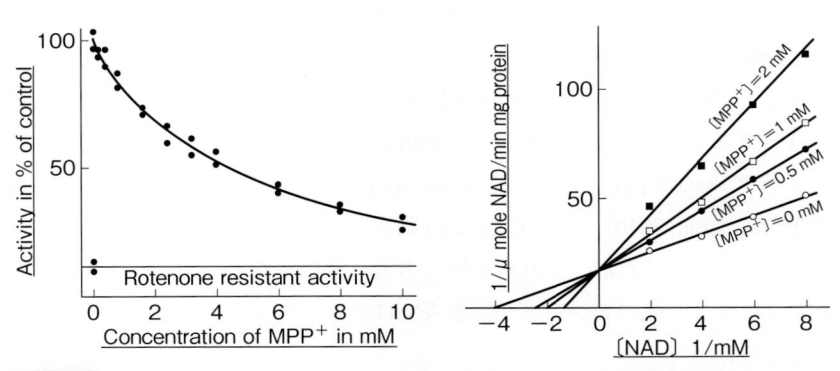

図 17-4 MPP$^+$ によるミトコンドリアの complex I および α-ketoglutaric acid complex の抑制（自験例）

979-80.

Mizuno Y, Saitoh T, Sone N. Inhibition of mitochondrial NADH-ubiquinone oxidoreductase activity by 1-methyl-4-phenylpyridinium ion. Biochem Biophys Res Commun. 1987a; 143: 294-9.

Mizuno Y, Saitoh T, Sone N. Inhibition of mitochondrial alpha-ketoglutarate dehydrogenase by 1-methyl-4-phenylpyridinium ion. Biochem Biophys Res Commun. 1987b; 143: 971-6.

5．脳炎後パーキンソニズム

　1916年から1928年まで欧米を中心に蔓延したVon Economo脳炎（嗜眠性脳炎）の後遺症として，パーキンソニズムにかかる人が続出した．Von Economo脳炎は一種のウイルスではなかったかと考えられている．しかし，ウイルスの検出には成功していない．Von Economo脳炎の特徴は，嗜眠性，パーキンソニズム，精神症状，oculogyric crisisである（Economo 1917）．

　症状はパーキンソン病と本質的に同じであるが，パーキンソン病に比べ，oculogyric crisisが多いことが特徴である（Duvoisin and Yahr 1965）．これは眼球が共同してある一方向を見つめてしまい，暫くの間随意的に動かせない現象である．緩徐ではあるが進行はある．L-ドーパの出現前に消滅してしまったが，脳炎後のパーキンソニズムに悩むひとはあり，L-ドーパの効果があることが確認されている（Duvoisin et al. 1972）．Von Economo脳炎と脳炎後パーキンソニズムの関係についての研究は近年にも行われ，脳炎後パーキンソニズムの原因は，Von Economo脳炎以外にもあるという説もある（Vilensky et al. 2010）．Von Economo脳炎と殆ど時を同じくしてインフルエンザの流行があったが，これが原因と考える人は少ない．一方ウイルスの感染ではなく，一種のアレルギー性脳炎ではなかったかとの見方もある（Dale et al. 2004）．

　神経病理は黒質と線条体に脳炎の所見があり，リンパ球（主に形質細胞）の浸潤がある．黒質神経細胞には変性所見と残存神経細胞の中への神経原線維変化の出現がある（Dale et al. 2004）．神経原線維変化には，3リピートタウ，4リピートタウが蓄積しており，α-シヌクレインの蓄積はない（Jellinger 2009）．

　Von Economo脳炎の流行は終焉したが，現在でも嗜眠性とパーキンソニズムを主症状とする脳炎の報告はあり，後遺症としてパーキンソニズムが見られている（Lopez-Alberola et al. 2009）．

　その他の脳炎後遺症でも，時にパーキンソニズムが報告されている．日本脳炎は中脳・視床の障害が強いので，パーキンソニズムになることがあった．しかし，振戦は稀で，固縮・動作緩慢が強い．その他種々のウイルス性脳炎

の後遺症としてパーキンソニズムが報告されており，Epstain-Barr ウイルスの報告がある（Espay and Henderson 2011）．

● 参考文献

    Dale RC, Church AJ, Surtees RA, et al. Encephalitis lethargica syndrome: 20 new cases and evidence of basal ganglia autoimmunity. Brain. 2004; 127: 21-33.

    Duvoisin RC, Yahr MD. Encephalitis and parkinsonism. Arch Neurol. 1965; 12: 227-39.

    Duvoisin RC, Lobo-Antunes J, Yahr MD. Response of patients with postencephalitic Parkinsonism to levodopa. J Neurol Neurosurg Psychiatry. 1972; 35: 487-95.

    Economo CV. Encephalitis lethargica. Wien Klin Wschr. 1917; 30: 581-5.

    Espay AJ, Henderson KK. Postencephalitic parkinsonism and basal ganglia necrosis due to Epstein-Barr virus infection. Neurology. 2011; 76: 1529.

    Jellinger KA. Absence of alpha-synuclein pathology in postencephalitic parkinsonism. Acta Neuropathol. 2009; 118: 371-9.

    Lopez-Alberola R, Georgiou M, Sfakianakis GN, et al. Contemporary encephalitis lethargica: phenotype, laboratory findings and treatment outcomes. J Neurol. 2009; 256: 396-404.

    Vilensky JA, Gilman S, McCall S. A historical analysis of the relationship between encephalitis lethargica and postencephalitic parkinsonism: a complex rather than a direct relationship. Mov Disord. 2010; 25: 1116-23.

6．Creutzfeldt-Jakob 病

  Creutzfeldt-Jakob 病は prion による感染症の一種で，大脳皮質，大脳基底核，視床，脳幹，小脳，脊髄前角が広範に障害される．経過の早いのが特徴で認知症，痙攣，ミオクロヌス，舞踏運動，ジストニア，パーキンソニズム，小脳失調，運動ニューロン障害などを来す．最初の間パーキンソニズムが前景にたつ症例があるが，この場合も，舞踏運動，ジストニアなどが見られる場合が多い．

  CJD の診断は，約 1 秒間に 1 回の割合でくりかえすてんかん性脳波（periodic synchronous discharge) とミオクロヌスの存在に気をつける.

パーキンソニズムの強い症例では,黒質線条体系のドパミン性ニューロン,線条体からの出力ニューロンの障害が強いことが知られている（Vital et al. 2009）.治療に有効なものはない.

●参考文献
> Vital A, Fernagut PO, Canron MH, et al. The nigrostriatal pathway in Creutzfeldt-Jakob disease. J Neuropathol Exp Neurol. 2009; 68: 809-15.

7．傍腫瘍性パーキンソニズム（Paraneoplastic parkinsonism）

傍腫瘍症候群は辺縁系脳炎（limbic encephalitis）や脳幹脳炎（brainstem encephalitis）の形をとることが多く,記憶障害,認知症,脳神経障害,錐体路徴候,小脳障害などを示すことが多く,パーキンソニズムを呈することは極めて稀である.Dalmauら（2004）は,38例のMa2関連傍腫瘍性症候群のうち3例がパーキンソニズムを呈したと述べているが,非典型的なパーキンソニズムで,垂直性眼球運動障害,ジストニアなどを伴う例があったとしている.他の報告でも,典型的なパーキンソニズムを呈することはなく,PSP様の臨床症候であったり（Tan et al. 2005）,小脳失調あるいは認知症を伴ったり,ジストニア（Golbe et al. 1989）を伴ったりする,いずれも経過の早いのが特徴である（Fahn et al. 1996; Mousa et al. 1985）.

原発巣は睾丸腫瘍,肺癌,乳癌,多発性骨髄腫,悪性リンパ腫など色々である.治療は原発巣に対する治療,免疫療法,ステロイドホルモンなどが使用される.

●参考文献
> Dalmau J, Graus F, Villarejo A, et al. Clinical analysis of anti-Ma2-associated encephalitis. Brain. 2004; 127: 1831-44.
> Fahn S, Brin MF, Dwork AJ, et al. Case 1, 1996: rapidly progressive parkinsonism, incontinence, impotency, and levodopa-induced moaning in a patient with multiple myeloma. Mov Disord. 1996; 11: 298-

310.
Golbe LI, Miller DC, Duvoisin RC. Paraneoplastic degeneration of the substantia nigra with dystonia and parkinsonism. Mov Disord. 1989; 4: 147-52.
Mousa AR, Al-Din AN. Neurological and cardiac complications of carcinoma of the breast. Case report. Acta Neurol Scand. 1985; 72: 518-21.
Tan JH, Goh BC, Tambyah PA, et al. Paraneoplastic progressive supranuclear palsy syndrome in a patient with B-cell lymphoma. Parkinsonism Relat Disord. 2005; 11: 187-91.

8. 腫瘍性パーキンソニズム

前頭葉を両側性に広く侵す glioblastoma multiforme や gliomatosis cerebri などで見られることがある（Duron et al. 2008）．症状は動作緩慢，歩行障害，バランスの悪さ，固縮であり，左右差は脳腫瘍の大きさで見られることがある．振戦は稀であり，スタンスの広い開脚歩行を呈する．認知症を伴うことがある．MRIの発達でパーキンソニズムを呈するまでみつからない脳腫瘍は少なくなっている．治療は脳腫瘍に対する治療をまず行う．

●参考文献

Duron E, Lazareth A, Gaubert JY, et al. Gliomatosis cerebri presenting as rapidly progressive dementia and parkinsonism in an elderly woman: a case report. J Med Case Reports. 2008; 2: 53.

9. 外傷後パーキンソニズム（Post-traumatic parkinsonism）

ボクサーのように何回も頭に閉鎖性外傷を受ける者は，パーキンソン症候を呈することはあるが，1回の頭部外傷でパーキンソン症候がでることがあるかどうかについては不明である（Lee 1997）．ボクサーの脳には，大脳，小脳に瘢痕組織が見られることがあり，黒質では神経細胞の脱落，神経原線維変化が見られるという（Guterman and Smith 1987）．治療については，確立されたものはないが，パーキンソン病に準じて治療を行うのがよいであろう．

● 参考文献

Guterman A, Smith RW. Neurological sequelae of boxing. Sports Med. 1987; 4: 194-210.

Lees AJ. Trauma and Parkinson disease. Rev Neurol (Paris). 1997; 153: 541-6.

10. 心因性パーキンソニズム

1）心因性パーキンソニズムの症状

心因性パーキンソニズムは心理的な葛藤が原因となり，症状としてパーキンソニズムを呈するものである．心因性の神経障害は多くの症状が知られているが，パーキンソニズムを呈することは多くない．ジストニア姿勢やジストニア運動を伴うことがある．心因性パーキンソニズムの症状については，パーキンソン病との違いが研究されている．振戦は，パーキンソン病の場合，安静位から姿勢位をとると消えるか，短い休止があった後激しく振えだすか（re-emergent tremor）のどちらかであるが，心因性の場合短い休止なしに続くことが多い．随意運動中も消えないことが多い．心因性の場合震えの周期や振幅はかなり変動する．片方の手で随意運動をしてもらうと，反対側の手の振戦がその間消失ないし減弱することがある．パーキンソン病の振戦は，強さの動揺はあるが，反対側の手での随意運動を行っている間消えることはない．動作緩慢は，パーキンソン病の場合，やっている動作の大きさがだんだん小さくなってゆく特徴があるが，心因性の場合は最初から異常にのろいことがあり，運動の大きさがだんだん小さくなることはない．固縮の強さも変動する（Lang et al. 1995）．歩行障害はすり足で，のろく，バランスが悪く倒れそうになるが，倒れるところまではゆかず，倒れる場合も椅子などのあるところに倒れる．

2）心因性パーキンソニズムの診断

診断は心理的原因のあること，心因性の運動障害にある程度共通する，随意運動の遅さ，比較的急激な発症，症状の動揺，人の見ていないところでは比較的正常に歩くことがある，症状を誇示する傾向（thatrical gesture），secondary gain の存在などに注意する．Secondary gain とは，症状をだすこ

とにより，会社を休めるとか，学校に行かなくてすむとか，なんらかの利点を得ている現象をいう．

ドパミントランスポーターのシンチグラフィーができれば行うとよいが，正常のこととやや低下していることがある（Felicio et al. 2010）．問題は，時にパーキンソン病と心因性パーキンソニズムを合併する患者がいることである（Felicio et al. 2010; Hallet 2011）．このような場合，心筋 MIBG も低下していることがある．このような場合，症状の一部はパーキンソン病からであるが，多くは心理的要因からきている（functional overlay）．

3）心因性パーキンソニズムの発症機序

発症機序は心理的な原因が形を変えてパーキンソニズムに現れ，それにより患者は心理的なストレスから逃れていると考えられている．心因性パーキンソニズムを起こす患者は，身内か身近にパーキンソン病の患者を見ていることがある．

4）心因性パーキンソニズムの治療

治療は心理的な要因にむける．できるだけ患者がそのことを認め，自分から解決法を見つけるように指導する．マイナートランキライザーや抗うつ薬の併用が効を奏することもある．治療はかなり長引くことが多い．症状を完全にとろうとするよりも，多少の症状はあっても，そのままでできるだけ社会復帰できるように努める．

●参考文献

Felicio AC, Godeiro-Junior C, Moriyama TS, et al. Degenerative parkinsonism in patients with psychogenic parkinsonism: A dopamine transporter imaging study. Clin Neurol Neurosurg. 2010; 112: 282-5.

Hallett M. Psychogenic parkinsonism. J Neurol Sci. 2011; 310: 163-5.

Lang AE, Koller WC, Fahn S. Psychogenic parkinsonism. Arch Neurol. 1995; 52: 802-10.

索引

■あ

アセチルコリン	183
アドレナリン	181
アネドニア	99, 115
アパシー	99, 111
診断	113
責任病巣	114
治療	114
発症機序	114
アパシースケール	113
アポプロテインE	168
アマンタジン	40, 55, 128, 130
アミトリプチリン	107
アルツハイマー病	260
悪性症候群	150

■い

イミプラミン	65, 109
イレウス	150
インポテンツ	231
いつ始めるか	34
遺伝性パーキンソン病	199
痛み	48, 75, 76
治療	78
発症機序	77, 79
一酸化炭素中毒	284
一酸化窒素合成酵素	165
一卵性双生児	197

■う

うつ	99
治療	107
診断	100

■え

エンタカポン	45
炎症反応	192
鉛管様固縮	10

■お

オートファジー	191
オヌフ核	233
オフ時のすくみ足	48
オフ時の非運動症状	48
オリゴマー	191
オレキシン	97
横紋筋融解	151
音楽療法	146

■か

カテコール-O-メチル転移酵素	166
カテコラミン貯蔵顆粒モノアミントランスポーター遺伝子多型（VMA2）	167
カルシウム毒性	192, 193
カルビンディン	193
ガランタミン	137
仮面様顔貌	11
過酸化脂質	188
過酸化水素	188
臥位高血圧	68
開脚歩行	237
外傷後パーキンソニズム	291
外側嗅条	72
核上性眼球運動障害	236

覚醒障害	94
活性酸素	188
皮なめし業	283
感覚症状	49
感覚障害	72
感情障害	98
観念運動失行	28, 246
鑑別診断	26
眼瞼攣縮	236

■き

起立性低血圧	67, 230
治療	68
拮抗失行	246
喫煙	160
逆流性食道炎	152
急性腎不全	151
急性精神症	153
治療	153
嗅覚検査	73
嗅覚低下	72
嗅球	72
嗅索	72
嗅神経	72
走行	72
橋の排尿中枢	64
橋小脳変性	230
金属	160

■く

クエチアピン	125, 126
クロナゼパム	86
グルタチオン	188
グルタチオンS転移酵素	165
グルタミン酸	183, 184
グルタメート毒性	192
首下がり	16

■け

幻覚	123, 133, 139
原因	123
治療	124
病態生理	124
幻視	123, 139
幻聴	123

■こ

コーヒー	160
呼吸困難	49
固縮	10
誤嚥	152
誤嚥性肺炎	152
抗コリン薬	40
抗パーキンソン病薬	30
後方突進現象	14
高尿酸値	160
鈎皮質	73
腰折れ	16
骨折	152

■さ

サイトカイン	185
サイトクローム P450	164
佐野　勇	181
催眠薬	82
3リピートタウ	238, 251
酸化的障害	188

■し

シルデナフィル	67
シロスタゾール	276
ジスキネジア	31, 34, 42, 43, 44
治療	53
肢節運動失行	28
姿勢反射障害	14

視覚刺激	48
視床下核（STN）の電気刺激	143
自動運動の障害	15
自律神経症状	49, 58
自律神経障害	230
磁気刺激療法	145
手術療法の適応	143
腫瘍性パーキンソニズム	291
17番染色体に連鎖する前頭側頭型認知症パーキンソニズム	250, 253
純粋無動症	239
初期の治療	30
初発症状	8
小書症	11
症候性パーキンソニズム	274
常染色体性優性遺伝	199
常染色体性劣性若年性パーキンソニズム	202
食事性低血圧	68
心因性パーキンソニズム	292
症状	292
治療	293
心弁膜閉鎖不全	39
神経栄養因子の欠乏	192
神経原生起立性低血圧	68
振戦	8
振戦麻痺	2
深部脳刺激術の長期予後	144
深部脳電気刺激療法のリスクと副作用	144
進行性核上性麻痺	29, 236
画像所見	240
神経病理所見	241
治療	242
発症機序	242
臨床症候	236
進行性失語症	246

■す

スーパーオキサイドアニオン	188
スーパーオキサイドディスムターゼ1	165
スーパーオキサイドディスムターゼ2	165
すくみ足	15, 48, 236
頭痛	76
睡眠時無呼吸	92
睡眠障害	81
遂行障害	132

■せ

セリジスト	235
セルトラリン	107
セルロプラスミン欠損症のMRI	268
セレギリン	38, 46
セロクエル	141
セロトニン	182
セロトニントランスポーター	182, 183
正常圧水頭症	29, 277
MRI	278
神経病理	278
治療	279
発症機序	278
臨床症候	277
性機能障害	66
精神症の治療	126
精神症状	49
精神障害	123
線条体	181
線条体黒質変性	230
選択的セロトニン再取り込み抑制薬	107
前屈姿勢	14, 15
前頭側頭型認知症	246
前有孔質	72

■そ

ソリフェナシン	64
ゾニサミド	46
側坐核	181
続発性正常圧水頭症	277

■た

タウ（microtuble-associated protein）遺伝子（$MAPT$）	168
タウ isoforms	243
タップテスト	279
ダイフェイジックジスキネジア	56
治療法	57
他人の手徴候	27
多系統萎縮症	230
画像所見	233
神経病理所見	234
治療	234
発症機序	234
臨床症候	230
体感幻覚	123
大脳皮質基底核変性症	29, 239, 245
画像所見	247
神経病理	247
神経病理所見	248
治療	248
発症機序	248
臨床症候	245
大脳辺縁系	181
玉のように発汗	49
淡蒼球黒質変性症	239
淡蒼球内節（GPi）の電気刺激	143
淡蒼球ルイ体黒質萎縮症	249
淡蒼球ルイ体黒質変性症	239

■ち

チロシン水酸化酵素	166

　

中途覚醒	82
治療	83
中毒性パーキンソニズム	282

■て

ディレイドオン	51
低血圧	67
鉄	188
電子伝達系	188

■と

トリヘキシフェニディル	5
トルテリドン	65
ドネペジル	125, 136
ドパミン	181
ドパミンアゴニスト	38, 54
ドパミントランスポーター	183
ドパミントランスポーター遺伝子多型（$SLC6A3$）	167
ドパミン受容体	167
頭部外傷	152
動作緩慢	10
特発性正常圧水頭症	277
特発性レム睡眠行動異常	86
突然の入眠	96

■な

内因性モルフィン性神経細胞	78
内側嗅条	72

■に

二次性パーキンソニズム	230
二度飲み込み	153
二硫化炭素中毒	285
26S プロテアソーム	191, 203
日中過度の眠気	94
原因	95
治療	95

入眠障害	81	非運動症状とその治療	58
治療	81	病因（環境因子）	159
尿酸	161	病理	175
認知症	132, 138	パーキンソン病における救急	150
責任病巣	136	パーキン遺伝子	202
治療	136	パロキセチン	107
発症機序	136	歯車様固縮	10
認知症症状	49	排尿困難	66
		排尿障害	231
■の		排尿反射	64
ノーオン	51	発汗異常	70
ノルアドレナリン	181, 182	発汗発作	70
ノルトリプチリン	107		
脳MRI	26	■ひ	
脳炎後パーキンソニズム	288	ピサ症候群	16
脳幹脳炎	290	び漫性レビー小体病（DLBD）	140, 200
脳血管障害性パーキンソニズム	29, 274	皮質下型の認知症	238
神経病理	274	非運動症状	8
治療	276	非運動症状の動揺	48
発症機序	275	疲労	119
臨床症候	274	診断	119
		治療	120
■は		病的買い物	127
ハイドロキシルラジカル	188	病的性欲亢進	127
パーキンソニズムの原因となる薬物	280	病的摂食	127
		病的賭博	127
パーキンソン病	2	頻尿	62, 231
遺伝	197	治療	64
遺伝的素因	164	発症機序	62
疫学	156	頻度	62
手術療法	143		
症候	8	■ふ	
診断・鑑別診断	25	フロリネフ	68
治療	30	プラミペキソール	31, 39, 107, 108
治療ガイドライン	40, 41	不安状態	98
発症機序	188, 191	腹側被蓋野	182
発症年齢	8	2つの異なる動作の遂行障害	13
発症のリスク	159		

■へ

ペプタイド	184
辺縁系脳炎	290
辺縁系レビー小体病	201
扁桃体	73, 136
便秘	58, 231
治療	60
発症機序	59
頻度	58

■ほ

ポリユビキチン鎖	203
歩行	12
縫線核セロトニンニューロン	103, 183
傍腫瘍性パーキンソニズム	290
膀胱の神経支配	63
本態性振戦	9

■ま

マンガン中毒	282
MRI所見	283
麻痺性イレウス	150
慢性硬膜下血腫	29

■み

ミオグロビン血症	151
ミトコンドリア	188, 207
ミドドリン	68
味覚低下	75

■む

ムズムズ脚症候群	87
治療	88
発症機序	89
無動	11

■め

メマンチン	136
迷走神経	192

■も

モノアミン酸化酵素	166
妄想	125
治療方針	124
妄想と精神症	125

■や

夜間高血圧	68
夜間の頻尿	62
薬物性パーキンソニズム	279
発症機序	281
臨床症候	279

■ゆ

ユビキチン・プロテアソームシステム	204
ユビキチン封入体を伴う前頭側頭型認知症	257
ユビキチン様構造	203
ユビキチン陽性の封入体	253, 257
ユビキチンライゲース	203

■よ

4番染色体	199
4リピートタウ	238, 251

■ら・り

ライソソーム	191
リバスチグミン	137
リハビリテーション	146
流涎	11, 71
梁下野	72

■れ・ろ・わ

レビー小体型認知症	138
診断	139
責任病巣	140
治療	140
レム睡眠	83
レム睡眠行動異常	26, 83, 84
レム睡眠行動障害を疑う問診表	85
ロピニロール	31, 39
ワイン	160

■A

α-ketoglutarate dehydrogenase complex	189
α-シヌクレイン	190, 191, 233
α-シヌクレイン遺伝子（*SNCA*）	167, 199
cDNA の模式図	200
α-シヌクレイン陽性の封入体	230
acute psychosis	153
akinesia	11
alcohol dehydrogenase（ADHIC）	165
alien hand	27, 239, 246
Alzheimer 病	260
anhedonia	115
anhedonia rating scale	116
ante-collis	18, 16
anxiety	98
apathy	111
apathy rating scale	112
日本語版	113
applause sign	237
Arnold Pick	254
astrocytic plaque	247
ATP1A3	228
ATP7B	269
ATP13A2	218
augmentation	89

■B

β-endorphine	185
$β_2$-microglobulin	193
balooned neurons	247
baroreceptor	68
basic fibroblast growth factor	185, 193
Bcl-2	185
BDNF（brain derived neurotrophic factor）	167, 193
Beck depression inventory	99, 100, 101
bombesin	184
Braak	175, 178
bradykinesia	10
bradyphrenia	133
brain derived growth factor	185
brainstem encephalitis	290
broad base	29
BST18	170

■C

camptocormia	15, 16
ceruloplasmin 欠損症	262, 267
Charcot	3
cholecystokinin-8	184
choline acetyltransferase	183
citalopram	107
complex I	188, 166
corticobasal ganglionic degeneration （CBD）	245
corticobasal syndrome	239
Creutzfeldt-Jakob 病	289
cytochrome C	191

■D

DATATOP study	37
debrisoquine hydroxylase	164

delayed encephalopathy	284
delayed on	51
desipramine	107
diphasic dyskinesia	56
disabling dyskinesia	54
disease modifiying effect	36
disturbance of two simultaneous acts	13
DJ-1 cDNA の模式図	212
dopa decarboxylase	182
dopamine dysregulation syndrome	127, 128
治療	129
dopamine-β-hydroxylase	182
drooling	11
dropped head	15
duplication	200
dynactin 1 (*DCTN1*)	226
DYT3	227
DYT12	228

■E

early morning dystonia	47
ELLDOPA Study	36
epidermal growth factor	185
Epworth sleep scale	94, 96
excessive daytime sleepiness	94

■F

fatigue severity scale	119, 120
FBXO7	223
ferritin light chain	265
festination	12
fibroblast growth factor 20	167
foramen Lushka	278
foramen Majandi	278
fragile X-associated tremor/ataxia syndrome (FXTAS)	272
freezing of gait	15

frontotemporal lobar degeneration with ubiquitinated inclusions (FTLD-U)	257
神経病理	258
臨床症候	257
FTDP-17 (*MAPT*)	250
神経病理	251
発症機序	251
臨床症候	250
FTDP-17 (*PRGN*)	250, 253
神経病理	253
発症機序	253
臨床症候	253
FTL1	265

■G

GABA	183, 184
gait	12
GAK region	170
Gaucher 病	169
GDNF	193
genom-wide association study (GWAS)	164, 167, 170
globose type の神経原線維変化	239
glucocerebrosidase 遺伝子 (GBA)	169
保因者	169
glucocerebrosidase 欠損症	169
glumose 変性	241
glutahione S-transferase (GSTs)	165

■H

Haber-Weiss reaction	188
Hamilton depression rating scale	100, 104
heterozygote	203
HLA region	170
Hoehn and Yahr 重症度	19
Hornykiewicz	6, 181

humming bird sign	239, 240
huntingtin	261
Huntington 病	261
8-hydroxydeoxyguanine	188
hydroxynonenal	188
hypokinesia	11

■I・J

impulse control disorder	127
治療	128
infantile neuroaxonal dystrophy	262
interleukin-1β	185
interleukin-2	185, 193
interleukin-6	185, 193
James Parkinson	2

■L

L-ドーパ	5, 30, 36, 38, 39, 40
分割投与	47
Lewy	5, 175, 178
Lewy 小体	5
limb-kinetic apraxia	239, 246
limbic encephalitis	290
limbic system	136
loss of righting reflex	14
lower body parkinsonism	275
LRRK2	168, 214
cDNA の模式図	214
Lubag dystonia	227

■M

MAPT locus	170
masked face	11
Menkes 病	271
mesolimbic dopaminergic system	128
Met-enkephalin	184
Meynert 基底核	136
MIBG scintigraphy	26

micrographia	11
minimental state examination	134
Montgomery-Asberg depression rating scale	100
MPTP	189, 286
MPTP の混在した麻薬	286
MSA（multiple system atrophy）	230
MSAc	230
MSAp	230

■N

N-acetyltransferase 2（NAT2）	164
nerve growth factor	185
neuroferritinopathy	262, 265
MRI 所見	266
neuronal brain iron storage disease（NBIA）	262
neuropeptide Y	184
neurotensin	184
neurotrophic factor	193
NF-κB	185
NGF	193
nitric oxide synthase	165
no on	51
nocturia	62
non-disabling dyskinesia	54
novalty seeking	127
NSAID	160
nuchal dystonia	237

■O

odds ratio	159
off period dyskinesia	56
off period dystonia	47
Omi/HtrA2	221
cDNA の模式図	221
on period dystonia	56
Opalski 細胞	270

Ordenstain	5	PARK7-linked PD	212
OSIT	74	PARK8	213
OSIT-J	74	神経病理	215

■P

		発症機序	216
		病理所見	215
P-type ATPase 遺伝子	269	臨床症候	215
pallidonigroluysian atrophy	249	PARK8-linked PD	213
pantothenate-kinase-associated neurodegeneration（PKAN）	239, 262	PARK9（Kufor-Rakeb Syndrome）	217, 262
MRI 所見	263	発症機序	218
治療	263	臨床症候	218
神経病理	263	PARK9-linked PD	217
臨床症候	262	PARK10	219
pantothenate-kinase2 遺伝子	262	PARK10-linked PD	219
paraneoplastic parkinsonism	290	PARK11	220
PARIS	206	PARK12	220
PARK1	190, 199	PARK13	221
神経症候	200	発症機序	221
神経病理	200	臨床症候	221
PARK2	202	PARK13-linked PD	221
黒質剖検所見	205	PARK14	222, 262
神経病理所見	203	発症機序	223
発症機序	206	臨床症候	222
臨床症候	203	PARK14-linked PD	222
PARK2-linked PD	202	PARK15	223
PARK3	208	神経病理	224
PARK4	199	臨床症候	224
神経症候	200	PARK15-linked PD	223
神経病理	200	PARK16	224
PARK5	209	PARK16-linked PD	224
PARK6	206, 210	PARK16 locus	170
発症機序	211	PARK17	170, 225
病理所見	211	PARK17-linked PD	225
臨床症候	211	PARK18	225
PARK6-linked PD	210	PARK18-linked PD	225
PARK7	212	PARK18 loci	170
発症機序	213	Parkinson fatigue scale	119, 121
臨床症候	212	*Parkin* 遺伝子	167

cDNA の模式図	202	REM without atonia	86
pathogenesis	188	reptile stare	11
peduncular hallucinosis	123	restless legs syndrome	87
peroxonase 1 (PON1)	165	Richardson	238
Perry 症候群	225	rigidity	10
神経病理	226	RING fingers 様構造	203
発症機序	226		
臨床症候	226		

■S

Salpêtrière 病院	3
secondary gain	292
semantic dementia	255
sialorrhea	71
sleep apnea	92
Snaith-Hamilton pleasure scale	115, 117
SNCA locus	170
SOD1	165
SOD2	165
somatostatin	184, 185
stooped posture	15
striatal foot	19
striatal hand	19
sub-locus coeruleus region	86
substance P	184
sudden onset of sleep (SOS)	94, 96, 97

phenylethanolamine-N-methyltransferase	182
Pick 病	254
神経病理	255
神経病理所見	256
臨床症候	254
PINK1	206, 210, 211
cDNA の模式図	210
Pisa 症候群	16, 17
PLA2G6	222
polymyoclonus	232
post-traumatic parkinsonism	291
posterior cortical syndrome	246
Prion 病	192
progranulin 遺伝子	250, 253
progressive supranuclear palsy (PSP)	236
PSP-P	238
PSP variants	239
psychosis	125
PTEN-induced kinase 1	210
punding	129
治療	130
発症機序	129
pure akinesia	239
pure pallidal degeration	239

■T

TAF1 遺伝子	227
TDP-43	253, 258
thatrical gesture	292
transcription initiation factor 3 (MITF3)	166
transforming growth factor-α	185
tremor	8
Trétiakoff	5, 175, 177
triplication	200
tufted astrocytes	239, 241, 242
tumor necrosis factor-α (TNF-α)	185, 193

■R

rapid onset dystonia-parkinsonism	228
re-emergent tremor	9

tyrosine hydroxylase	182

■U

ubiquitin carboxy-terminal hydrolase-L1	209
cDNA の模式図	209
UPDRS（Unified Parkinson's Disease Rating Scale）	19
UPSIT	73, 74
urgency	62

■V

vasoactive intestinal peptide	184
ventral tegmental area	182
verbal fluency test	136, 139

■W

wearing off	31, 43, 44, 54, 42
治療方針	45
Wilson 病	269
治療	271
脳 MRI	270
発症機序	270
病理	269
臨床症候	269

パーキンソン病の診かた，
治療の進めかた　　　　　　Ⓒ

発　行	2012 年 5 月 25 日	初版 1 刷
	2012 年 7 月 20 日	初版 2 刷
	2014 年 10 月 10 日	初版 3 刷
	2017 年 7 月 10 日	初版 4 刷

著　者　水　野　美　邦

発行者　株式会社　中 外 医 学 社
　　　　代表取締役　青　木　　滋

〒 162-0805　東京都新宿区矢来町 62
電　話　　03-3268-2701（代）
振替口座　00190-1-98814 番

印刷／製本　三報社印刷（株）　　　　　　　〈KS・KK〉
ISBN 978-4-498-22802-3　　　　　　　　　Printed in Japan

JCOPY　＜（社）出版者著作権管理機構 委託出版物＞

本書の無断複写は著作権法上での例外を除き禁じられています．
複写される場合は，そのつど事前に，（社）出版者著作権管理機構
（電話 03-3513-6969，FAX 03-3513-6979，e-mail: info@jcopy.
or.jp）の許諾を得てください．